看護学入門 **10**

成人看護 Ⅲ

骨・関節・筋疾患患者の看護
皮膚疾患患者の看護
眼疾患患者の看護
耳鼻咽喉疾患患者の看護
歯・口腔疾患患者の看護

メヂカルフレンド社

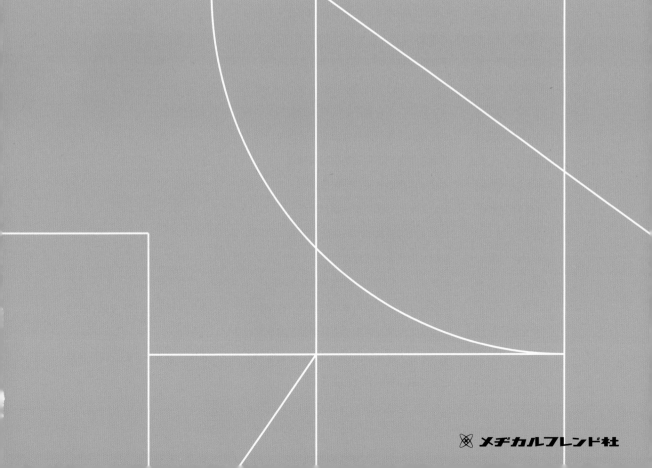

■成人看護Ⅲ ────────────────────────────────

医学編（1・2章）監修

小林　寛伊　　元関東病院院長，元東京医療保健大学学長

看護編（3・4章）編集

飯岡由紀子　　埼玉県立大学大学院保健医療福祉学研究科・研究開発センター教授

執筆

新井　嘉容　　済生会川口総合病院副院長・診療部長・整形外科主任部長

五十嵐敦之　　いがらし皮膚科東五反田院長

坂田　礼　　　東京大学医学部附属病院眼科講師

福岡　詩麻　　大宮はまだ眼科西口分院院長

中村奈津子　　東京大学医学部附属病院眼科

深谷　卓　　　二木・深谷耳鼻咽喉科医院理事長

中川　寛一　　神奈川歯科大学客員教授

飯岡由紀子　　埼玉県立大学大学院保健医療福祉学研究科・研究開発センター教授

大場　良子　　埼玉県立大学保健医療福祉学部看護学科・大学院保健医療福祉学研究科准教授

金　さやか　　埼玉県立大学保健医療福祉学部看護学科助教

星野　純子　　埼玉県立大学保健医療福祉学部看護学科・大学院保健医療福祉学研究科准教授

井ノ下　心　　杏順会越川病院看護部主任

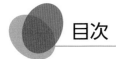

目次

骨・関節・筋疾患患者の看護

皮膚疾患患者の看護

第1章　皮膚疾患の基本的知識　　五十嵐敦之　96

第2章　主な疾患とその治療　　　　　　　　　　　五十嵐敦之　108

第3章　皮膚疾患看護の基本　　　　　　　　　　　　大場良子　135

第4章　皮膚疾患患者の看護　　　　　　　　　　　　大場良子　137

眼疾患患者の看護

第 1 章　眼疾患の基本的知識 　　　　　　　　　　　　　坂田　礼　166

第 2 章　主な疾患とその治療 　　　　　　　　　　　　　　　　　　　183

第 3 章　眼疾患看護の基本 　　　　　　　　　　　　　　　金さやか　204

第 4 章　眼疾患患者の看護 　　　　　　　　　　　　　　　金さやか　206

耳鼻咽喉疾患患者の看護

第1章　　耳鼻咽喉疾患の基本的知識　　深谷　卓　224

歯・口腔疾患患者の看護

第1章　歯・口腔疾患の基本的知識

中川寛一　272

第2章　主な疾患とその治療

中川寛一　288

第3章　歯・口腔疾患看護の基本

井ノ下心　300

第4章　歯・口腔疾患患者の看護

＊各章末の「ふりかえりチェック」には解答がついておりません。本文中にヒントがありますので，チャレンジしてください。

成人看護Ⅲ

骨・関節・筋疾患患者の看護

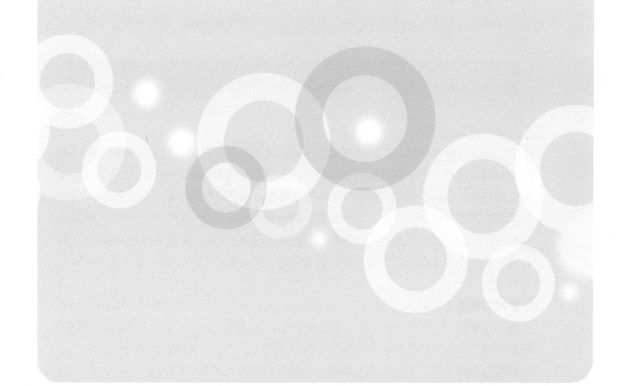

第1章 骨・関節・筋疾患の基本的知識

▶学習の目標
●骨・関節・筋肉の構造と機能を理解する。
●骨・関節・筋疾患の診察と，四肢の計測，肢位と運動を学ぶ。
●骨・関節・筋疾患の主な症状と病態生理を理解する。
●画像検査，内視鏡検査など，骨・関節・筋肉の検査法を学ぶ。

I 構造と機能

1 骨の構造と機能

　骨は皮質骨と海綿骨から成り立っている。皮質骨は外力に耐えるため緻密な構造を有し（緻密質），海綿骨は衝撃力を吸収するために網目構造（骨梁）を有している（海綿質）。骨の表面は骨膜で覆われている（図1-1）。

　骨は壊されては（＝骨吸収）作られている（＝骨形成）が，これを骨リモデリングとよぶ。

　骨は①形状の維持，②臓器の保護，③カルシウムやリンなどの無機質の貯蔵庫，④赤血球・白血球・血小板などを産生する造血の場である骨髄の確保といった役割を担っている。

2 関節の構造と機能

　2つ以上の骨を連結している構造を関節とよぶ（図1-2）。相対する骨の表面はそれぞれ関節軟骨（硝子軟骨）で覆われ，関節を囲む関節包の内面は滑膜とよばれる膜で覆われている。滑膜は関節の潤滑と栄養を司る粘稠な関節液を産生する。なお，関節液の主成分はグリコサミノグリカンの一種であるヒアルロン酸である。周囲には靱帯という帯状の組織があり関節に安定性を与え，さらに関節面のかみ合わせ（適合性）を良くするために関節裂隙に軟骨の板（半月板や関節円板）が存在する場合もある。

3 筋肉の構造と機能

　筋肉は骨格筋，心筋，平滑筋の3種類からなる（図1-3）。骨格筋は横紋筋であり，運動神経に支配された，自分の意志で動かすことができる随意筋である。

　筋はたんぱく質でできた太さの違う2種類のフィラメント（アクチンとミオシン）

1
骨・関節・筋疾患の
基本的知識

2
主な疾患と
その治療

3
骨・関節・筋疾患
看護の基本

4
骨・関節・筋疾患
患者の看護

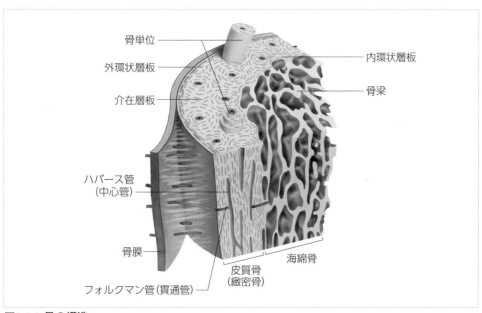

図1-1 ● 骨の構造

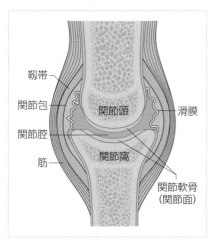

図1-2 ● 関節の構造

図1-3 ● 筋肉の構造

からなり，これらが互い違いに並ぶことによって横紋を呈する（筋原線維）。筋原線維がさらにまとまって筋線維になる。1個の筋肉または筋群は結合組織性の筋膜で覆われている。心筋は心臓の筋肉で横紋筋であるが，自律神経支配であり，自発的な収縮を行っている。

　平滑筋は内臓や血管の壁に存在し，横紋はない。心筋と平滑筋は自分の意志で動かすことはできない不随意筋である。筋肉は，そのほかにも筋収縮を行うことによってエネルギーをつくりだすこと，内臓を保護することなどの働きをしている。

4　神経の構造と機能

　神経は大きく，中枢神経（脳と脊髄）と末梢神経（体性神経と自律神経）に分けられるが，機能の点からは運動神経と感覚神経に分けることもできる。脊髄は頭蓋

内の延髄に続いて脊柱管内を頸部，胸部，腰部へと下降し，成人では通常第１腰椎と第２腰椎の間辺りで終わる（脊髄円錐）。脊髄円錐部からは末梢神経となり硬膜管内では馬尾神経とよばれる。脊髄から出た神経は前根と後根に分かれるが，前根は運動神経，後根は感覚神経で，両者が合わさって神経根となる。神経は中枢からの運動指令情報を末梢に伝え，末梢からの感覚情報を中枢に伝える働きをしている。

Ⅱ　診察と計測

A　診察法

1　問診

最も重要なのは主訴であり，その症状がいつから出現して，その後どういう経過をたどってきたのか（現病歴）を知ることは，診断や治療方針を決めるうえで極めて重要である。既往歴や家族歴，家族構成や職業歴といった患者背景なども聴取する。年齢と主訴から診断が絞られることも多い。

2　視診

診察室に入ってくるときから診察は始まっている。車椅子やストレッチャーで入室することもあり，たとえ独歩可能であっても，歩容や姿勢なども重要な情報となる。傷や出血の有無，関節や骨の変形，腫脹や筋萎縮，皮膚の異常や腫瘤性病変の存在なども調べる。

手指の変形性関節症でみられる遠位指節間関節（DIP関節）の紡錘状膨隆（ヘバーデン結節），関節リウマチ手指に特有の変形（尺側偏位やスワンネック変形，ボタンホール変形），側彎症や後彎症ではそれぞれの脊柱変形，変形性膝関節症であれば関節腫脹や内反膝変形，外反母趾では母趾MP関節の突出（バニオン）などがその好例である。

3　触診

痛みを訴えているのであれば，圧痛，叩打痛（局所をたたいたときにその振動によって痛みが響く），介達痛（力を加えた部位から離れた部位に痛みが生じる），可動時痛（動かしたときに痛みを感じる）など，痛みの特徴につき診察する。また，熱感の有無，腫脹や腫瘤の大きさや硬さについて調べていく。

4　神経学的診察

脊椎脊髄疾患や末梢神経障害を対象とする際には必須の手技となる。直接身体からの情報を得ることで，障害部位を特定することが可能となる。①徒手筋力テスト（MMT。表1-1），②表在感覚（触覚，痛覚，温度覚），深部感覚（位置覚，振動覚）といった感覚系の診察（図1-4），③腱反射の診察の３項目で構成される。

表1-1 ● 徒手筋力テスト

5	normal	最大の抵抗と重力に対抗して，全可動域にわたり関節運動が可能なもの
4	good	ある程度の抵抗と重力に対抗して，全可動域にわたり関節運動が可能なもの
3	fair	重力に対抗して全可動域にわたり関節運動が可能なもの
2	poor	重力を除けば全可動域にわたり関節運動が可能なもの
1	trace	筋の収縮のみみられ，関節運動はみられないもの
0	zero	筋の収縮も関節運動もみられないもの

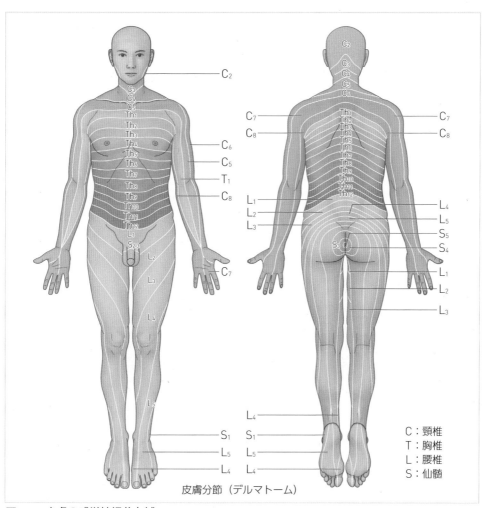

皮膚分節（デルマトーム）

C：頸椎
T：胸椎
L：腰椎
S：仙髄

図1-4 ● 皮膚の感覚神経分布域

B　脊柱の診察

　正常な脊柱は，立位側面から見ると滑らかな彎曲，すなわち頸椎では前彎，胸椎では後彎，腰椎では前彎を呈している。胸椎の後彎が増強したものを円背，腰椎前

彎が強くなったものを凹背，胸椎後彎と腰椎前彎が増強したものを凹円背，胸椎後彎と腰椎前彎が共に減少したものを平背という。前額面では疼痛を回避するための姿勢性側彎や先天性あるいは特発性の側彎などがある。側彎は体幹を前屈させて観察するとわかりやすい（図2-7参照）。

C　四肢の計測，肢位と運動

1．計測

1)　長さ
● 上肢長　肩峰外側端から橈骨茎状突起あるいは中指先端までを上肢長，上腕骨外上顆までを上腕長とする。上肢を体側につけ，手掌を前方に向けて測定する。
● 下肢長　上前腸骨棘から脛骨内果下端までを棘果長あるいは棘果間距離（SMD）という。膝蓋骨を前方に向けて平行位にし，両上前腸骨棘が同一平面上にあるようにして測定する。
2)　周径
　　上腕，前腕，下腿は中央の周径を，大腿は膝関節裂隙ないし膝蓋骨上端から成人では10cm，小児では5cmの高さで測定することが多い。
3)　関節可動域（range of motion；ROM）
　　関節機能を表現するのに有用で，自動，他動両方の可動域を測る。基本肢位（気をつけの姿勢で直立したときの各関節の肢位）をすべて0度として計測する。

2．肢位と運動

　　関節における四肢の位置を肢位という。各関節にはそれぞれ基本肢位が定められていて，肢位を示すには基本肢位からその肢位に至る運動の経路を角度で表現する。関節が動かなくなったときに日常生活動作を行ううえで最も支障の少ない肢位を良肢位*（機能肢位）といい，治療上関節を固定する場合には良肢位とする。
　　ROMの表示と測定法を図1-5に示す。

Ⅲ　主な症状と病態生理

1．関節運動の異常

● 強直　ROMが制限された状態。自動的にも他動的にも完全に動かないものを完全

＊良肢位：肩関節；70度前外方挙上位，肘関節；90度屈曲位，回内・回外中間位，手関節；軽度背屈位。

関節名 (部位名)	運動 方向	正常可動 範囲(度)	備考
\multicolumn{4}{c}{上肢}			
肩甲帯	屈曲	0〜20	屈曲 伸展
	伸展	0〜20	
	挙上	0〜20	挙上 引下げ
	引下げ	0〜10	
肩 (肩甲骨の動きも含む)	屈曲 (前方挙上)	0〜180	屈曲 伸展
	伸展 (後方挙上)	0〜50	
	外転 (側方挙上)	0〜180	外転 内転
	内転	0	
	外旋	0〜60	外旋 内旋
	内旋	0〜80	外旋 内旋
	水平 屈曲	0〜135	水平伸展
	水平 伸展	0〜30	水平屈曲
肘	屈曲	0〜145	屈曲 伸展
	伸展	0〜5	
前腕	回内	0〜90	回外 回内
	回外	0〜90	
手	背屈	0〜70	背屈 掌屈
	掌屈	0〜70	
	橈屈	0〜25	橈屈 尺屈
	尺屈	0〜55	

関節名 (部位名)	運動 方向	正常可動 範囲(度)	備考
\multicolumn{4}{c}{手指}			
母指	橈側 外転	0〜60	外転 内転
	尺側 内転	0	
	掌側 外転	0〜90	掌側外転 掌側内転
	掌側 内転	0	
	屈曲 (MCP)	0〜60	伸展 屈曲
	伸展 (MCP)	0〜10	
	屈曲 (IP)	0〜80	伸展 屈曲
	伸展 (IP)	0〜10	
	対立		下図のように母指先端と小指MCP間の距離で表示 この運動は外転,回旋,屈曲の3要素の合成で軸心も一点でないので角度を計測することは困難 A.外転 B.回旋 C.屈曲
指	屈曲 (MCP)	0〜90	屈曲 伸展
	伸展 (MCP)	0〜45	
	屈曲 (PIP)	0〜100	屈曲 伸展
	伸展 (PIP)	0	
	屈曲 (DIP)	0〜80	屈曲 伸展
	伸展 (DIP)	0	
	外転		内転
	内転		外転

図1-5 ● 関節可動域

関節名 (部位名)	運動 方向	正常可動 範囲 (度)	備考
下肢		
股	屈曲	0〜125 (膝屈曲 のとき)	骨盤を固定する
	伸展	0〜15	
	外転	0〜45	
	内転	0〜20	
	外旋	0〜45	
	内旋	0〜45	
膝	屈曲	0〜130	
	伸展	0	
下腿	外旋	0〜20	
	内旋	0〜10	
足 (関節)	背屈	0〜20	
	底屈	0〜45	
足部	外がえし	0〜20	
	内がえし	0〜30	
	外転	0〜10	
	内転	0〜20	

関節名 (部位名)	運動 方向	正常可動 範囲 (度)	備考
母指 (趾)	屈曲 (MTP)	0〜35	
	伸展 (MTP)	0〜60	
	屈曲 (IP)	0〜60	
	伸展 (IP)	0	
足指 (趾)	屈曲 (MTP)	0〜35	
	伸展 (MTP)	0〜40	
	屈曲 (PIP)	0〜35	
	伸展 (PIP)	0	
	屈曲 (DIP)	0〜50	
	伸展 (DIP)	0	
体幹			
頸部	前屈 (屈曲)	0〜60	
	後屈 (伸展)	0〜50	
	回旋 (捻転) 左旋	0〜60	
	回旋 (捻転) 右旋	0〜60	
	側屈 左屈	0〜50	
	側屈 右屈	0〜50	
胸腰部	前屈 (屈曲)	0〜60	
	後屈 (伸展)	0〜50	
	回旋 (捻転) 左旋	0〜60	
	回旋 (捻転) 右旋	0〜60	
	側屈 左屈	0〜50	
	側屈 右屈	0〜50	

基本肢位とは，自然起立位で体幹・四肢の各関節がとる肢位であり，この解剖学的肢位を0°とする。
MCP：中手指節間関節，IP：指節間関節，PIP：近位指節間関節，DIP：遠位指節間関節，MTP：中足趾節間関節
出典：日本整形外科学会，日本リハビリテーション医学会，1995. を一部抜粋改変.

図1-5 ●　(つづき)

強直，少しでも動きが残されているものを不完全強直という。初めに線維性癒着が生じ，しだいに関節面を隔てた両骨端部が骨組織によって連結されるようになり，最終的には両骨端部の骨梁が連続して骨性強直へと移行する。

●**拘縮**　関節を2次的に構成する筋，腱，関節包，靱帯，皮膚などの軟部組織の病変によって可動域が制限された状態。原因としては脱臼，骨折，関節炎，熱傷，麻痺，長期間の関節固定などがある。

●**動揺関節**　正常範囲以上に関節が動いたり，異常な方向に関節が動いたりする状態。結合組織異常によって起こるエーラス-ダンロス症候群やマルファン症候群などの先天性疾患や，靱帯損傷などの外傷や関節リウマチ，シャルコー関節などの神経性疾患などでみられる。

2．疼痛

●**骨の痛み**　痛覚神経線維の終末は骨膜に広く存在し，さらに骨髄腔にも存在している。したがって，骨折では骨膜への刺激のため強く鋭い痛みを生じる。骨髄炎，骨腫瘍による骨髄内圧の亢進も鈍重な疼痛を引き起こす。

●**筋肉痛**　筋肉の損傷や炎症，激しい運動など筋収縮が持続した後や筋の阻血などによって生じる。血行障害の結果蓄積された乳酸などの代謝産物が神経終末を刺激することによって起こると考えられている。

●**関節痛**　関節を構成する靱帯や関節包には痛覚神経線維の終末が多数存在する。関節に異常運動が生じると，この痛覚神経が強い痛みとして警告を生じ，非生理的な関節運動を抑制する。また，滑膜の炎症によって増加した関節液や外傷によって生じた関節内出血は関節内圧の上昇を招き，疼痛の原因となる。

●**神経痛**　神経への直接圧迫や炎症，循環障害により生じる痛みである。障害を受けた神経の走行に沿って痛みが走る（放散痛）。

3．腫脹，皮膚の変化

●**腫脹**　炎症などの侵襲がからだに起こると，血管の透過性が亢進し，血管内にあった血漿という血液の成分が血管外に出るようになり，組織や器官の一部が腫れあがる。手術後や長期臥床後の下肢の腫脹は深部静脈血栓症の存在が示唆される。

　なお，浮腫も腫れている状態ではあるが，原因は体内の水分が正しく循環しないでたまってしまっているために生じるものであり，腫れている成分は血漿ではなく水分である。そのため浮腫は，重力で水が正常に循環するのを阻害されやすい下肢や安静にしている部位に好発する。

●**皮膚の変化**　びまん性の発赤は，蜂巣炎や急性化膿性関節炎などの急性化膿性炎症を，蒼白やチアノーゼは循環障害を示唆する。仙骨部や坐骨部，踵部に褥瘡がみられるようであれば，その部位に感覚鈍麻を生じさせる疾患の存在が示唆される。

1　骨・関節・筋疾患の基本的知識

2　主な疾患とその治療

3　骨・関節・筋疾患看護の基本

4　骨・関節・筋疾患患者の看護

4．跛行

　歩容の障害を跛行という。ポリオなど末梢神経麻痺による麻痺性跛行，脳性麻痺や脳卒中など中枢神経疾患によって起こる痙性跛行，小脳性ないし脊髄性失調症にみられる失調性跛行，坐骨神経痛など疼痛を回避するために生じる疼痛性跛行（逃避性跛行）などがある。なお，歩行時に肩が下がる墜下性跛行には，一側下肢の短縮によって生じる硬性墜下性跛行と変形性股関節症など中殿筋の筋力低下のため生じる軟性墜下跛行（トレンデレンブルグ歩行）がある。

5．変形

　正常な形態から著しくはずれてみえる状態を形態異常というが，それが体幹や四肢の場合に変形とよぶ。胎生期の問題によって出生時に形態異常を示す先天性の変形と，いったん正常に形成された器官に骨折など何らかの原因の結果生じた後天性の変形に分けられる。

Ⅳ 主な検査

- ●**X線検査**　骨・関節疾患の診断に頻用される。立体的な人体を平面のフィルムの上にとらえるものであるため，通常，少なくとも2方向から撮影する。
- ・X線造影撮影：関節造影，脊髄造影法（ミエログラフィー），椎間板造影法（ディスコグラフィー），血管造影法（アンギオグラフィー），瘻孔造影法が行われる。
- ・コンピューター断層撮影法（CTスキャン）：X線検出器を複数に配列したマルチスライスCTの登場により，画像を再構成することにより様々な断面の画像や3次元画像を得ることが可能となった。X線による検査であるため，骨の描出は良好であるが，軟部組織の描出は磁気共鳴画像（MRI）に劣る。
- ●**シンチグラフィー**　テクネシウムを使用した骨シンチグラフィーと，ガリウムを使用した腫瘍シンチグラフィーがよく用いられる。
- ●**MRI**　骨は描出されないが，脊椎・脊髄疾患や骨・軟部腫瘍，靱帯損傷や腱損傷，筋挫傷などの軟部組織損傷の診断にその威力を発揮する。椎間板ヘルニアの縮小過程もMRIにより診断できるようになった。腫瘍などの描出にはガドリニウム（Gd）による造影が有用である。
- ●**超音波検査**　整形外科領域では筋挫傷や腱板損傷の診断，関節リウマチにおける滑膜炎の評価などに用いられる。超音波ガイド下伝達麻酔などにも使われる。
- ●**関節鏡検査**　膝関節腔内を観察するためにわが国で開発された内視鏡検査である。肩，手，肘，股，足関節などにも使用されている。
- ●**関節液検査**　関節液は関節運動が円滑に行われるように潤滑剤の役割を果たしてい

る。正常な関節では採取できないほど少量であるが，種々の関節炎で増加する。化膿性関節炎が疑われる場合は，穿刺液の細胞検査，細菌培養，グラム染色，結晶検査を行う。関節液が血性であれば関節を構成する組織の損傷や血友病性関節症，色素性絨毛性滑膜炎（PVS）が疑われ，血性の関節液に脂肪滴がみられれば関節内骨折の存在が示唆される。

●**骨密度測定**　骨粗鬆症の診断に用いられる。腰椎，大腿骨を対象にした二重エネルギーＸ線吸収法（DEXA法）が主流である。ほかには，手のＸ線写真を骨量ファントム（基準となる物質）と一緒に撮影し，骨と基準物質との濃淡を比較して骨量を算出するマイクロデンシトメトリー（MD）法，CTを使用して骨密度を測定する定量的CT（QCT）法，踵骨における超音波の伝導度を測定することによって骨密度を測定する方法（超音波骨密度測定法［QUS］）などがある。

●**筋電図検査**　筋肉が収縮する際に発生する活動電流を針電極や表面電極を用いて筋電計でとらえて記録するもの。麻痺による筋力の低下や神経・筋疾患の診断，治療効果の判定に用いられる。

●**末梢神経伝導速度，脊髄誘発電位測定**　神経や筋に電気刺激や磁気刺激を加えてその反応を電気的に測定するもの。末梢神経伝導速度は手根管症候群や肘部管症候群，腓骨神経麻痺などの絞扼性末梢神経障害の診断に，脊髄誘発電位は脊椎手術の術中モニタリングに用いられる。

> **学習の手引き**
> 1. 肩関節，肘関節，前腕，手関節，股関節，膝関節，足関節のそれぞれの運動について理解しておこう。
> 2. 拘縮，強直，跛行とは，それぞれどのような状態をいうのかを整理しておこう。
> 3. 主な検査・測定の方法と特徴を理解しておこう。

第1章のふりかえりチェック

次の文章の空欄を埋めてみよう。

１　触診

　痛みを訴えている場合の触診では，　1　，　2　，　3　，　4　など，痛みの特徴を診察する。

２　神経学的診察

　脊椎脊髄疾患の神経学的診察は，　5　，　6　と　7　の3項目からなる。

３　骨密度測定

　骨密度の測定は，　8　の診断に用いられる。

■骨・関節・筋疾患患者の看護

第 2 章 主な疾患とその治療

▶学習の目標 ●整形外科領域に特有な治療法とその適応，リハビリテーションの概要を理解する。
●主な骨・関節・筋疾患の病態・症状・治療の概要を理解する。

I 主な治療の種類と適応

1．変形矯正法

　徒手的にまたは器械や装具を用いて変形を治す方法で，一般には，徐々に矯正していく（逐次矯正）。肘や膝関節などの拘縮に対してターンバックル装具を用いる方法や，先天性内反足のギプス包帯やデニス–ブラウン副子，思春期特発性側彎症に対する装具療法などがある。

2．絆創膏固定，テーピング，固定帯，副子（シーネ）固定

　かつて鎖骨や肋骨の骨折，膝や足関節の捻挫などに対する固定手段として絆創膏やテープが用いられていたが，皮膚障害が問題となり，現在ではフォームラバーや弾性包帯が使用される。鎖骨骨折や肋骨骨折，膝関節や足関節捻挫では，それぞれの部位に合った固定帯（クラビクルバンド［図2-1］やバストバンド，ニーブレースやアンクルバンド）を用いるのが一般的である。

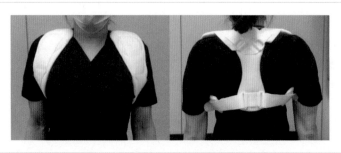

図2-1 ● クラビクルバンド

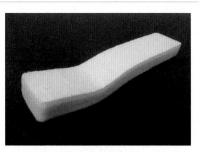
ソフトシーネ

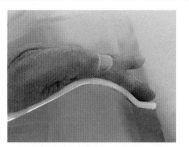
アルフェンスシーネ

図2-2 ● 副子（シーネ）

副子（シーネ，図2-2）とは，骨折，脱臼，捻挫などの四肢の外傷の際，患部の安静を保つために副える道具である。金属網，金属板，細長いアルミニウム板に緩衝材を貼り付けたシーネを用いることが多い（ソフトシーネ）。手指にはアルフェンスシーネが使われる。骨突出部の皮膚を保護するよう患部への適合に注意を要する。

3. ギプス包帯

1 目的

患部が動かないよう皮膚の外から固定する際に用いられる。①骨折や脱臼の整復位の保持，②手術後の患肢の安静，③不良肢位の予防，④変形の矯正，⑤関節痛の軽減などを目的に行われる。重篤な捻挫や靱帯損傷，腱断裂などの軟部組織損傷の際にも用いられる。

2 素材

従来，石膏ギプスが使用されてきたが，近年はグラスファイバーと合成樹脂からできた包帯（水硬性プラスチックキャスト）に取って代わった。この素材は水で固まり，短時間で硬化し，固まればぬれても軟化せず，軽量であるにもかかわらず強度に優れ，通気性，X線透過性などにも優れている。

3 使用方法と種類

使用方法は第4章-Ⅳ-C-1-**1**「固定療法時の看護」参照。

固定後に腫れが増悪して血行障害が出現するおそれがある場合には，前もってギプス包帯に縦に割を入れておく。その際，綿包帯などの下敷きも全長にわたって縦に切る。

石膏ギプス包帯は湿っているうちに動かすと破損しやすいので，よく乾燥させる必要がある。一方，水硬性プラスチックキャストは，巻き終わると熱をもち硬化してくる。

ギプス固定後はしびれや疼痛などのほか，血行障害や運動障害が起こっていないかを点検することが大切である。ギプス包帯を側面で半分に割ってギプスシャーレとして用いることもある。

　下肢の骨折でギプス包帯を坐骨結節・膝蓋腱などに密着させたうえ，ギプス包帯足底部にあぶみを付け免荷ギプスとしたり，ギプス足底部にゴム製の踵を付けて歩行ギプスとしたりすることもある。

4．牽引法

　直接的または間接的に重錘を付けて持続的に牽引力を働かせる。

1 目的

- 骨折または脱臼の整復と保持。
- 関節疾患の安静と免荷による疼痛緩和。
- 関節の変形や拘縮の矯正と予防。
- 関節や骨折手術の術後安静と固定。

2 種類

1）　直達牽引法

　骨に直接牽引力を加える。大腿骨骨折に対する鋼線牽引や頸椎に対する頭蓋直達牽引（クラッチフィールド牽引）などがある（図4-8，9参照）。牽引力が大きいことが最大のメリットであるが，骨にキルシュナー鋼線やピンを刺すため，消毒や麻酔を必要とし，感染防止のための管理が必要である。

2）　介達牽引法

　皮膚を介して牽引力を加える。四肢の牽引では，フォームラバーを内貼りしたバンド（スピードトラック）を弾性包帯で巻いて皮膚との摩擦力を利用して牽引を行う。そのほか，頸椎に対するグリソン牽引や腰椎に対する骨盤牽引などもある（図4-7, 9, 10, 11参照）。消毒や麻酔が不要で簡便に施行できるメリットがあるものの，大きな牽引力を加えることができず，水疱やかぶれといった皮膚障害を生じる欠点がある。

3 牽引の部位と選択される牽引法

1）　頸椎部の牽引

●**クラッチフィールド牽引**　頭蓋骨に直接専用のピンを刺入し，金属鉗子装置を取り付けて，頭蓋を直接牽引する。強力な牽引が可能であり，頸椎の脱臼骨折や頭蓋底陥入症などの疾患に対して行う。

●**グリソン牽引**　グリソン係蹄を装着させ頸椎を牽引する。頸椎症性神経根症に対して用いられる。牽引力は2〜3kg程度で行う。牽引の方向は体軸から30°程度前方へ傾斜させ，下顎に過大な力がかからないように注意する。

2）　腰椎部の牽引（骨盤牽引）

　骨盤牽引帯を骨盤部にかけてベッド上で牽引する介達牽引法である。10kg程度の重さで持続的に牽引する。外来で行われる間欠的骨盤牽引療法は，電動牽引機を用いて体重の半分ぐらいの重さで牽引する。腰痛の軽減が目的となる。

4 牽引中の注意事項

　下肢牽引中は，腓骨神経麻痺に対して注意を要する。特に下肢架台（ブラウン架

台）の上での腓骨頭部への圧迫を避ける。さらに踵部の褥瘡予防も重要である。介達牽引中は，包帯の締め付けにより生じる循環障害や皮膚の状態に注意する。

5．整形外科領域の運動器に対する理学療法

　　運動機能の回復を目的とするため理学療法や運動療法などの保存的治療（手術ではない方法で治療する方法，非観血的治療）が重要な位置を占める。その実施は理学療法士（PT），作業療法士（OT）の協力下に行い，また装具や義肢を必要とする場合にはその処方を立案し，各製作者の指導を行う。

1 理学療法

　　運動機能の維持・改善を目的に運動，温熱，電気，水，光線などの物理的手段を用いて行う治療法。

● **物理療法**　伝導熱，光線，極超短波，水，氷などの天然または人工的な物理的エネルギーを用いる。血液循環の促進，鎮痛，筋疲労軽快，筋肉・関節拘縮軽減などを期待した治療である。

● **温熱療法**　血流促進，筋弛緩，組織代謝の亢進がみられる。このため出血部位，知覚鈍麻部位などは禁忌となる。

- ホットパック，パラフィン浴：伝導熱を利用し皮膚温を上昇させる。
- 赤外線：赤外線を利用した光線療法の一つで，その温熱作用を利用したもの。
- 高周波（超短波，極超短波，超音波など）：電気治療の一つで，温熱が深部まで到達するため金属固定部，眼球，妊婦の腹部への使用は禁忌である。

● **寒冷療法**　皮膚温低下，血管収縮，組織代謝の低下，鎮痛，消炎作用，筋緊張の低下などの効果が得られる。また，冷却中止後，血管の拡張，血流増加がみられる。アイスパックなどの方法がある。

● **水治療法**　ハバードタンク，渦流浴，歩行浴槽，温泉などがある。

● **低周波療法**　通電により麻痺筋を収縮させ，廃用性萎縮を防ぐ。神経麻痺の治療に用いる。

2 運動療法

　　身体の全体または一部を動かすことで症状の軽減や機能の回復を目指す。

- 筋力増強。
- 関節可動域（range of motion；ROM）の改善・維持。
- 関節拘縮の予防。
- 中枢神経に対する運動療法：運動パターン，運動感覚の再教育。
- 痙縮（脳・脊髄の中枢神経障害により起こる筋緊張異常，痙性麻痺）の抑制。

6．義肢と装具

1 義肢

　　切断肢を補うための代用品であり，上肢義肢（義手）と下肢義肢（義足）がある。義肢はもともと戦傷による切断を補う方法として発達してきたが，近年は交通外傷

や糖尿病，動脈硬化などの血行障害による切断を対象としたケースが多い。

●**義手**　義手には，外観を補うための装飾用義手と，特殊な手先具を取り付けた作業用義手，さらに上肢帯，体幹筋を力源としてケーブルで動かす能動義手がある。最近では，電池とモーターで動かす動力義手も開発されている。切断部位により，肩義手，上腕義手，前腕義手，手部義手，手指義手に分類される。

●**義足**　義足は，切断直後に訓練目的で使用する仮義足と，義肢装着訓練が終了し外観まで仕上げた常用義足（本義足）がある。切断部位によって，股義足，大腿義足，下腿義足，サイム義足（膝関節の一部を残したまま下腿を切断した場合の義足），足部義足に分類される。

2 **装具**

　　装具は四肢・体幹の変形の防止，矯正あるいは機能障害を軽減するための補助器具であり，布，革，プラスチック，金属などの材料で作られる。

●**体幹装具**　固定や矯正目的で使用される頸椎装具，胸・腰椎用（硬性あるいは軟性）コルセット，側彎矯正装具（ミルウォーキーブレイス，アンダーアームブレイス）などがある。

●**上肢装具**　エアプレーン肩装具や肘固定装具，手関節背屈装具，トーマススプリントなどがあり，手指装具は神経麻痺の治療によく用いられる。

●**下肢装具**　免荷，固定，矯正の目的で使用されるものが多く，長下肢装具（LLB，KAFO），短下肢装具（SLB，AFO，シューホーン装具），PTB免荷装具，膝装具などがある。

7．薬物療法

　　疼痛の緩和や炎症の改善などを目的として用いられるが，その作用機序や副作用などを十分理解して使用することが大切である。

●**鎮痛薬**　アセトアミノフェン，**非ステロイド性抗炎症薬**（NSAIDs），デュロキセチン塩酸塩，**副腎皮質ステロイド薬**，筋弛緩薬，抗不安薬などがあげられる。これらの薬物で十分な除痛が得られない場合やがん性疼痛に対してはオピオイド鎮痛薬が，神経障害性疼痛に対してはプレガバリンなどが用いられる。

●**感染症**　抗菌薬の投与を慎重に行う。

●**骨粗鬆症**　ビスホスホネートや活性型ビタミンD製剤などの骨粗鬆症治療薬が投与される。最近ではテリパラチドやデノスマブなどの注射薬も用いられる。

●**関節リウマチ**　抗リウマチ薬，メトトレキサートや生物学的製剤などの免疫機能を抑制する薬物が投与される。

8．注射療法

●**関節腔内注射**　変形性関節症に対してヒアルロン酸製剤や副腎皮質ステロイド薬が用いられる。無菌操作に最大限注意して行う。なお，感染性関節炎に対するステロイド注入は禁忌である。

●**神経ブロック**　疼痛緩和目的に局所麻酔薬を神経に投与して，刺激の伝達を遮断する。硬膜外ブロック，神経根ブロック，星状神経節ブロック，トリガーポイントブロックなどがある。

9．手術的治療

1　皮膚の手術

　外傷による皮膚欠損や瘢痕拘縮（瘢痕に伴うひきつれ）除去後の皮膚欠損に対して，皮膚移植術（植皮）を行う。多くは自分の組織をほかの部位に移植する自家移植であり，遊離植皮と有茎植皮とがある。

2　腱の手術

●**腱縫合術**　切断された腱の断端（端と端）を縫合糸やワイヤーで縫い合わせる。

●**腱延長術**　筋の短縮がある場合，腱をＺ形などに二分し延長して変形を矯正する。

●**腱短縮術**　筋または腱にたるみがみられる場合に腱を縫い縮める。

●**腱移植術**　腱の挫滅などで欠損した腱を遊離腱（長掌筋腱などの自家腱）の移植で補う。

●**腱移行**　麻痺筋の代わりに健常筋の腱を移行して縫い付け，機能回復を図る。

●**人工腱法**　重大な傷害や欠損を生じた腱や靱帯組織を再建するために人工材料で置換する。

3　骨の手術

●**観血的整復内固定術**　骨折に対して手術的（観血的）に整復操作を行い，内固定材料で骨接合を行う。

●**病巣掻爬術**　骨腫瘍や膿瘍，腐骨などの壊死組織を掻き出す。

●**骨接合術**　骨折や骨切り術などで連続を断たれた骨を互いに接合して固定する。固定材料としては，鋼線（ワイヤー），スクリュー，プレート，髄内釘，創外固定器などがある。磁気共鳴画像（MRI）撮影に対応可能なように金属材料としてチタンが用いられるようになってきている。

●**骨切り術**　骨の変形矯正，関節の機能改善などの目的で，骨をいったん切り離し，角度を矯正して再接合する。股関節外反前捻変形に対する内反減捻骨切り術や変形性膝関節症に対する高位脛骨骨切り術（HTO，**図2-3**），腰椎後彎症に対する矯正固定術（PSO）などがある。

●**骨移植術**　骨欠損がある場合や骨折の癒合が不良な場合など，骨と骨をつなげる必要のある際に骨を移植して骨再生を促す。自家骨が最も骨誘導能に優れているが，量に限りがあり，他家骨を用いることもある。ハイドロキシアパタイトなどの人工骨が使用されるケースが増えている。

●**骨切除術**　骨腫瘍や骨髄炎の腐骨などを切除する。

●**骨延長術**　外傷や先天的な疾患により生じた脚長差を補正するために創外固定器を装着して骨の延長を行う。

1 骨・関節・筋疾患の基本的知識

2 主な疾患とその治療

3 骨・関節・筋疾患看護の基本

4 骨・関節・筋疾患患者の看護

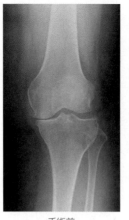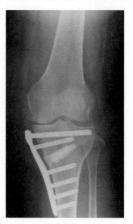

手術前　　　　　　　　　手術後

図2-3 ● 変形性膝関節症の高位脛骨骨切り術

4　関節の手術，処置

●**関節穿刺**　関節腔内に注射針を刺入して，病的な関節液や血腫を吸引したり，薬液を注入したりする。

●**関節切開術**　関節内に貯留した膿や遊離体など病的なものを取り出すために関節を切開する。

●**滑膜切除術**　リウマチや結核などで増殖した病的滑膜（かつまく）を切除する。

●**関節切除術**　結核や腫瘍（しゅよう）などに侵された関節端を切除する。

●**関節固定術**　炎症性疾患による関節破壊を止めるため，あるいは関節動揺などの原因による関節痛を止めるため良肢位で関節を固定する。関節軟骨を切除し，関節に強直を起こさせる。

●**関節制動術**　麻痺（まひ）や不安定性による不都合な関節の動きを骨移植により制動する。

●**関節形成術**　関節が破壊されて機能障害を起こしたものに対して関節を再建する。

- 関節受動術：強直した関節の運動を再獲得するために，強直部を切除する。
- 人工骨頭置換術：骨癒合（ゆごう）困難な高齢者の大腿骨（だいたいこつ）近位部骨折や骨腫瘍で大腿骨頭や頸部（けいぶ）を切除した後に，金属製またはセラミック製の人工骨頭に置換する。
- 全関節置換術：関節の近位および遠位の骨を切除し人工関節で置換する。股，膝，肩，肘，指，足関節などに行われる（図2-4，5）。

5　末梢神経の手術

●**神経縫合術**　切断された神経を縫合する。神経外膜のみを縫合する方法と神経線維束を縫合する方法がある。

●**神経剥離術**　外傷や術後など周囲と癒着している神経を剥離（はくり）する方法。

●**神経移植・移行術**　切断された神経の断端が離れている場合，腓腹神経などの自家神経を移植する（神経移植術）。神経移植が不可能な場合，ほかの神経を麻痺した神経に移行させる（神経移行術）。

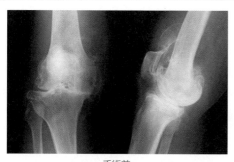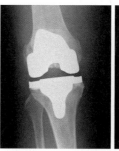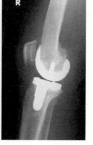

手術前　　　　　　　　　　　手術後

図2-4 ● 全関節置換術（膝）

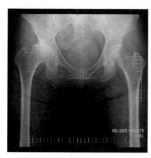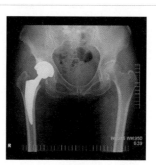

手術前　　　　　　　　　　　手術後

図2-5 ● 全関節置換術（股）

●**神経切断・切除術**　痙性麻痺に対して，その筋を支配する神経の運動枝を切除して痙直を取り除く。股関節内転筋の痙性に対する閉鎖神経切除術などがある。

6　脊椎の手術

●**椎弓切除術**　脊椎の後方要素である椎弓や棘突起などを切除する。これにより脊髄は間接的に圧迫から解除される。

●**椎弓形成術**　椎弓切除では術後椎間不安定性や後彎変形が生じる可能性があるため，脊柱機能を可及的に温存させたもの。椎弓に切り込みを入れて開き，間に人工骨や患者自身の骨を挿入して脊柱管を広げ，脊髄の圧迫を間接的に解除する。

　椎弓を開く方法として，椎弓を正中で観音開き式に開く方法（縦割法）と，椎弓の片側に切り込みを入れてドアのように開く方法（片開き法）がある。

●**脊椎固定術**　隣同士の脊椎を骨移植を施すことによって固定し，脊柱の不動性を獲得する手術。移植骨には，局所骨，腸骨，腓骨，脛骨，肋骨などが用いられるが，時に同種保存骨と自家骨が併用されたり，人工骨が用いられたりする。通常，金属製材料による内固定（脊椎インストルメンテーション）の併用も行われる。

●**椎体形成術**　骨粗鬆症性椎体骨折や脊椎腫瘍に対して，経皮的，経椎弓根的に椎体内へバルーンを挿入してそこに骨セメントを充塡したり（BKP），人工骨を充塡し

たりする方法がある。

7 切断術

　四肢のある部位より末梢を切り離す手技。関節部での切断を関節離断術という。切断が必要となるのは，血栓・栓塞・糖尿病などに伴う四肢の血行障害・壊死，悪性腫瘍，高度開放粉砕骨折など重度の外傷，重篤な感染症・ガス壊疽などで生命に危険がある場合，慢性の難治性膿性骨髄炎で排膿が継続する場合などである。

II　主な疾患の治療

1．形態異常

　四肢や脊柱には形態異常が多く，先天性のものには，胎児に原因のある1次性（内因性，遺伝性）と母体内の環境の異常が原因である2次性（外因性）とがある。後天性のものを変形という。

1 斜頸

1）　先天性筋性斜頸

●**概念／定義**　片側の胸鎖乳突筋の拘縮によるもので，出産時の血腫が原因の一つと考えられている。

●**治療**　90%程度の症例で，5～6か月で自然治癒が認められる。

2）　痙性斜頸

●**概念／定義**　器質的中枢神経系障害によるものが多いが，心因性のものもある。ジストニアの一病態として考えられている。

●**治療**　難治性であるが，神経切断や定位脳手術，筋へのボツリヌス毒素製剤の注射などが行われる。

3）　炎症性斜頸

●**概念／定義**　中耳炎や扁桃炎などの炎症後に，環椎（第一頸椎）と軸椎（第二頸椎）の並び方に異常を生じ，首が傾き斜頸が生じる。

●**治療**　早めの整形外科受診が必要である。局所安静と消炎鎮痛薬の内服，さらに頸椎持続牽引も行われる。

4）　その他の斜頸

　上位頸椎の形態異常による骨性斜頸のほか，斜視に伴う眼性斜頸，難聴による耳性斜頸，麻痺性斜頸など頸椎以外がその原因となっている場合もある。

2 先天性股関節脱臼

●**概念／定義**　大腿骨頭が関節包に包まれたまま関節外に脱臼する（外傷性脱臼では関節包が破れて脱臼する）。女子は男子の約5～6倍の発生をみる。股関節の関節臼（寛骨臼）が先天的に形成不十分（臼蓋形成不全）であり，関節包，靱帯の弛緩

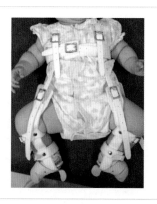

図2-6 ● リーメンビューゲル法

がある。近年減少傾向が著しい。子宮内胎位（骨盤位分娩に多い），ホルモン異常（母体のエストロゲン分泌促進が胎児の関節包，靱帯の弛緩に働く），遺伝素因，環境因子（下肢伸展位でのおむつ）などがその病因として考えられている。

●**症状**　患側股関節の開排制限と下肢の短縮がみられる。大腿内側の皮膚溝が非対称性のことが多い。起立や歩行開始は遅れ，跛行を呈する。

●**診断**　Ｘ線像では臼蓋形成不全，大腿骨頭核が健側より小さく，上方外側にはずれているが，新生児期のＸ線診断は困難である。幼児期以降では患側で立たせて，健側の下肢を床から上げさせると健側の骨盤が下降する（トレンデレンブルグ症候）。歩行時にはこの症候を示しつつ交互の肩を下げて歩く（軟性墜下跛行）。

●**治療**　脱臼，亜脱臼のみならず，臼蓋形成不全も治療を要し，乳児期に非観血的に整復，治療することが望ましい。新生児期にはフォン・ローゼン型副子固定，3か月〜1歳未満ではひも製装具（リーメンビューゲル法。図2-6）で開排位にしておくと，まもなく整復位を保つようになる。

3 外反膝（Ｘ脚）

●**概念／定義**　下肢が膝のところで内方凸の彎曲を呈するもの。くる病，外傷，炎症，骨系統疾患，変形性膝関節症などが原因で生じるが，生後2〜6歳頃に歩行に伴って起こる生理的外反膝は7歳頃までに治まる。

●**治療**　徒手矯正，足底装具，矯正膝装具の保存治療を行う。

4 内反膝（Ｏ脚）

　　下肢が膝のところで内方凹の彎曲を呈するもの。子宮内の拘束による生理的内反膝は生後1歳〜1歳半まで続く。このほかにくる病，外傷，炎症，骨系統疾患，変形性膝関節症などでも内反膝が生じる。

　　矯正膝装具を用いることもある。

5 外反母趾

●**概念／定義**　第1中足骨遠位が内側に向き，その結果母趾が外側に屈曲した状態。靴などの刺激により中足骨頭内側の滑液包が炎症を起こす。女性に多く，ハイヒールなど足に不適合な靴が原因と考えられる。

●**治療**　保存療法として，母趾分離装具，アーチサポート付き足底板などがある。観血的治療として数多くの方法が報告されており，腱移行，関節縫縮，骨棘切除，骨切り術などが組み合わされる。

6　先天性内反足

●**概念／定義**　足部の4つの変形，すなわち内反足（足底が内側を向く内返し），尖足（足の底屈位），内転足（前足部の内転），凹足（足のアーチの増大）からなっている。男児に女児の2倍の発生をみる。

●**治療**　早期に治療を開始する。新生児期，乳児期には保存治療が原則で，まず徒手的に矯正し，その矯正位の保持をギプス固定などにより行う。

7　扁平足

●**概念／定義**　足の縦軸のアーチの減少した変形をいい，このため土踏まずが低くなる。先天性，外傷性，麻痺性などがあるが，発育期の静力学的扁平足が最も多い。

●**治療**　アーチサポート付き足底板を用いてアーチを持ち上げ矯正する。

8　指の奇形と変形

　先天性奇形で最も多いのは，多指（趾）症および合指（趾）症である。指（趾）の後天性の変形には，外傷や熱傷後の皮膚の瘢痕性拘縮によるものが多い。関節リウマチや上肢の末梢神経麻痺では特有の手指の変形を呈する。

9　脊柱側彎症

●**概念／定義**　脊柱の側方への彎曲とねじれ変形を示す疾患で，原因不明である。女児に多く，10歳前後から思春期にかけて進行する例がある。脊柱側彎，肋骨隆起などの症状がある（図2-7）。

●**治療**　進行するものはミルウォーキーブレイス，アンダーアームブレイスなどの側彎矯正装具で矯正する。

10　変形性頸椎症・腰椎症

●**概念／定義**　脊椎は常に荷重を受けるため，加齢に伴い椎間板に退行性変化が生じる。X線検査では，椎体辺縁の骨硬化・骨棘形成・椎間関節の狭小化・反応性骨増

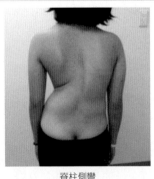
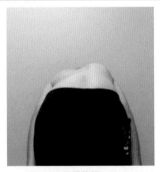

脊柱側彎　　　　　　　　　　　肋骨隆起

図2-7 ●特発性側彎症

殖などの所見が認められる。

● **症状**　脊柱の可動制限，疼痛（頸部痛，背部痛，腰痛），凝り感などの局所症状を呈することがある。

● **治療**　理学療法や腰痛体操などの運動療法，軟性コルセットなどによる局所安静が行われる。

2．骨・関節の外傷

1 骨折

骨の連続性が断たれたもの。いわゆる「ひび」も含まれる。

1) 分類

- 骨折発生機転による分類：①裂離（剥離）骨折，②屈曲骨折，③圧迫骨折，④引き違い骨折，⑤捻転骨折などがある。
- 骨折線の形による分類：横骨折，斜骨折，螺旋骨折，粉砕骨折，陥入骨折などがある。

　骨が全周にわたって完全に断裂していれば完全骨折，一部が連続性を保っていれば不全骨折という。特殊な骨折として，骨膜が温存され骨質だけが折れているものがある。骨膜下骨折といい，不全骨折の一つである。子どもの成長期にみられる骨膜下骨折を若木骨折とよぶ。また，成長軟骨板が存在する場合にこの部で骨端軟骨部が断裂することがあり，骨端線離開という。

- 皮膚損傷の有無による分類：皮膚に損傷があって骨折部が外部と交通しているものを開放骨折，外部と交通していないものを閉鎖骨折（または単純骨折）という。骨がばらばらになったものは粉砕骨折とよぶ。

2) 症状

局所症状，全身症状および合併症を表2-1に示す。

3) 骨折治癒機転

血腫・凝血形成，肉芽形成，仮骨形成などの治癒機転は表2-2のとおりである。

4) 骨折治癒不良

骨折治癒不良には，表2-3のものがある。

5) 治療

骨折の治療は，①整復，②固定，③機能訓練（リハビリテーション）に分けられる。応急処置としては疼痛を和らげるためシーネ固定を行う。

- 整復：転位*を矯正して正常な位置に骨折端を合わせること。
- 固定：整復位を保持することにより疼痛の軽減が図られ，骨折の修復機転が促進される。
- 後療法（機能訓練）：関節の拘縮や不動性筋萎縮を防ぐため，固定期間中は等尺性運動を指導し，骨折治癒が骨性仮骨期に入れば，自動運動の開始時期と考えて

---

*転位：骨が本来の位置からずれた状態にあること。また，骨折などで骨片が本来の位置からずれた状態にあること。

表2-1 ● 骨折の症状

局所症状	疼痛	骨折部の自発痛および圧痛。動かすと痛みは激しくなる。骨折線に一致した強い限局性の圧痛（マルゲーニュ疼痛）が特徴的
	機能障害	転位（骨折線のずれ）の程度による。完全骨折では受傷と同時に患肢の自動運動ができなくなる
	変形	骨折片の転位によって患肢の屈曲・内外転・回旋・短縮などが起こる
	異常可動性	長管骨の完全骨折の際に著明であり，患肢を他動的に動かすとはっきりする
	圧轢音	骨折端どうしがぶつかったり，こすれあったりしてゴリゴリとした音がする
	局所の腫脹・皮下出血	骨折部の骨膜，骨髄，周囲組織からの出血が必ずあり，これが骨折血腫となり局所の腫脹がみられる。また，1〜2日で血腫の一部が筋肉層を通って皮下に達し，暗赤色の皮下血腫がみられる。上腕骨顆上骨折のように筋肉層の少ない部位では，皮下の腫れは緊張して，血行障害が高度となり末梢部に水疱をつくることがある
	神経障害・血行障害	骨折端で神経または血管を損傷して，末梢神経麻痺または重篤な血行障害を呈することがある
全身症状		・一過性に38℃前後の発熱（吸収熱。数日以内に消失する）がみられることがあるが，数日以内に消失する ・大きな骨の骨折や内臓損傷の合併ではショック症状を呈することがあり，頭蓋骨骨折では意識障害が起こりやすい ・骨髄の損傷により，肺あるいは脳動脈に脂肪塞栓を起こし，受傷後しばらくして呼吸困難，咳嗽，血痰などを生じることもある
合併症	皮膚損傷／細菌感染	開放骨折では細菌感染の危険性が高く，ごくまれに破傷風・ガス壊疽が起こることがある
	血管損傷	局所の骨折血腫，隣接した血管の破断による
	神経損傷	上腕骨骨幹部骨折では橈骨神経が，上腕骨顆上骨折では橈骨神経あるいは正中神経が，膝関節周辺の骨折では腓骨神経が障害されることがある
	脂肪塞栓	骨折部の骨髄脂肪が，血管を経て脳塞栓・肺塞栓を起こすことがある
	外傷性皮下気腫	肋骨骨折で肺が損傷された場合に起こることがある
	臓器損傷	

表2-2 ● 骨折治癒機転

血腫・凝血形成	局所出血が凝血塊となり，周囲に炎症が起こる
肉芽形成	凝血塊が新生結合織細胞により処理され，肉芽が形成され器質化する
線維性仮骨形成	肉芽に新生血管が進入し，線維性結合織が形成され骨折端が連結される
1次性仮骨形成	線維性仮骨内に骨芽細胞により幼若骨組織（軟骨性仮骨）が形成される
2次性仮骨形成	未熟な骨性仮骨が吸収され成熟骨に置き換わる
機能修復	紡錘状に過形成された仮骨が吸収され，本来の形に修復される。骨折後3〜10週間で仮骨は硬い骨となって治癒する。良好な整復位が保持されることが骨癒合には最も重要である

表2-3 ● 骨折治癒不良

遷延治癒	不適当な骨折治療法，栄養不良や病的骨折などで骨癒合プロセスが遅れ，仮骨形成が不良となっているもの
偽関節	骨癒合プロセスが完全に停止したもの。骨髄腔の閉塞，骨折端の硬化，結合組織形成がみられる。骨折部位が動くため偽関節という
変形治癒	転位を残したまま癒合したもの
異所性骨化	骨折周辺の筋に生じ，関節の動きが制限される
阻血性拘縮 （フォルクマン拘縮）	外傷により筋膜や骨間膜により囲まれた閉鎖空間（コンパートメント）内の組織圧が上昇して深部動脈の血行が妨げられると筋肉や神経組織の壊死が生じる（コンパートメント症候群）。これが前腕屈側に生じたものをフォルクマン拘縮という。

積極的に可動域訓練を実施する。

6) 主な骨折と処置

（1） 鎖骨骨折

最も多くみられる骨折の一つで，介達外力によって生じることが多い。転位の少ないものは保存療法でよく，両肩を後方へ引くようにして8の字包帯やクラビクルバンド（図2-1参照）で固定する。転位が著しいときや遠位端で整復位の保持が困難な場合は，観血的手術の対象となる（図2-8）。

（2） 肋骨骨折

全骨折の10％と非常に頻度が高く，不完全骨折をも含めると全骨折中で第1位である。直達外力によるものが圧倒的に多い。治療には，胸郭(きょうかく)の安静と固定のため装具（バストバンド）が用いられることが多い。まれに，骨片が内方転位し肋膜(ろくまく)や肺の損傷などを合併することもある。

（3） 上腕骨近位端骨折

高齢者に多く，重傷者の多数が骨粗鬆症(こつそしょうしょう)を伴い，その男女比は1:3で女性に多い。転位がほとんどないものはギプスと腕の重みで牽引(けんいん)と固定を行う懸垂(けんすい)ギプス包帯が行われるが，転位があるものは手術の適応となる。

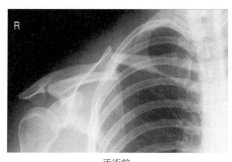
手術前

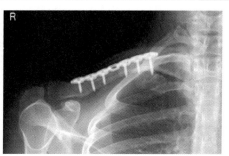
手術後

図2-8 ● 鎖骨骨折

(4)　上腕骨骨幹部骨折

　直達外力で骨折することが多いが，投球や腕相撲など自分の筋力で骨折することもある。螺旋骨折であることが多い。橈骨神経が骨に近接して走っているので，受傷時や治療の過程で橈骨神経麻痺を合併することがある。

(5)　上腕骨下端部骨折

- 上腕骨顆上骨折（図2-9）：小児が雲梯や鉄棒などの高所から転落し，手から地面に着いて肘を過伸展することで起こることが多い。肘関節全体が強く腫脹する。骨折片により橈骨神経・正中神経損傷をきたすことがあるが，最も注意しなければならないのは阻血性拘縮（フォルクマン拘縮）である。前腕筋が阻血によって壊死を起こし，線維化して回復はまったく不可能となる。整復位が保持されれば予後良好で，機能障害を残すことは少ないが，整復が不十分な場合は内反肘や屈曲障害を残すことがある。図2-9では骨折の転位が大きく，全身麻酔下にずれを戻して皮膚の上から鋼線を刺して固定している（経皮鋼線固定術）。

- 上腕骨外顆骨折（図2-10）：2～10歳に生じ，5～6歳にピークがある。上腕骨外顆には，手指の伸筋腱群が付着しており，骨折面が外方に向かう転位を示すことが多いため保存的に治療すると偽関節や外反肘を残しやすい。外反肘を残すと，遅発性尺骨神経麻痺をきたす。図2-10では骨折の転位が大きく，全身麻酔下に皮膚を切開して骨のずれを戻して鋼線を刺して固定している。

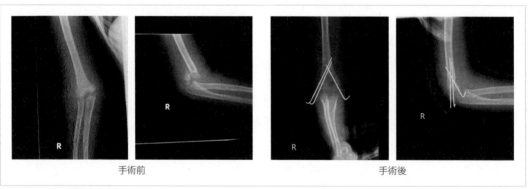

手術前　　　　　　　　　　　　　　　手術後

図2-9 ● 上腕骨顆上骨折

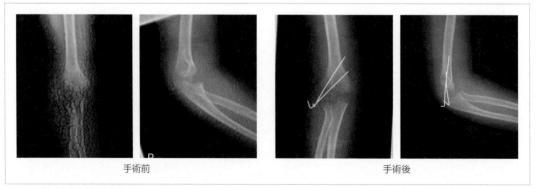

手術前　　　　　　　　　　　　　　　手術後

図2-10 ● 上腕骨外顆骨折

(6)　橈骨遠位端骨折

　高齢者に頻発する骨折で，手を着いて倒れたときの介達外力によって起こることが多い。手首側の骨片が手の甲の方向にずれているものをコレス骨折，手のひら側にずれているものをスミス骨折という。

　整復できないものや骨片がずれてくるもの，骨粗鬆症が強くギプス固定では骨折部の短縮が予測される場合には手術が必要になる。

(7)　脊椎椎体骨折

　骨粗鬆症や転移性骨腫瘍による病的椎体骨折，強い外力による外傷性椎体骨折がある。圧迫骨折ともよぶ。高齢者では尻もちなどの軽微な外力により，ほとんどが骨粗鬆症に起因して胸椎と腰椎の移行部（胸腰移行部）に生じることが多い。

　脊椎骨折で椎体後壁にも損傷が及んでいるものは破裂骨折とよぶ。圧迫骨折では脊髄麻痺は起こりにくいが，破裂骨折では麻痺を伴うことが多い。骨粗鬆症による軽度の骨折（圧迫骨折）の場合は，簡易コルセットなどの外固定のうえ，比較的安静を保つ。骨折部の不安定性が強くいつまでも疼痛が残るものや，椎体後壁の骨片で脊髄が圧迫を受けているものに対しては手術が必要になる。

(8)　骨盤骨折

　交通事故などの強い外力で生じる。骨盤輪の破綻が生じる骨盤輪骨折は，生命予後を脅かす最も重篤な骨折である。前方骨盤輪骨折と後方骨盤輪骨折が合併した骨折で垂直方向にずれているものをマルゲーニュ骨折とよぶ。骨盤腔内のため限度なく出血が起きるが外からはわからず，突然，出血性ショックに陥ることがあるので注意が必要である。骨盤内臓器，特に尿路損傷を合併することが多い。

　そのほか，少年期のスポーツ障害として，強力な筋収縮で骨端軟骨線での剝離骨折（上前腸骨棘，下前腸骨棘，坐骨結節など）を起こすことがある。図2-11では，転位した骨盤骨を観血的に整復し，プレートとスクリューで内固定している。

(9)　大腿骨近位部骨折

　高齢者に多く，骨折線の部位により，内側骨折と外側骨折に分けられる。内側骨折は関節包内骨折であり，整復が難しいことに加え，骨頭への血行障害が生じるなどが原因で骨癒合を得にくく，偽関節となる頻度が高い。いったん骨癒合が得られ

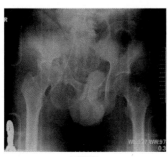 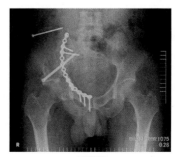

手術前　　　　　手術後

図2-11 ● 骨盤骨折

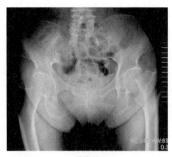
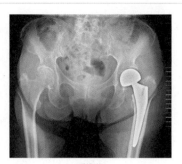

手術前　　　　　　　　　　　　手術後

図2-12 ● 大腿骨近位部骨折

てもその後骨頭壊死により圧潰が生じることがある。このため転位のあるものは人工骨頭置換術が行われることが多い（図2-12）。

　一方，外側骨折は，血行の良い骨幹端部の骨折であるため，骨癒合は良好である。しかし，高齢者の長期臥床は褥瘡・肺炎などの合併症による全身状態の悪化や廃用症候群をきたすため，観血的整復内固定術が行われる。

（10）大腿骨骨幹部骨折

　交通事故などの強い外力が大腿骨に加わった場合に生じる。大腿骨には多くの血液が流れており，大量の出血（約1000～1500mL）が生じるため，急速な経過で貧血を起こすことがあり，血圧低下などのショック状態や出血性ショックをきたすこともある。

　成人では治癒過程に時間がかかり，長期臥床に伴う深部静脈血栓症・肺塞栓症，変形治癒や偽関節などの多くの合併症を避けるため，多くは手術療法が選択される。手術では髄内釘や金属プレートを用いた固定法が適宜選択される。

（11）下腿骨骨幹部骨折

　交通事故やスポーツなどで下腿骨に強い外力が加わることにより発症する。すねの部分は血流に乏しいため，骨折治癒には不利である。さらに，皮膚と骨の間の皮下組織が少なく開放骨折となりやすいため，感染を合併するリスクも高い。転位がわずかで骨折部の安定性が高い場合には，保存療法，すなわち牽引，ギプス（シーネを含む），装具による治療が行われる。手術治療としては髄内釘や金属プレートなどによる観血的整復内固定術や，感染が疑われる場合には創外固定が行われる。

（12）下腿骨果部骨折（足関節骨折）

　過度の外転・内転が足関節に加わることによって，靱帯に強い力が加わり，剝離骨折を生じる。外転骨折が多く，そのため内果の骨折が多い。解剖学的な整復を行わないと疼痛を残し，足関節機能を損なう。転位がある場合には，内果には果部スクリュー固定が，外果にはプレート固定または鋼線固定が行われる。

（13）踵骨骨折

　高所から墜落して踵を着くことによって生じる。圧迫骨折であり，変形治癒すると頑固な疼痛を残す。転位が大きい場合はウェスチウス法（太い釘を踵骨に刺入し

て，梃の原理を応用して整復を行う）によって整復固定を行う。距踵関節のずれが
あるときには，観血的整復内固定術が必要である。

7）骨折の治癒

骨傷が起こると血腫が出現し，器質的変化として周囲の組織から幼若な結合組織
細胞が骨欠損部に侵入して肉芽組織を形成する（結合組織性仮骨）。次いで，軟骨
性仮骨を経て骨性仮骨に化生するか，結合組織性仮骨から直接骨性仮骨に進展する
か，どちらかの経路をとって骨性仮骨は骨化していく。本来の支持組織に修復する
までには，機能的改善が行われる必要がある。この機能的治癒期間は，解剖学的治
癒期間の約2～3倍を要する。

2　関節挫傷（捻挫・靱帯損傷）

●**概念／定義**　関節が非生理的な運動を強いられると，靱帯や関節包が引き伸ばされ
たり，断裂したりするが，そのとき関節をつくっている骨の相互関係が正常のまま
であるもの。

●**症状**　関節の疼痛と運動痛，運動の制限がみられ，特に損傷した靱帯や関節包を引
き伸ばすような運動をすると痛みが増悪する。局所には腫脹があり，靱帯や関節包
の断裂があると皮下出血と関節血腫が現れる。著しい靱帯断裂のある場合は異常可
動性がみられる。

●**治療**　関節の安静のため2～3週間の固定を要する場合が多く，テーピング，シー
ネまたはギプスで固定する。関節血腫があれば，穿刺排出する。著しい靱帯断裂の
ある場合は，固定はさらに長期に必要となる。手術的に断裂した靱帯修復を行うこ
ともある。固定除去後は，骨折と同様に後療法が必要である。

1）膝内障

膝関節の骨折や脱臼以外の外傷は膝内障と総称されてきたが，関節鏡や関節造影，
MRIなど診断法の進歩により，現在では**半月板損傷，前・後十字靱帯損傷，側副靱
帯損傷，タナ障害**など具体的な診断名がつけられる。半月板や靱帯の縫合などの関
節内処置は関節を開くことなく関節鏡を用いて処置可能である。

2）小児肘内障

幼児の手を引っ張ったときに，橈骨小頭を取り巻いている輪状靱帯から橈骨小頭
が亜脱臼したもの。多くは，5歳以下の子どもにみられる。幼児は急に泣きだし，
前腕は回内位をとり，肘の自動屈曲ができない。治療は，肘関節を軽く曲げ，母指
を橈骨頭に当てて前腕を回外させながら橈骨頭を押し込むと，かすかな整復音（感）
とともに整復される。整復されるとすぐに上肢を使うようになる。なお，整復後は
特別な処置は必要ではない。

3　脱臼

1）外傷性脱臼・亜脱臼

●**概念／定義**　関節に大きな外力が働いて，靱帯と関節包が断裂し，関節を構成する
一方の骨が断裂部を通って関節包外に飛び出したもの。脱臼した骨が完全にはずれ
ているものを完全脱臼，関節面の一部が接触を保つものを不完全脱臼または亜脱臼

1　骨・関節・筋疾患の基本的知識

2　主な疾患とその治療

3　骨・関節・筋疾患看護の基本

4　骨・関節・筋疾患患者の看護

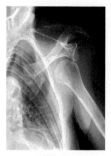
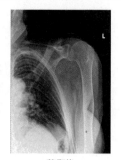

整復前　　　　　　　　整復後

図2-13 ● 脱臼

という。骨折を伴うものは脱臼骨折という。脱臼を起こしやすい関節は，肩関節，
肘関節，指関節，股関節，顎関節である。

●**症状**　受傷した関節の激しい疼痛，腫脹，皮下出血，変形および異常肢位がみられ
る。異常肢位を治そうとすると抵抗があり，力を抜くと元の肢位に戻る（ばね様固
定）。

●**治療**　脱臼直後では直ちに徒手整復し（図2-13），整復障害のあるものおよび陳旧
例となったものでは観血的に整復する。整復後は2～3週間の固定の後，運動療法
など後療法を行う。

2）反復性（習慣性）脱臼

　外傷性脱臼で修復が不完全であると，その後，脱臼を繰り返すようになる。肩関
節，顎関節，膝蓋骨脱臼に起こりやすい。

3）随意性脱臼

　先天的に関節包が緩く，患者自身が自由に関節を脱臼させたり，また整復させた
りできるもの。主に肩関節にみられる。

4）麻痺性脱臼

　脳血管障害やポリオなど，神経麻痺に伴う脱臼。

4 アキレス腱断裂

●**概念／定義**　踏み込み，ダッシュ，ジャンプなどの動作でふくらはぎの筋肉（下腿
三頭筋）が急激に収縮したときや，着地動作などで急に筋肉が伸ばされたりしたと
きに発生する。腱の退行性変性（老化現象）が基盤にあると考えられている。

●**症状**　受傷時には，「アキレス腱をバットでたたかれた感じ」とか，「ボールが当た
った感じ」などの衝撃を感じることが多く，「破裂したような音がした」など断裂
したときの音を自覚することもある。受傷直後は受傷肢に体重をかけることができ
ずに転倒したり，しゃがみ込んだりするが，しばらくすると歩行可能となる。アキ
レス腱断裂部に皮下の陥凹（へこみ）を触れ，うつ伏せで膝を直角に曲げた状態で
下腿三頭筋を強くつまむと，正常では足関節は底屈するが，アキレス腱が断裂して
いるとこの底屈がみられなくなる（トンプソンテスト）。

●**治療**　ギプスや装具を用いて治療する保存治療と，断裂したアキレス腱を直接縫合する手術治療がある。治療開始後４か月ほどで軽い運動は可能となるが，全力でのスポーツ活動ができるには少なくとも６か月はかかる。

3．そのほかの外傷

- 頸椎捻挫：交通事故やスポーツなどで頸部へ衝撃が加わり，頸部に前後屈，側屈，回旋が強いられることによって生じる。X線上明らかに診断し得る脱臼・骨折は除外する。外傷性頸部症候群，むち打ち関連障害などともよばれる。頸部痛のほかに，めまい，頭痛，自律神経症状など多彩な症状を訴えることがある。
- 腰椎捻挫：腰部に強い捻転力が加わって起こる捻挫で，強い腰痛を発する。腰部の靱帯，筋膜，筋などの軟部組織の損傷を伴い，腰部挫傷と同義である。必ずしも関節には関係しないので捻挫というにはふさわしくないが，慣用的に用いられる。治療は急性腰痛症に対するのと同様である。

4．骨・関節の感染症

1　急性化膿性骨髄炎

●**概念／定義**　細菌による骨の感染症の総称。病原菌が骨に到達する経路には，①鼻咽腔や歯槽などの化膿巣から血行を介するもの，②骨関節近傍の化膿巣から骨に伝播するもの，③開放創を通じ外界から直接骨に到達する外来性のものの３つがある。圧倒的に血行性のものが多く，これを血行性化膿性骨髄炎とよぶ。

　　血行性感染による骨髄炎は成長期の小児に発生し，好発部位は大腿骨，脛骨，上腕骨の骨幹端部である。一方，成人では脊椎が最も多い。起炎菌としてはグラム陽性の黄色ブドウ球菌が圧倒的に多い。

●**症状**　高熱と疼痛をもって急性に発症する。激痛は骨髄内圧上昇に起因する。局所には腫脹，熱感，発赤があり，圧痛は著明で，膿瘍がたまったものでは波動がみられる。化膿が関節にまで波及して関節炎を起こすことがある。殊に乳児期の大腿骨近位端の骨髄炎では股関節炎となる。

●**治療**　起炎菌を同定し，感受性のある抗菌薬の投与を行うとともに，ドレナージによる排膿を行う。

2　急性化膿性関節炎

●**概念／定義**　関節内に化膿性の病原菌が侵入することによって生じる。幼小児に多く，股関節，肘関節に好発する。起炎菌としては黄色ブドウ球菌，レンサ球菌が大多数を占める。

●**症状**　急性の激しい痛みと発熱などの全身症状で始まり，関節は腫脹し発赤，熱感があり，わずかな関節運動でも激痛がある。関節には滲出液がたまって膿瘍となる。

　　乳幼児期には血行性の化膿性股関節炎が多い。処置が遅れると軟骨の破壊が進行し，股関節機能を失うことになるため，早期診断・早期治療が重要である。

●**治療**　関節穿刺を行い，白血球算定，グラム染色とともに細菌培養を行う。白血球

数が10万/mLを超える場合は感染を強く疑う。関節液の採取後，速やかに抗菌薬投与を開始するとともに，関節切開による排膿や関節鏡視下での関節腔洗浄を行う。

3 外傷性骨髄炎

●**概念／定義**　開放骨折で創を通じ病原菌が外界から直接骨に到達し骨髄炎をきたしたもの。下腿によくみられる。起炎菌は多彩で，混合感染や難治性の耐性菌感染となっていることも多い。

●**治療**　骨髄炎防止に全力を傾注する。すなわち受傷後6～8時間以内（創傷治療の黄金時間）に以下のような手術処置を行う。

- 十分な洗浄と創部内外の異物の摘出。
- 創縁の清潔の保持，汚染された創面の適切な切除（創縁切除；デブリードマン）。
- 無菌的操作のもとでの止血。血腫は感染の培地であることを念頭に置く。

4 化膿性脊椎炎

●**概念／定義**　脊椎に発生する化膿性骨髄炎。扁桃炎や尿路感染症から血行性に感染するものと，隣接臓器，手術，椎間板穿刺などから直接感染するものがある。

●**症状**　感染した脊椎レベルの激しい腰背部痛がみられる。10歳代および高齢者に多く，部位としては腰椎，胸椎の順である。

●**治療**　安静臥床，血液培養，さらに椎体・椎間板穿刺による起炎菌検査，排膿を行い，抗菌薬を投与する。これら保存的治療の効果が不十分であれば，手術的に椎体・椎間板の病巣掻爬，骨移植による脊椎固定術を施行する。

5 結核性脊椎炎（脊椎カリエス）

●**概念／定義**　脊椎の結核菌感染症で，主に椎体が侵される。ほかの結核病巣からの血行性感染による。

●**症状**　罹患部位の疼痛のほかに，病巣からの肉芽，膿瘍あるいは脊柱変形により脊髄が圧迫されると，対麻痺（ポット［Pott］麻痺）が出現する。

●**診断**　ツベルクリン反応，結核菌インターフェロン-γ測定検査，喀痰検査，胃液検査，関節液検査などを行い，培養やPCR法で結核菌の存在を確認する。

●**治療**　抗結核薬治療を行うほかに，直接病巣を掻爬し，脊椎固定術（金属固定の併用も行われる）を行い，早期離床を図ることが多い。脊髄麻痺がある場合は手術が第一選択となる。

6 結核性関節炎

●**概念／定義**　結核菌が感染する部位としては，肺のほかにもリンパ節などがあり，こうした部位に存在する結核菌が血液を介して関節に入り込む。股関節や膝関節で発症しやすいが，手首，肘，指などの関節においても起こることがある。高齢者や免疫抑制状態において発症リスクが高まる。

●**症状**　進行は緩やかで，痛みの程度は激烈ではなく，かつ腫れや発赤などの皮膚の炎症所見もそれほど強くない。結核でみられるような発熱や体重減少，寝汗などの全身症状を伴わないこともあり，これが診断が遅れる一因である。進行性かつ潜在性に病状が進行する結核性関節炎では，最終的に関節の破壊につながる。

●**治療**　抗結核薬の使用が中心となるが，効きにくい場合や関節破壊が強い場合，大量の膿を排出している場合などにおいては，手術適応が検討される。

5．変形性関節症

●**原因**　加齢や関節への過度な負担により関節軟骨の変性や摩耗，反応性の骨増殖が生じ，関節変形をきたす非炎症性である。遺伝的要素も関係しているといわれている。原因の特定できない1次性と，外傷や発育性形成不全など明らかな原因のある2次性に分類される。

●**症状**　最も多い症状は疼痛である。荷重関節である股関節，膝関節，足関節にみられることが多い。脊椎では変形性脊椎症とよばれる。非荷重関節でも頻繁に動かす肘関節や母指の付け根の関節（carpometacarpal joint；CM関節）に生じることもある。2次的に生じる滑膜炎により関節水腫がみられることもある。障害を受けた関節は疼痛のみならず関節変形，関節拘縮なども生じるようになり日常生活に支障をきたす。

●**治療**　現時点では軟骨の変性や摩耗に対する根本的な治療法は確立されておらず，疼痛や可動域制限に対する対症療法が行われる。保存療法には運動療法，薬物療法（消炎鎮痛薬の投与やヒアルロン酸の関節内注入），装具療法などがある。関節周囲の柔軟性や筋力維持が重要で，減量や杖の使用なども関節への負担軽減に役立つ。保存療法で疼痛コントロールが得られない場合には手術療法（骨切り術などの関節温存手術や人工関節置換術）が検討される。

6．関節リウマチとその類似疾患

1　関節リウマチ

●**概念／定義**　関節滑膜を病態の主座とする炎症性の自己免疫疾患である。慢性または亜急性に多数の関節の滑膜が炎症を起こし，経過は長年にわたり，次々に複数の関節に病変が広がっていく。20～40歳代の女性に多く，手指，足趾の関節から始まって，肩，肘，股，膝，足関節などの大関節も侵されるようになる。左右対称的に起こることが多い。

●**症状**　全身のすべての滑膜関節が障害される可能性がある。炎症が持続すると顕著な関節破壊へと至る。たとえば手指では尺側偏位，スワンネック変形（図2-14），ボタン穴変形を，肘や膝関節では屈曲拘縮を，足趾では外反母趾変形など，特徴的な関節変形を呈する。

●**検査**　血液検査では，炎症の程度をみるためにCRPと赤沈が測定される。リウマトイド因子は関節リウマチ患者の70～80％で陽性であり，特異度は86％程度である。ただし，C型肝炎や全身性エリテマトーデス（SLE），シェーグレン症候群などでも陽性を示すことがある。

　画像検査では，関節破壊の評価にはX線検査が必須である。罹患関節周囲の骨萎縮を初発症状とし，しだいに関節裂隙の狭小化，骨びらん（図2-15）が起こり，骨

1
骨・関節・筋疾患の
基本的知識

2
主な疾患と
その治療

3
骨・関節・筋疾患
看護の基本

4
骨・関節・筋疾患
患者の看護

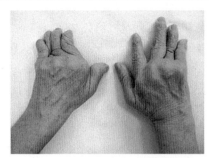

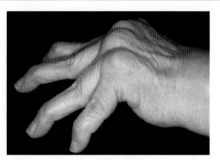

尺側偏位　　　　　　　　　　　　スワンネック変形

図2-14 ● 関節リウマチ

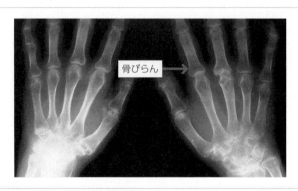

骨びらん →

図2-15 ● 関節リウマチX線検査での骨びらん

破壊へと進み，最終的には骨性強直に至る。滑膜炎（かつまくえん）の評価には超音波検査やMRIが有用である。

● **診断**　2010年アメリカリウマチ学会（ACR）とヨーロッパリウマチ学会（EULAR）により新分類基準が提唱された（表2-4）。

● **治療**　関節リウマチの診断が確定ししだい，免疫抑制剤，抗リウマチ薬（DMARDs），NSAIDs，副腎皮質ステロイド薬などの組み合わせによる内服治療を行う。長期にわたって内服治療を継続するため，それぞれの薬剤による副作用に注意しながら使用し，肺線維症などの併発にも注意を要する。

　関節変形防止や生じた変形に対応した装具療法，温熱や寒冷などの理学療法，関節拘縮（こうしゅく）防止のための運動療法も行われる。このほか観血的治療として，関節の腫脹（しゅちょう），疼痛（とうつう）に対する滑膜切除術，高度の関節破壊に対する人工関節置換術，環軸椎脱臼（かんじくつい）に対する脊椎（せきつい）固定術がある。

2　関節リウマチの類似疾患

1）　血清反応陰性脊椎関節症（強直性脊椎炎その他の脊椎関節炎）

● **概念／定義**　血清リウマトイド因子陰性で，主に仙腸関節，脊椎などに発症する関節滑膜炎症，靱帯（じんたい）付着部，眼，皮膚，腸管などの関節外症状を伴う疾患群である。HLA-B27を持つ頻度が高く，強直性脊椎炎，反応性関節炎，腸炎関連関節炎，乾（かん）

表2-4 ● 関節リウマチの分類基準2010（ACR/EULAR分類基準）

・少なくとも１つ以上の明らかな腫脹関節（滑膜炎）があり，他の疾患では説明できない患者がこの分類基準の使用対象となる
・明らかな関節リウマチと診断するためには下表の合計点で６点以上が必要

A．腫脹または圧痛のある関節数		C．炎症反応	
大関節が１か所	0	CRP，血沈が共に正常	0
大関節が２から10か所	1	CRP，血沈のいずれかが異常高値	1
小関節が１から３か所	2	**D．罹病期間**	
小関節が４から10か所	3	６週未満	0
１つの小関節を含む11か所以上	5	６週以上	1
B．自己抗体			
RF，抗CCP抗体が共に陰性	0		
RF，抗CCP抗体のいずれかが弱陽性	2		
RF，抗CCP抗体のいずれかが強陽性	3		

出典／Aletaha, D.,et al.：2010 Rheumatoid arthritis classification criteria：an American College of Rheumatology / European League Against Rheumatism collaborative initiative, Arthritis Rheum, 62（9）：2569-81, 2010.

癬性関節炎などが含まれる。

● **分類**

・**強直性脊椎炎（AS）**：初発症状は頑固な殿部・腰背部のこわばり，疼痛で，進行すると脊椎が強直して１本の骨のようになる。好発部位は仙腸関節で（100％），椎体間，椎弓間，肋骨脊椎関節，肋骨横突起関節を侵しながら脊椎炎が上行する。進行すると，胸椎後彎の増強と胸郭拡張制限を呈する。90％がHLA-B27陽性で，10歳代後半～30歳代の若年男性の発症が多い。

　関節外症状として，靱帯付着部炎が関節近傍，たとえばアキレス腱付着部，踵骨，肋胸骨接合部，棘突起などにみられることがある。ぶどう膜炎や虹彩炎などの眼症状を高頻度に合併する。

・**反応性関節炎（ReA）**：非淋菌性尿道炎や感染性腸炎など，関節以外の部位の細菌感染症後に伴って生じる関節炎を反応性関節炎という。

・**炎症性腸疾患関連関節炎（EnA）**：潰瘍性大腸炎やクローン病などの炎症性腸疾患に伴って生じる関節炎である。

・**乾癬性関節炎（PsA）**：関節炎は手指関節炎が多く，びらん性多発性関節炎で，進行すると骨破壊を伴う。関節リウマチと異なり遠位指節間関節も侵される。

2）**掌蹠膿疱症性骨関節炎**

　掌蹠膿疱症は手のひらや足の裏などにたくさんの無菌性の皮膚疹が出る疾患であるが，この疾患の約10％に骨関節炎を伴うといわれている。女性にやや多い。SAPHO症候群とほぼ同義である。SAPHOとは滑膜炎（synovitis），痤瘡（acne），膿疱症（pustulosis），骨化過剰症（hyperostosis），骨炎（osteitis）の頭文字をとったものである。

　NSAIDsの投与が行われるが，短期間の抗菌薬投与が有効なこともある。

7. 循環障害，阻血性壊死性疾患

1 閉塞性動脈硬化症

　　動脈硬化が進行し，血管が狭くなることによって引き起こされる。主に足の血管が障害されることが多く，50歳以上の男性に多い。歩行負荷により血流障害をきたし，歩行障害を起こす（間欠性跛行）。同様に間欠性跛行を呈する腰部脊柱管狭窄症との鑑別が重要である。

2 静脈血栓症・血栓性静脈炎

　　静脈血栓症は，血液凝固能の亢進や血流障害（うっ血），静脈内膜の損傷などが原因で静脈腔内に血栓が生じる病態である。下肢および骨盤内などの深部静脈に血栓が生じると局所に急性の疼痛が出現し，発赤・腫脹・圧痛などの炎症症状を呈する。また，足関節の他動的背屈で腓腹部の激痛が起こる（ホーマンス徴候）。飛行機に乗っているときなど，長時間にわたる同じ姿勢でも引き起こされることから，エコノミークラス症候群ともよばれる。下肢の骨折手術や人工股・膝関節全置換術でもかなりの頻度で下肢の深部静脈血栓症が生じている。術後の深部静脈血栓症を予防するためには，弾性ストッキングの着用，間欠的空気圧迫装置による理学療法，早期の離床，抗凝固療法などが有効である。一方，血栓性静脈炎は表在している静脈内に血栓ができ，それに伴って炎症を生じ患部の痛みや発赤，腫れなどを呈する。通常，血栓は数日で消退し大きな後遺症が残ることはないが，炎症が重症化すると難治性の皮膚潰瘍を形成することがある。

3 区画症候群（コンパートメント症候群）

●**概念／定義**　上肢または下肢の筋膜によって区画された空間（コンパートメント）の内圧上昇により，その空間に存在する組織（筋や神経など）の血流と機能が障害される疾患の総称である。フォルクマン拘縮は前腕に生じた区画症候群である。原因としては，きつい包帯やギプス，筋膜欠損部の無理な縫合処置，骨折・筋損傷・血管損傷などによる内出血などがある。細動脈が閉塞するとコンパートメント内の組織の阻血が生じ，最悪の場合，壊死に至る。

●**症状**　末梢の阻血の代表的な症状は，疼痛（pain），蒼白（paleness），脈拍消失（pulselessness），感覚異常（paresthesia），麻痺（paralysis）である（5Pのサイン）。鎮痛薬の投与によっても強い痛みを訴えることが特徴的である。

●**診断**　前述の5つの症状がすべて出そろうのを待っていると治療のタイミングを逸する。区画内の筋群が腫脹して硬く触れ，筋を他動的に伸長させたときに疼痛が増強する場合は本疾患を疑う。診断の確定には区画内圧の測定を行う。正常な区画内圧はほぼ0mmHgであり，拡張期血圧より10〜30mmHg低い値であれば，ある程度の阻血が存在していると考える。

●**治療**　阻血壊死に至る前に，コンパートメント内の減圧と循環改善を図る処置を速やかに行う。まず，包帯やギプスによる固定を除去し，それでも症状の改善がみられない，あるいは進行が急激である場合は，筋膜切開を行う。筋組織は阻血が6時

間以上持続すると不可逆的な変化を受けるので,手術はなるべく早く行う。一般に,外傷が発生した場合はRICE処置,すなわち患部の安静(rest),冷却(icing),圧迫(compression),挙上(elevation)を行うが,コンパートメント症候群においては,圧迫と挙上は循環障害を助長させるため禁忌である。

4　骨壊死

●**概念／定義**　骨への血液の供給が阻害されることで,骨に栄養が届かず,壊死してしまうこと。

●**分類**

(1)　外傷性骨壊死

大腿骨頸部骨折後・外傷性股関節脱臼後の大腿骨頭壊死,距骨骨折後の距骨骨壊死,舟状骨骨折後の近位骨の壊死などがある。これらはすべて無腐性骨壊死(血流障害による骨壊死)である。

(2)　非外傷性骨壊死

循環障害による阻血壊死で,何かしらの病気の治療のために長期間大量に副腎皮質ステロイド薬の投与を受けた人や慢性的に飲酒を多量に行っている人に多い傾向があるが,原因は特定されていない。血液凝固障害,肝疾患,減圧症なども危険要因として考えられている。以下に代表的なものをあげる。

- 特発性大腿骨頭壊死:骨壊死がいったん起こるとその修復は不良で,大腿骨頭の陥没や変形を起こす。男性に多く,両側例が60%と多い。症状は強い股関節痛であり,単純X線で病変が出現するまで数か月を要するので早期診断にはMRIが有用である。初期には杖を用いた患肢の免荷と種々の理学療法を行う。壊死が完成した時点で症状がある場合,壊死部が限局していれば大腿骨頭回転骨切り術や大腿骨内反骨切り術などを,壊死部が広範囲にわたっていれば人工骨頭置換術や人工股関節全置換術が行われる。

- 月状骨軟化症(キーンベック病):手根骨の一つである月状骨が壊死を起こす原因不明の疾患。月状骨は,軟骨に囲まれているため血流が少なく,壊死しやすい。明確な外傷がきっかけとなることは少なく,月状骨に繰り返し加わる外力により骨を養っている栄養血管が途絶され発生すると考えられている。症状としては手首の痛みと腫れで,壊死が進行し周囲の関節に関節症が起こると骨の変形により可動域制限が出現する。保存的に装具固定や薬物療法,理学療法などで経過を観察するが,保存療法が無効な場合や症状が進行する場合には手術療法が選択される。わが国では橈骨短縮術が多く行われる。

(3)　骨端症

発育途中に骨端部に起こる阻血性壊死。大腿骨頭におけるペルテス病,脛骨粗面におけるオスグッド-シュラッター病のほか,足舟状骨骨端症(第1ケーラー病),中足骨骨頭骨端症(第2ケーラー病,フライバーグ病),脊椎椎体におけるショイエルマン病などがある。

- ペルテス病:就学前後の4～8歳を好発年齢とし,男児の発症率が女児よりも5

　　倍ほど高い。多くは片側性である。主症状は股関節痛であるが，程度は軽く，膝
　　の痛みが初発症状となることも多い。X線画像では骨頭骨端核の分裂や扁平化が
　　特徴的である。早期発見や確定診断，壊死の範囲の描出にはMRIが有用である。
　　壊死部は必ず修復されること，骨頭変形はこの過程で起きること，変形の程度は
　　壊死の程度によって決まることなどが明らかとなったため，最近では骨頭を臼蓋
　　に収めておくことの重要性が指摘され，外転装具による保存治療が行われる。骨
　　頭変形の進行が予測される場合は，大腿骨内反骨切り術や骨盤骨切り術などの手
　　術療法が行われる。

- オスグッド-シュラッター病：10〜15歳の成長期の子どもが，跳躍やボールを蹴
　　るスポーツを過剰に行うと発生する。脛骨粗面の骨化障害が原因であり，膝蓋腱
　　付着部，脛骨結節の隆起・圧痛と疼痛を訴える。休むと痛みはなくなるが，再開
　　すると痛みが再発する。大腿四頭筋は膝蓋腱付着部を介して膝を伸展させる力と
　　して働くが，脛骨結節を牽引するために，脛骨結節の成長線に過剰な負荷がかか
　　り成長軟骨部が剥離することで生じる。診断は特徴的な上記症状と，X線検査で
　　確定する。成長が終了すると多くは治癒するが，脛骨粗面部の隆起は残存する。

8．骨の系統疾患

　　骨の成長過程において，頭蓋骨と鎖骨を除いたすべての骨は，まず軟骨から成長
する。骨の長さが伸びるのは骨端と骨幹端の間に介在する成長軟骨層で軟骨細胞が
増殖し，これが骨化するためである（軟骨内骨化）。一方，骨の太さが増すのは骨
膜性に骨基質ができて，これが直接骨化するためである（骨膜性骨化）。

　　骨系統疾患とは，骨や軟骨の発生や発達の過程に問題を生じ，全身の骨格の形態
や構造に系統的な異常をきたした疾患の総称である。

1 骨形成不全症

　　骨の太さの成長を司る**骨膜性骨化が障害**されるために起こる先天性の疾患。骨が
細く薄くなるために骨折しやすく，何回も骨折する。その結果，四肢は屈曲変形す
る。難聴，青色強膜を伴うことが多い。

2 軟骨無形成症（低形成症）

　　軟骨細胞に異常が起きる疾患で，それにより骨の形成がうまくいかなくなり，四
肢短縮型低身長を呈する。低身長を引き起こす疾患のなかでも最も頻度が高い。脊
柱管狭窄のため中高年になると両下肢麻痺を呈したり，下肢アライメントの異常に
よる変形性関節症を発症し歩行障害を生じたりすることが少なくない。

3 脊椎骨端異形成症

　　2型コラーゲン遺伝子の突然変異が原因となって脊椎や管状骨骨端に異形成が生
じ，体幹短縮型低身長を呈する。多くは樽状胸郭，胸椎後彎・腰椎前彎の増強，側
彎，内・外反膝を認める。近視，網膜剥離，難聴を合併することもある。X線上，
扁平な脊椎骨が特徴的である。

4 モルキオ症候群

　　骨端部の関節軟骨形成過程の先天性障害に基づき，体幹短縮型低身長を呈する。身長の発育は遅延し，体幹に比して四肢は細長く，頸部は著しく短い。胸部は釣鐘状で，胸腰椎後彎，下部腰椎前彎増強，X脚，扁平足などを呈する。

5 大理石骨病

　　破骨細胞の機能不全による**骨吸収障害**により，びまん性の骨硬化を呈する症候群。未熟骨（１次骨梁）の成熟骨（緻密骨）への置換が障害される結果，未熟骨で覆い尽くされた骨は硬化しているにもかかわらずもろく骨折しやすい。また，過剰な未熟骨は骨髄腔の狭小化をもたらし，骨髄機能不全（貧血，易感染性，出血傾向，肝脾腫など）を引き起こす。頭蓋底の骨肥厚による脳神経症状（難聴，視力障害，顔面神経麻痺）を呈することもある。

9．代謝性骨疾患

1 くる病・骨軟化症

●**概念／定義**　ビタミンDの欠乏のため腸管からカルシウムの吸収が障害されて，骨の骨化が不十分となり，その結果，骨が弱くなり，骨折したり彎曲したりする。ビタミンDの欠乏は，食事によるビタミンDの摂取不足によるほか，紫外線に当たることが少なくても起こる。

●**症状**　成長期の骨に起こるものをくる病とよび，四肢の骨端部は肥厚し，肋骨念珠があり，頭蓋や脊柱，胸郭の変形，O脚，X脚などを起こす。成人のくる病は骨軟化症とよばれる。骨のカルシウム代謝障害のために骨は弱く，骨折しやすい。胃・十二指腸切除後，膵臓疾患，肝・胆道疾患ではビタミン吸収障害が起こるので，ビタミンDの摂取は十分であるのに欠乏症が起こることがある。

●**治療**　ビタミンDを補給し，紫外線に当たることが大切である。O脚，X脚に対しては装具を用いたり，観血的手術で矯正したりする。胃腸障害による下痢でカルシウムの吸収が障害されて起こることがある。

2 骨粗鬆症

●**概念／定義**　骨粗鬆症とは，骨の強度が下がり，骨折しやすくなる状態のことである。骨折すると，身体機能の低下をきたし，生活の質（quality of life；QOL）が低下し，寝たきりになることもある。骨の強度は，骨密度と骨質によって決まる。骨密度は，単位体積当たりの骨量と定義され，g/cm³で表される。カルシウムなどのミネラルが骨にどのくらい含まれているかの指標となる。一方，骨質は，骨の微細構造や，代謝回転，微小骨折，石灰化度などにより規定される。骨強度のほぼ70％が骨密度により決まり，残りの30％が骨質により決まるとされる。正常の骨では骨吸収と骨形成が等しい状態にあるため骨量が一定に保たれるが，骨粗鬆症では骨吸収が骨形成を上回っている。

●**症状**　痛みがないのが普通であるが，①身長が低くなった，②背中や腰が曲がってきた，③背中や腰に痛みを感じる，のうち１つでもあてはまるものがあれば，骨粗鬆

症の可能性がある。脊椎椎体骨折に至る場合が多いが，四肢の骨でも骨量は減少するので，定型的骨折（上腕骨外科頸骨折，橈骨遠位端骨折，大腿骨近位部骨折）が頻発する。

●**治療**　カルシウムの十分な摂取，適度な運動で予防する。治療薬としては，骨吸収抑制作用が強いビスホスホネート製剤，選択的エストロゲン受容体修飾薬（SERM），活性型ビタミンD₃，カルシトニン，ビタミンK₂，骨形成を促進する遺伝子組み換えヒト副甲状腺ホルモン（PTH）製剤，破骨細胞分化誘導因子（RANKL）を阻害する抗RANKL抗体（デノスマブ）などがある。

3　副甲状腺機能亢進症

上皮小体（副甲状腺）の腺腫・過形成やがんによってPTHが過剰に分泌されると，高カルシウム血症・低リン血症を示し，骨は脱灰現象を示す。典型的な骨病変は線維性骨炎といわれ，骨吸収の亢進と，吸収された骨が線維組織に置換された病理像を示す。

4　長期血液透析に伴う骨・関節症

- アミロイドーシス：透析療法を10年以上続けている場合に多くみられる。主にβ_2ミクログロブリンという小さなたんぱく質で構成されるアミロイドが，骨や関節を中心に沈着することにより，手根管症候群や多関節痛，破壊性脊椎関節症などをきたすようになる。

- 腎性骨ジストロフィー：腎不全により活性型ビタミンDの産生が低下すると，低カルシウム血症をきたし，続発性の上皮小体機能亢進症が起こる。活性型ビタミンDの低下とPTH分泌亢進は血中リンの低下をきたすはずであるが，腎不全によるリンの排泄障害のため高リン血症となる。カルシウムも低下するはずであるが，腎障害による排泄障害のためそれほど低下しない。その結果，カルシウム・リンプロダクト（カルシウムとリンのイオン積）が増加し，関節周囲の石灰化をきたす。骨病変は続発性上皮小体機能亢進症と骨軟化症を呈する。

10. 腫瘍，腫瘍性疾患

1　骨腫瘍

1）良性骨腫瘍

- 外骨腫（骨軟骨腫）：骨の表面が膨らんで硬いこぶ状となり，外側に飛び出した腫瘍。良性骨腫瘍で最も多い。多発性の外骨腫は遺伝が関与している。腫瘍の本体は突出した骨の表層にある薄い軟骨組織（軟骨帽）である。

- 内軟骨腫：軟骨は本来骨の表面を覆うが，腫瘍化した軟骨組織が骨の内部で異常に増殖する腫瘍である。骨が薄く弱くなり，骨折を起こすことがある。

- 骨巨細胞腫：良性と悪性の中間の性質をもち，再発率が高く肺転移を生じるため中間悪性腫瘍ととらえられている。20〜40歳代の膝周囲に好発する。

- 骨囊腫：多くは単発性であるため，孤立性骨囊腫ともよばれる。時に病的骨折を起こして発見されることがある。

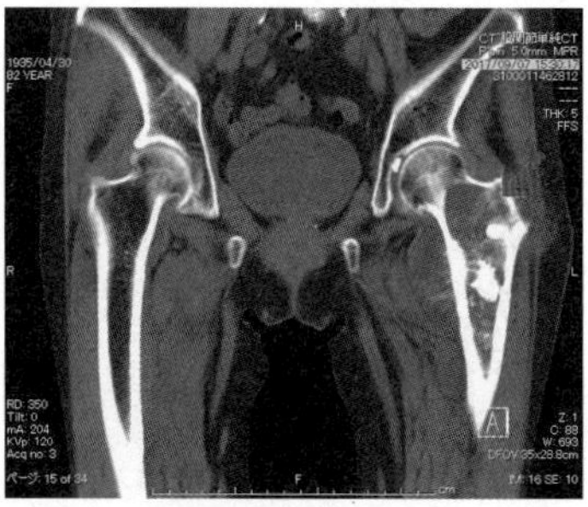

図2-16 ● 軟骨肉腫

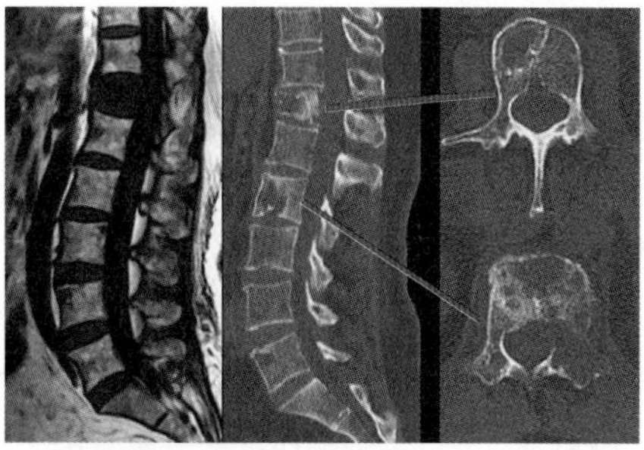

図2-17 ● 乳がんの脊椎転移

- 線維性骨異形成症：骨が線維組織や異常な骨組織で置き換わる骨の発達障害の一つ。10～20歳の青年期に多い。X線画像では，腫瘍部分がすりガラス様陰影という半透明様の状態になる。痛みがなく，病的骨折の危険性がなければ，治療の必要はない。

2) 悪性骨腫瘍

- 骨肉腫：原発性悪性骨腫瘍で最も多い。10歳代の小児に発生し，大腿骨遠位部・脛骨近位部・上腕骨近位部に好発する。疼痛で始まり，肺転移を起こすと早期に死の転機をたどる。かつては切断術のみであったが，術前・術後の補助的化学療法が導入されて，５年生存率は70％前後と飛躍的に改善した。
- 軟骨肉腫（図2-16）：30～50歳代に発生する。良性骨腫瘍（骨軟骨腫，内軟骨腫）が悪性に変化して軟骨肉腫となることがある。化学療法，放射線療法などは無効であり，確立された有効な治療法は手術療法のみである。
- 骨髄腫：主として骨髄で増殖するため各所の骨が侵されることが多く，多発性骨髄腫ともよばれる。腫瘍化した形質細胞（骨髄腫細胞）は骨髄で増殖し，しだいに骨皮質を融解・破壊して病的骨折を起こす。全身疾患として位置付けられるので，抗がん剤による化学療法が行われる。局所に対しては放射線療法が有効であり，単発であれば外科的切除を行うこともある。
- 悪性腫瘍の骨転移：原発性がんの骨への転移の頻度は，乳がん（図2-17）が最も高く，次いで肺がん，前立腺がん，腎がん，胃がんの順である。これらは血行性に骨転移をきたしたもので，脊椎，骨盤などの扁平骨に多発し，長管骨では大腿骨近位部に多い。多くは溶骨性転移であるが，前立腺がん，乳がんでは造骨性転移がみられる。進行して病的骨折を起こすと痛みが激しい。脊椎転移は進行すると麻痺を起こす。予後は不良であり，治療としては放射線治療，転移が限局している場合には手術治療が行われる。病的骨折に対しては，生存期間のQOLの向上目的で内固定材による骨接合術が行われる。

2 軟部腫瘍

1) 良性軟部腫瘍

- 脂肪腫：脂肪細胞が腫瘍化したもの。悪性との鑑別には生検を要する。痛みなど

の症状を伴うことはほとんどなく，見た目が気になる場合以外はほとんど治療の対象になることはない。

- 血管腫：血管組織が拡張したり増殖したりすることによってできる。表在性であることが多いが，肝臓などの内部臓器にみられることもある。
- 神経鞘腫・神経線維腫：神経鞘腫は末梢神経のシュワン細胞由来の良性腫瘍。通常は孤発性で，治療は神経の後遺障害を考慮して核出術が行われる。一方，神経線維腫はシュワン細胞のみならず，神経周膜細胞や線維芽細胞に類似した細胞がいりまじった腫瘍である。遺伝性の多発性神経鞘腫では，皮膚や神経など多くの器官に腫瘍が発生し，レックリングハウゼン病とよばれる。強い痛みを伴う場合などは腫瘍の摘出手術を行う。

2) 悪性軟部腫瘍

- 未分化多形肉腫（UPS）：悪性軟部腫瘍のなかでは最も頻度が高く，悪性度も高い。5cm以上の大きな腫瘤として大腿部などの四肢にみられる。腫瘍は硬く，通常は疼痛，熱感，発赤はみられない。治療は広範切除術が基本である。
- 脂肪肉腫：UPSに次いで頻度が高い。大腿部や後腹膜に好発する。治療は広範切除術が基本となるが，悪性度の高いものには化学療法や放射線療法が併用される。
- 滑膜肉腫（図2-18）：軟部組織から発生した悪性腫瘍で，必ずしも滑膜由来とは限らない。15〜40歳の比較的若年層に多く，大腿，膝関節部を主として下肢に好発する。治療には広範切除術を施すが遠隔転移の可能性があるため，補助化学療法の必要性も考慮する。5年生存率は30〜50%である。

3) 脊髄腫瘍

硬膜外腫瘍と硬膜内腫瘍に分けられ，後者はさらに髄内と髄外に分けられる。硬膜外腫瘍には転移性腫瘍が多い。腫瘍の圧迫や浸潤によって種々の知覚障害や運動障害が生じる。髄膜腫や神経鞘腫などの硬膜内髄外腫瘍（図2-19），上衣腫や血管芽腫など非侵襲性の髄内腫瘍（図2-20）の全摘出は可能である。星細胞腫など浸潤

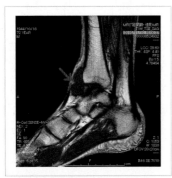

図2-18 ● 滑膜肉腫

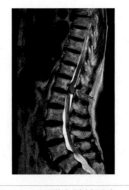

図2-19 ● 硬膜内髄外腫瘍
（髄膜種）

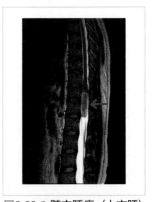

図2-20 ● 髄内腫瘍（上衣腫）

性の髄内腫瘍や硬膜外腫瘍は，正常な脊髄構造との境界が不鮮明で，全摘出不能の場合が多い。

11. 神経系疾患

1 脳性麻痺

受精から生後4週間までの間に脳に何らかの障害が起こって，運動と姿勢の異常を残したもの。妊娠中の原因として，感染（風疹やサイトメガロウイルス，トキソプラズマ）や染色体異常などがあり，出生後の原因としては新生児仮死などによる低酸素脳症や頭蓋内出血，脳損傷などがあげられる。この異常は永続的であるが進行することはない。麻痺には以下のものがある。

- 筋肉が硬く突っ張っている痙直型。
- 顔面，四肢の筋に不随意運動の繰り返しがみられるアテトーゼ型。
- 平衡障害，運動の協調性の障害のみられる失調型。
- これらの混合した混合型。

知恵の遅れがみられるものもある。治療は機能訓練を主体とし，長期間療育を行う必要がある。

2 脳血管障害

血管の詰まり・破れなどにより脳細胞への**酸素**や養分の供給が滞り，機能障害が生じる。機能障害に対して整形外科的治療とリハビリテーションを行う。血管障害の発生場所や程度によって**半身麻痺・半身のしびれ・言語障害・視覚障害・構音障害**・痛みなどの**後遺症**が残ることがある。

3 外傷性腕神経叢損傷

交通事故，特にオートバイ事故などで過大な牽引力が腕神経叢に働くことで発症することが多い。その程度は損傷により異なり，頸髄から神経根が引き抜かれる場合（引き抜き損傷，節前損傷）と，神経根部より末梢で断裂する場合（節後損傷）とに分けられる。引き抜き損傷ではもともとの神経を縫合することは不可能であり，回復は期待できない。一方，節後損傷は神経縫合が可能である。

4 絞扼性神経障害（ニューロパチー）

末梢神経が絞扼を受けると，そこから先の神経障害を起こすことがある。関節の近くや，筋肉・腱・靱帯などの間を通るときに絞扼されやすい。最も多くみられるのは，手関節の手掌側で正中神経が絞扼されるために起こる**手根管症候群**である。また，尺骨神経が肘関節のところで絞扼されると，小指と薬指がしびれ，これを**肘部管症候群**という。

5 その他の末梢神経障害

- ギラン-バレー症候群：上気道炎などの前駆症状，自覚的感覚異常に引き続き，下肢から上行する弛緩性運動麻痺が生じる急性多発性の神経根炎。
- シャルコー-マリー-トゥース病：運動・感覚両神経を障害する遺伝性末梢神経障害。筋萎縮が足・下腿より始まり大腿下1/3に及ぶ。

6 脊椎損傷

- 頸椎損傷：好発部位はC5～7であり，ほとんどが脱臼骨折の形をとる。頸椎が脱臼骨折を起こすと頸髄損傷を引き起こし手術治療が必要となる。
- 胸椎以下の損傷：好発部位はT11，12，L1の胸腰移行部である。椎体は上下から圧迫を受けて圧潰されるため，椎体は楔状化をきたす（圧迫骨折）。脱臼を伴う場合は脊髄損傷を合併することが多い。椎体後壁が損傷を受けている破裂骨折や脱臼骨折で不安定性が強い場合には観血的に固定術を行う。

7 脊髄損傷

●**概念／定義**　転落や交通事故などによる脊椎の骨折や脱臼で脊髄を圧迫，挫滅し麻痺を生じる。頸椎部で障害されれば四肢麻痺，胸椎以下で障害されれば対麻痺となる。

●**症状**　損傷部以下の運動および感覚麻痺，膀胱直腸・性機能障害を認める。自律神経障害として発汗異常，末梢循環障害，起立性低血圧などがみられる。

●**治療**　早期離床の目的で金属固定材を用いた脊椎固定術が行われることが多い。完全に損傷された脊髄は再生されることはないので麻痺は永続性であり，リハビリテーションで残存機能を活用して日常生活動作（ADL）の改善を図る。なお近年，自己骨髄間葉系幹細胞を用いた脊髄再生治療が一部の施設で開始されている。

8 腰椎椎間板ヘルニア

●**概念／定義**　椎体と椎体を連結している椎間軟骨（椎間板）の中央部にある髄核が，それを取り囲んでいる線維輪の後方にできた亀裂を通って脊柱管内へ膨隆，または脱出したもの。

●**症状**　ヘルニア腫瘤が神経根を圧迫すると腰痛および下肢痛が生じ，圧迫された神経根に支配された領域の感覚鈍麻と筋力の低下をみることもある。ヘルニアの発生部位は下部腰椎に多い。

●**治療**　ヘルニアは自然退縮（図2-21）が期待できるが，保存療法で軽快しないものは，脱出腫瘤を顕微鏡あるいは内視鏡下に摘出する。なお，保存療法で十分な改善が得られない後縦靱帯下脱出型の腰椎椎間板ヘルニアに対しては，椎間板内酵素注入療法が適応可能となっている。これはヘルニアを起こしている髄核に直接薬液を

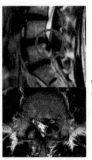

6か月後

図2-21 ● ヘルニアの自然退縮

1
骨・関節・筋疾患の
基本的知識

2
主な疾患と
その治療

3
骨・関節・筋疾患
看護の基本

4
骨・関節・筋疾患
患者の看護

注射するもので，有効成分のコンドリアーゼが髄核内の保水成分を分解し，結果として神経への圧迫を軽減させるものである。

9　変性脊椎すべり症

●**概念／定義**　椎間板を中心とした脊椎運動単位の退行変性によって，椎体間が異常にぐらつき，支持性が失われて上下の椎体にすべりが生じたもの。女性のL4〜L5間に好発する。

●**症状**　脊柱管が狭くなり神経が圧迫されるようになると，脊柱管狭窄症症状，すなわち腰痛や下肢のしびれ，歩行障害（間欠性跛行），膀胱直腸障害が出現する。

●**治療**　薬物療法や理学療法などの保存治療が基本である。不安定性による頑固な腰痛や脊柱管狭窄様症状によりADLに支障をきたす場合は，手術治療が行われる。

10　変形性脊椎症

●**概念／定義**　加齢に伴って椎間板の変性が始まり，しだいに水分含有量，弾性が減少し，高さを減じてくる。その結果，椎体の辺縁に骨棘が形成され，さらに進行すると後方の椎間関節にも変形性関節症が発生する。

●**症状**　脊柱管内にある脊髄・神経根・馬尾神経が圧迫されれば，それに見合った症状を呈する（頸椎症性脊髄症・腰部脊柱管狭窄症）。

●**治療**　安静，薬物療法，温熱療法や牽引治療など理学療法が行われる。頑固な痛みに対しては軟性コルセットも使われる。神経圧迫症状は手術治療の対象となり得る。

11　後縦靱帯骨化症

●**概念／定義**　脊椎の椎体後方，脊柱管前面にある後縦靱帯が骨化し，しばしば脊髄圧迫症状をきたす。頸椎＞胸椎＞腰椎の順で好発する。

●**治療**　軽症では安静や理学療法，薬物療法などの保存療法が行われるが，脊髄圧迫症状が明らかになってくるようであれば，後方からの椎弓形成術による除圧や除圧固定，前方からの骨化摘出，浮上術による除圧固定が行われる。

12　脊柱管狭窄症

●**概念／定義・症状**　椎弓や椎間関節，黄色靱帯の肥厚や脊椎すべりなどの脊椎症性変化や，先天的な原因で脊柱管が狭くなると，馬尾や神経根が圧迫され根性疼痛やしびれ，間欠性跛行＊，排尿障害などを呈する。

●**治療**　薬物，神経ブロック治療，装具，理学療法などの保存治療が基本であるが，保存療法が無効で下肢痛や間欠性跛行の著しい例では，拡大開窓術などの手術により圧迫された神経の除圧を行う。

13　末梢神経損傷

●**原因**　切創，挫創による直接損傷，骨折片による部分損傷，神経への強打または圧迫，不用意な注射による医原性麻痺，靱帯などの異常による絞扼性障害，分娩時の新生児娩出時の腕神経叢麻痺（分娩麻痺）などがある。

＊**間欠性跛行**：歩行により，下肢の疼痛，しびれ，脱力が出現，あるいは増強し，歩行困難になる。しばらく休息すると，症状は消失あるいは減弱し歩行可能となるが，再び歩行すると同様の症状が出現する現象。

●**分類**　セドンによる分類が有用である。一過性神経伝導障害，軸索断裂，神経断裂
がある。

●**症状**　一般に，運動麻痺，感覚麻痺，筋萎縮，自律神経障害の症状を伴う。

●**検査・診断**

①ティネル徴候：再生軸索の先端部を叩打することによる末梢への放散痛。再生の
有無，再生部位を確認するのに有用。

②筋電図。

③神経伝導速度。

●**治療**　損傷の状態に応じて，保存的，手術的（神経剝離術，縫合術，移植術，移行
術など）治療を行う。

- 腕神経叢麻痺：上位型は肩と肘の動きが，下位型は手指の運動が障害される。
- 橈骨神経麻痺：橈骨神経は上腕骨の外側を走行するため腕枕などによる圧迫や上
腕骨骨幹部骨折・顆上骨折の合併症などで生じる。下垂手を呈する。
- 尺骨神経麻痺：尺骨神経は肘関節の尺側で皮膚の近く，尺骨神経溝を走行するた
め骨折や脱臼など外傷の際に損傷を受けやすい。かぎ爪変形（鷲手）を呈する。
- 正中神経麻痺：開放創や挫傷，骨折，手根管症候群，ガングリオンなどで障害を
受ける。母指球筋，母指・示指・中指の屈筋麻痺のため猿手となる。
- 腓骨神経麻痺：腓骨神経は，同部への圧迫や外傷により容易に運動麻痺を起こす。
下垂足となり鶏歩を示す。

14　その他の関節疾患

- 痛風，偽痛風：痛風はプリン体の代謝異常による高尿酸血症に起因する疾患であ
る。尿酸が関節や腎臓の中で結晶となると，関節に激しい痛みを起こしたり，腎
機能障害をもたらしたりする。

　　一方，偽痛風は関節液中のピロリン酸カルシウム結晶によって，痛風のような
急性関節炎を起こす疾患である。高齢者に多く，膝関節に多い。手術や安静臥床
によって誘発されることがある。関節水腫を伴うことがほとんどで，関節液は黄
白色で混濁している。

- 滑膜骨軟骨腫症：滑膜は関節包を裏打ちし，関節液の産生・吸収を行っているが，
この滑膜の化生により，滑膜から骨軟骨片が産生され，多数の関節内遊離体（関
節ネズミ）が形成される。中年の男性に多い。

- 神経障害性関節症：シャルコー関節ともよばれ，脊髄癆（梅毒による脊髄障害），
糖尿病，脊髄空洞症などが原因である。関節の深部感覚や温痛覚が障害され，疼
痛の訴えが少ないために防御機構が働かず，結果として関節構成体全体が高度に
破壊される。

15　関節周囲の疾患

1）　肩関節周囲炎

　　中年以降，特に50歳代に多くみられ（狭義の五十肩），関節を構成する骨，軟骨，
靱帯や腱などが老化して肩関節の周囲や組織に炎症（肩峰下滑液包炎，腱板炎）が

起きることが主な原因と考えられている。

2）肩腱板断裂

　　肩の運動障害・運動痛・夜間痛を訴える。肩の挙上は可能であることが多い。腱板が骨と骨（肩峰と上腕骨頭）にはさまれているという解剖学的関係と，腱板の老化が背景にある。

3）狭窄性腱鞘炎

- ばね指：主に中年で，手をよく使う女性に多い。初期にはMCP関節掌部（しょうぶ）に痛みを訴え，圧痛が存在する。屈筋腱の腱鞘が肥厚して腱の円滑な運動が妨げられ，ばね現象がみられる。
- ドゥケルバン病：長母指外転筋，短母指伸筋の腱鞘炎。靱帯性腱鞘を通過する橈（とう）骨茎状突起部（こつ）に生じる。母指を手のひらに入れて握り，ほかの指も屈曲した状態で，手関節を尺屈すると疼痛が誘発される（フィンケルシュタインテスト）。妊娠中や産後，更年期の女性に多い。

4）滑液包炎・ガングリオン

- 滑液包炎：滑液包の内面は関節と同じく滑膜に裏打ちされており，炎症が起これば滑膜炎となる。膝窩部（しっかぶ）の滑液包炎はベーカー嚢腫（のうしゅ）といわれる。
- ガングリオン：中にゼリー状の物質の詰まった腫瘤（しゅりゅう）で，関節包や腱鞘（けんしょう）から発生する。若い女性に多くみられ，手関節の背側関節包，手関節母指側の掌側関節包（しょうそく），ばね指の生じる指の掌側の腱鞘などが好発部位である。穿刺（せんし）してゼリー状の内容物を吸引することで軽快する。

5）靱帯炎，筋膜炎，腱炎，筋・腱付着部炎

　　膝蓋靱帯（しつがい）や腸脛靱帯（ちょうけい），足底筋膜や腰筋膜，肩腱板やアキレス腱，短腓骨筋腱付着（たんひこつきんけん）部やハムストリングス筋・腱付着部（けんけんばん）など，いずれも炎症を引き起こし痛みの原因となり得る。使い過ぎ（オーバーユース）によるもので，ストレッチなどのリハビリテーションが有用である。

12. 運動機能の低下

1）運動器不安定症

●**定義**　高齢化に伴って運動機能低下をきたす運動器疾患により，バランス能力および移動歩行能力の低下が生じ，閉じこもり，転倒リスクが高まった状態。

●**診断基準**　表2-5に示す高齢化に伴って運動機能低下をきたす11の運動器疾患または状態の既往があるか，または罹患（りかん）している者で，日常生活自立度ならびに運動機能が表2-6の機能評価基準に該当する者。

2）ロコモティブシンドローム

　　運動器の障害のために移動機能の低下をきたした状態。運動器不安定症の前段階として提唱された概念である。ロコモティブシンドロームをスクリーニングする方法として，7項目のロコチェックが提唱されている（表2-7）。

表2-5 ● 高齢化に伴って運動機能低下をきたす11の運動器疾患または状態

1．脊椎圧迫骨折および各種脊柱変型 　　（亀背，高度腰椎後彎・側彎など）	6．脊髄障害（頸部脊髄症，脊髄損傷など）
	7．神経・筋疾患
2．下肢の骨折（大腿骨頸部骨折など）	8．関節リウマチおよび各種関節炎
3．骨粗鬆症	9．下肢切断後
4．変形性関節症（股関節，膝関節など）	10．長期臥床後の運動器廃用
5．腰部脊柱管狭窄症	11．高頻度転倒者

出典／日本整形外科学会ホームページ：「運動器不安定症」とは. https://www.joa.or.jp/edu/locomo/mads.html
（最終アクセス日：2020/7/20）

表2-6 ● 機能評価基準

1	日常生活自立度判定基準ランクJまたはAに相当
．	日常生活自立度ランク　J：生活自立　　独力で外出できる
	A：準寝たきり　介助なしには外出できない
2	運動機能：1）または2）
	1）開眼片脚起立時：15秒未満
	2）3m timed up-and-go（TUG）テスト：11秒以上

出典／日本整形外科学会ホームページ：「運動器不安定症」とは. https://www.joa.or.jp/edu/locomo/mads.html
（最終アクセス日：2020/7/20）

表2-7 ● ロコモティブシンドロームのスクリーニング項目

1．片脚立ちで靴下がはけない
2．家の中でつまずいたりすべったりする
3．階段を上がるのに手すりが必要である
4．家のやや重い仕事が困難である（掃除機の使用，布団の上げ下ろしなど）
5．2kg程度の買い物をして持ち帰るのが困難である（1Lの牛乳パック2個程度）
6．15分くらい続けて歩くことができない
7．横断歩道を青信号で渡りきれない

出典／日本整形外科学会ホームページ「ロコモ ONLINE」：ロコチェック. https://locomo-joa.jp/check/lococheck/
（最終アクセス日：2020/7/20）

Ⅲ　リハビリテーション

1．リハビリテーション

　リハビリテーションとは，障害を受けた者をその成し得る最大の身体的・精神的・社会的・職業的・経済的な能力を有するまで回復させることである。中枢神経疾患による麻痺，運動器疾患のみならず，循環器・呼吸器疾患や，がん患者の術前・術後にも行われる。医師，理学療法士，作業療法士，言語聴覚士，看護師，医療ソーシャルワーカーなど各職種の連携のもとに総合的な医学的リハビリテーションプログラムを作成し，患者の社会復帰を促進する。

2．障害の概念

　かつて障害とは，「欠陥的治癒」した後に残された，固定したあるいは永続する欠陥であるという考え方があったが，現在は，疾患と障害の関係として①疾患がなくなり障害だけが残った場合だけでなく，②疾患が続いており障害と共存している場合，の2者があるという考え方に変わってきている。

3．障害のとらえ方

①国際生活機能分類（ICF）の導入により，障害に対する視点を人の健康・生活を包括的にとらえるための生活機能に移している。

②生活機能は，心身機能・構造，活動，参加という3次元で表され，相互に影響する。

③生活機能のネガティブな面が機能障害，能力障害，社会的不利に相当する。

- 機能障害（impairment）：障害された部位，機能に着目。
- 能力障害（disability）：個体として遂行可能な能力に着目。
- 社会的不利（handicap）：社会的存在としての障害者の不利に着目。

　人の健康状態を上記の3次元と環境因子や個人因子との相互作用としてとらえる。

　リハビリテーションの領域としては以下のようなものがある。

- 医学的リハビリテーション：一般病院，リハビリテーション専門病院。
- 教育的リハビリテーション：特殊教育，障害者（児）教育。
- 職業的リハビリテーション：職業前訓練，職能訓練。
- 社会的リハビリテーション：施設，所得保障，街づくりなど。

4．リハビリテーションの基本的アプローチ

　4つの基本的アプローチを表2-8に示す。

5．リハビリテーションのゴール

　リハビリテーションのゴールは多様化しており，以下のように考えられる。

- ADL自立，社会復帰，就労。
- 自立度の向上（障害の重度化により完全な自立は望めない場合）。
- 現存能力の維持（一定水準まで回復した機能の維持，特に高齢者など）。
- 機能低下防止（進行性の疾患に対して）。

6．リハビリテーションの方法

1　運動療法

　運動療法は人間のもつ皮膚感覚，位置運動感覚，固有感覚，平衡感覚，視覚，聴覚などを利用し，局所的または全身的に運動を行わせることによって運動器の障害

表2-8 ● リハビリテーションの基本的アプローチ

治療的アプローチ	機能障害に対するもの	①機能障害そのものの改善
		②合併症の予防と治療
代償的アプローチ	能力障害に対するもの	①残存機能の強化（脊髄損傷における上肢の筋力増強など）
		②ADLの訓練（残存機能の応用能力の増進＝右片麻痺における左手書字訓練など）
		③補助具の使用（義肢，装具，杖，車椅子など）
環境改善・改革的アプローチ	社会的不利に対するもの	①家屋改造
		②周囲の人間（家族，職場など）の意識の変化＝障害への正しい理解
		③教育の機会の確保（児童の教育と成人の大学教育など）
		④職業的自立の援助（職業訓練，職場復帰など）
		⑤経済的自立の保障（年金，手当など）
		⑥社会参加，レクリエーションの援助，生きがいのある生活の確立
		⑦生活環境の整備（街づくり，交通機関の整備など）
心理的アプローチ		①心理的サポート
		②障害の受容と克服の促進

表2-9 ● 運動療法の目的

① 発生する疼痛の軽減を図る
② 変形，拘縮の予防および矯正を図る
③ 血液循環の促進とともに代謝活動のコントロールを行う
④ 感覚系を刺激し反応性をコントロールすることにより，姿勢保持や動作に対する感覚付けを行う
⑤ 運動や動作に対する筋収縮のタイミングを獲得させる
⑥ 筋の収縮形態や緊張を合目的的にコントロールする
⑦ 目的とする運動の方向性や力配分をコントロールする
⑧ 目的とする運動や動作の円滑化を図る
⑨ 活動性への意欲をもたせる
⑩ 余力および応用性を獲得させる

の軽減を図り，さらに脳の再構築を促していくための感覚統合訓練である。具体的目的は表2-9のとおりである。

2 作業療法

　運動療法が単一の関節機能や筋力あるいは一肢節（しせつ）に対してアプローチするのに比較して，作業療法は達成可能な目標をもった作業を治療手段とし，障害を克服し社会生活へ復帰させることを目標としている。治療手段として，ADL訓練，応用動作訓練，自助具作製とそれによる訓練，手芸，皮革細工，木工，絵画，陶芸などの作業をとおした訓練，職業前訓練などがある。

3 言語聴覚療法

　脳血管障害など脳障害による失語症や様々な原因による構音障害に対する言語療法，難聴児に対する聴能訓練，嚥下（えんげ）障害に対する摂食訓練を言語聴覚士が担当している。

```
┌─────────────────────────────────────────────┐
│  学 習 の 手 引 き                              │
│  1. ギプス包帯の目的および装着のしかたを説明してみよう。  │
│  2. 牽引法の目的，種類について理解しておこう。         │
│  3. 骨折はどのように分類されるか理解しておこう。        │
│  4. 主な疾患について，概念／定義，症状，治療の基本をよく理解しておこう。│
└─────────────────────────────────────────────┘
```

第2章のふりかえりチェック

次の文章の空欄を埋めてみよう。

1 ギプス包帯

ギプス包帯の目的は，①骨折や脱臼の [1] の保持，②手術後の [2] の安静，③ [3] の予防，④ [4] の矯正，⑤ [5] の軽減などを目的に行われる。重篤な捻挫や靱帯損傷，腱断裂などの [6] の際にも用いられる。

2 直達牽引法

直達牽引法は，[7] に直接牽引力を加える方法で，牽引力が大きい。大腿骨骨折に対する [8] や頸椎に対する [9] などがある。

3 大腿骨近位部骨折

大腿骨近位部骨折は，[10] に多い。内側骨折では骨癒合を得にくいために [11] となりやすい。外側骨折の骨癒合は良好であるが，[10] の長期臥床を避けるため，[12] が行われる。

4 変形性関節症

加齢や関節への過度な負担により，[13] の変性や摩耗，反応性の骨増殖が生じて関節変形をきたす。荷重関節である [14]，[15]，[16] にみられることが多い。脊椎では [17] とよばれる。

5 脊髄損傷

脊椎の骨折や脱臼で脊髄を圧迫，挫滅すると [18] を生じる。頸椎部の障害では [19]，胸椎以下では [20] となる。完全に損傷した脊髄は再生しないため [21] を行い，残存機能を活用してADLの改善を図る。

6 腰椎椎間板ヘルニアの治療

ヘルニアは [22] が期待できるが，保存療法で軽快しないものは，[23] を顕微鏡下あるいは内視鏡下に摘出する。

第3章 骨・関節・筋疾患看護の基本

▶**学習の目標**　●骨・関節・筋疾患患者の特性と看護の役割を説明できる。

　骨・関節・筋疾患とは，身体の形態保持と運動機能を司る器官に損傷・障害が生じる疾患である。高齢者に多く，超高齢社会により，患者数は増加している。骨・関節・筋疾患は，身体的変形，支持機能・移動機能・感覚機能の障害が生じやすく，日常生活動作（ADL）*に支障を及ぼすことになる。また，痛みなどの症状のほか，関節運動の障害，知覚の異常などにも及ぶ。さらに，この身体的苦痛により，いら立ち，不安などの心理的問題や，生活の不便さ，仕事への支障や家族関係への影響などの社会的問題が生じる。そのため，苦痛の緩和と，ADLの援助とともに，心理・社会的な問題に対する支援が看護の重要な役割となる。

　骨・関節・筋疾患患者は，治療により障害された機能が回復することもあるが，永久的に機能が障害されたり，慢性的な経過をたどることもある。患者が障害を受け入れ，痛みなどの症状のコントロールを図り，安寧を維持するとともに，運動能力の維持や改善を目指し，残された機能を最大限に活用して，できるだけ自立した生活が送れるように支援することが重要である。また，地域での生活を踏まえ，包括的な見解でとらえることが重要となる。

①症状に伴う苦痛の緩和，増悪予防の支援。
②骨・関節・筋の機能・障害やADLに応じたリハビリテーションと生活援助。
③廃用症候群*の予防と回復を促す援助。
④効果的なチーム医療となるよう，多職種と連携した援助。
⑤社会復帰に向けた，地域での生活を踏まえた社会資源の効果的な活用。

1 身体的援助

　身体的援助では，今後生じる可能性のある拘縮や麻痺を考慮して，良肢位*（機能肢位）を保つように援助する（図3-1）。安静臥床時，牽引などの固定治療中は特

＊**日常生活動作（ADL）**：日常生活を送るために最低限必要な日常的な動作であり，起居・移動・食事・更衣・排泄・入浴・整容の動作のことである。
＊**廃用症候群**：安静状態が長期にわたって続くことにより生じる様々な心身の機能低下などを指す。
＊**良肢位**：拘縮や麻痺が起こる可能性がある場合に，日常生活への支障を最小限に抑えるよう，関節の角度を保った肢位をいう。

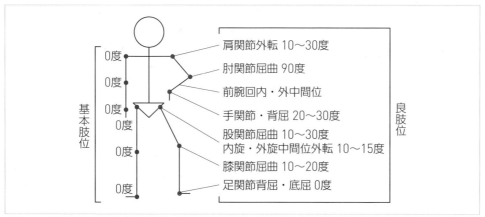

図3-1 ● 良肢位と基本肢位

に留意する。また，関節には生理的に一定の運動性があり，その運動の範囲もほぼ一定している。だが，骨・関節・筋疾患患者は，この関節可動域（ROM）が制限されてしまうことが多い。骨・関節・筋疾患患者への身体的援助では，ROMを把握し，それをもとに援助やリハビリテーションを行う必要がある。

　骨・関節・筋疾患患者はADLに支障があることが多いため，身体的援助の多くは，体位変換，車椅子移動など，患者にとっても看護師にも身体的負荷が大きい。両者にとっての負担を最小限にするためにボディメカニクス＊をもとに援助することが重要となる。たとえば，体位変換のときには患者の膝を立てると小さな力で患者を回転させやすく，水平移動のときは患者の身体を押すよりも引くほうが小さな力で済むなどである。

2 リハビリテーションチーム

　骨・関節・筋疾患患者はROMの制限やADLの低下に対して，系統的なリハビリテーションが行われることが多い。近年は，医師，理学療法士（PT），作業療法士（OT），医療ソーシャルワーカー（MSW），看護師などから構成されるリハビリテーションチームが発展してきた。看護師は療養生活の状況を把握し，包括的な見解から，チームの一員として取り組む。

> **学 習 の 手 引 き**
> 1. 運動機能の障害が患者に与える影響という視点から，骨・関節・筋疾患患者の看護の基本事項について意見を出し合ってみよう。

＊**ボディメカニクス**：解剖学，生理学，力学などの基礎知識を活用して，身体の機能や構造と身体運動との関係やしくみを応用した考え方をいう。

第3章のふりかえりチェック

次の文章の空欄を埋めてみよう。

1　骨・関節・筋疾患看護の基本

①症状に伴う［　1　］の緩和，［　2　］予防の支援。

②骨・関節・筋の機能・障害やADLに応じた［　3　］と生活援助。

③［　4　］の予防と回復を促す援助。

④効果的なチーム医療となるよう，［　5　］と連携した援助。

⑤社会復帰に向けた，地域での生活を踏まえた［　6　］の効果的な活用。

2　身体的援助

　骨・関節・筋疾患では，今後生じる可能性のある拘縮や麻痺を考慮して，［　7　］を保つように援助する。

3　リハビリテーションチーム

　医師，［　8　］（［　9　］），［　10　］（［　11　］），［　12　］（［　13　］），看護師などから構成される。

■骨・関節・筋疾患患者の看護

第 **4** 章 骨・関節・筋疾患患者
の看護

▶学習の目標　●骨・関節・筋疾患患者の急性期・回復期・慢性期・終末期の看護を説明できる。
　　　　　　　●骨・関節・筋疾患患者の在宅看護・地域との連携を説明できる。
　　　　　　　●骨・関節・筋疾患患者の主な症状に対する看護を説明できる。
　　　　　　　●骨・関節・筋疾患の診察・検査・治療に伴う看護を説明できる。
　　　　　　　●主な骨・関節・筋疾患患者の看護のポイントを説明できる。

I　経過別看護

　骨・関節・筋疾患患者の経過は，突然の受傷，発症，または手術後で全身状態の管理が必要となる急性期，機能訓練を行い日常生活動作（ADL）の自立を目指す回復期，障害を受け入れて生活の再構築や生活の維持・向上を図る慢性期，終末期に分類できる。どの時期においても，信頼関係を築き患者の精神的安寧を保ちつつ，援助を行うことが望ましい。また，スタッフ間の情報共有を図り，患者一人ひとりに対する個別的，かつ効果的な援助を行うことが大切である。

1. 急性期の看護

1 外傷患者の看護

　外傷により身体を損傷した患者の場合は，即座に全身状態や受傷部位と程度を把握し，以下の点に注意し支援する必要がある。

　①重篤な外傷の場合は，意識レベル，呼吸状態，循環状態などのバイタルサインを確認し，医師の指示のもとに適切な処置を行い，全身管理に努める。

　②受傷から来院までの情報を収集する。患者が重症の場合は，家族や救急隊員などから受傷の原因とそのときの状態，来院までに行った処置内容を確認する。

　③受傷部位の観察と処置を行う。四肢の循環障害や神経麻痺の有無など全身にわたって観察する。自身の状態について的確に表現できない患者の場合は，異常を見逃さないように留意して状態把握に努める。開放創のある場合は，細菌感染の防止に特に注意する。また，骨折や脊髄損傷が疑われる場合の移動動作は損傷部位を固定して慎重に行う。

　　④創部痛などの苦痛は綿密な観察を行い，医師の指示による鎮痛薬の使用や，冷罨法，安楽な体位の工夫，マッサージなどによって疼痛緩和に努める。

　　⑤局所の安静の保持と，廃用症候群予防のためのリハビリテーションを行う。

　　⑥突然の受傷で患者・家族とも非常に不安な状態にある。治療・処置に対する目的や方法を適宜わかりやすく説明し，的確かつ落ち着いた態度で接し，不安緩和に努める。

2 手術患者の看護

　　手術は，損傷部位の機能再建を目的として行われる。患者・家族の不安を最小限にして手術に臨めるようにし，術後合併症の予防と早期発見に努める。

　　①手術の目的・方法・合併症などについて医師から詳細に説明がある。患者・家族が納得して手術に臨めるように支援する。患者・家族の理解状況を確認し，必要に応じて医師から再度説明をしてもらったり，患者と医師の仲介役を担う。術前検査には，採血，X線撮影，心電図などが行われる。

　　②術前オリエンテーションでは，手術前後の注意点を説明し，手術経過のイメージ化を図り不安緩和に努める。手術後の安静の程度や期間，検査結果などから術後合併症の発症リスクを予測し，リスクに応じて体位変換のしかたや深呼吸・咳嗽の方法を訓練したり，食事や排泄の方法を練習する。

　　③手術直後は，術中の経過，麻酔状況，出血量などを手術室からの申し送りで把握して，全身管理を行う。麻酔の覚醒状態，バイタルサイン，出血の有無，尿量，輸液量，末梢循環・神経・運動障害の有無，疼痛の程度や部位，適切な体位が保持されているのかなどを観察する。また，輸液ルート，膀胱留置カテーテル，創部からの持続吸引チューブなどの観察および適切な管理を行い，異常があれば医師に報告して対処する。

　　④手術後は疼痛や安静によるストレスが増強する。苦痛を最小限に抑えるよう，医師の指示による鎮痛薬の投与や，体位の工夫，環境整備などを行う。また，不安などにより疼痛が増強するため，精神的なケアも大切となる。

　　⑤高齢者などは術後せん妄が起こりやすいため，術前から発症リスクを考えて準備を整える。術後せん妄が発症したら，医師の指示に従い薬剤を投与し，疼痛コントロールに努め，睡眠を確保して生活リズムを整えたり，環境整備を行う。また，カテーテル抜去などの危険を予防する。家族は患者を見て動揺することが多いため，せん妄に関する説明を行い，不安の緩和に努める。

2．回復期・リハビリテーション期の看護

　　回復期は，運動機能の改善やADLの拡大を図り，日常生活の自立を目指す時期であり，リハビリテーションが重要となる。リハビリテーションが安全かつ順調に進み，ADLが拡大し，社会復帰ができるように援助する。

　　①患肢の荷重制限，可動域の制限など，治療上の運動制限がある。患者がその必要性を十分に理解し，制限を守れるよう援助する。運動制限のために排泄や移

　　動などで介助が必要な場合は援助する。段階的に安静が解除され，可動域が拡大するので，安全を確保しつつ，行動範囲の拡大を支援する。

②リハビリテーションは，理学療法士（PT）や作業療法士（OT）を中心として進められることが多いため，情報共有や連携を図る。リハビリテーションの状況を把握し，ベッドサイドでも可能なリハビリテーションを行い，ADLに結びつけながら積極的に取り入れられるようにする。

③リハビリテーションの過程では，疼痛，筋肉痛などの症状が出現しやすい。疼痛が病状悪化なのか，リハビリテーションによるものなのかのアセスメントが重要であり，疼痛の出現状況や程度，随伴症状を観察する。疼痛がある場合は，鎮痛薬を効果的に使用したり，冷罨法（れいあんぽう）などで苦痛の緩和に努める。そのほかの苦痛も同様に，症状をよく観察して，緩和のためのケアに努める。

④苦痛症状は，リハビリテーションへの意欲低下をもたらすこともある。リハビリテーションの必要性の説明や，がんばりに対する奨励などの精神的なサポートを行う。見守る姿勢も大切にし，目標は段階的に設定し，小さな変化を大切にしてサポーティブなかかわりを大切にする。

⑤車椅子，歩行器，杖などの補助具の使用方法を熟知し，患者が安全に使用できるよう説明する。しかし，補助具はからだのバランスを崩しやすく，転倒のリスクがある。通路に物を置かない，歩きやすい靴を用意するなど，環境整備を徹底し，患者・家族に十分な説明を行う。高齢者の場合は，さらなる骨折や損傷を招き，寝たきりの誘因になることも多いので十分に留意する。

⑥患者が退院に向けて意欲的な姿勢を維持できるよう支援する。状況によっては退院後に住居改善などが必要になることもある。社会資源に関する情報を提供し，必要な場合は医療ソーシャルワーカー（MSW）を紹介する。

3．慢性期の看護

　　骨・関節・筋疾患には，加齢に伴う変形性疾患や四肢切断をした場合など慢性的な経過をたどるものもある。障害と共に生きることを支えることが看護師の重要な役割となる。慢性期にある患者は，症状の程度や損傷部位，患者の年齢，職業，住環境などによって生活上の不具合は大きく異なる。可能な限り自立を促し，社会生活にうまく適応できるよう援助することが看護のポイントとなる。

①疼痛，しびれなどの症状を観察し，適切な対処が行えているかどうかを確認する。患者・家族が症状マネジメントをうまく行えるように，症状に効果的な対処法や日常生活上の工夫に関する情報を提供する。一方，動作時痛により行動を制限してしまうと，全身の運動機能の低下や，体重増加を招き，さらなる負担からADLが縮小することになる。悪循環になるリスクを踏まえ，心身のサポートをする。

②障害が残る場合は，患者の精神的打撃が強く，機能障害や機能喪失などによる身体的コンプレックスを抱きやすい。患者の障害に対する認識を確認し，受容

1
骨・関節・筋疾患の
基本的知識

2
主な疾患と
その治療

3
骨・関節・筋疾患
看護の基本

4
骨・関節・筋疾患
患者の看護

できるように支える。また，思うような改善がみられないといら立ちや自己嫌
悪に陥ることもある。気分転換を取り入れるなどの工夫を図る。

③必要に応じて患者の自立性を高める支援をする。患者・家族，専門職との連携
を支援し，効果的な訓練ができるようにする。具体的な療養支援や経済的問題
への対処に関する情報が必要な場合などは，MSWを紹介する。

4. 終末期の看護

特に骨腫瘍（こつしゅよう）などでは，終末期の看護が必要となる。この時期には，苦痛をできる
だけ緩和し，心理社会的な苦痛への援助を行い，可能な限り生活の質（QOL）を
保持できるようにする。一方，家族の負担は大きくなるため，家族の心理的なサポ
ートや，患者と家族が少しでも良い時間が過ごせるような工夫を行う。

II 在宅療養中の看護，地域との連携

骨・関節・筋疾患患者は，慢性的な経過をたどることが多く，長期にわたる外来
治療となり，在宅で療養することが多い。また，疾患の進行や症状が，ADLに影
響することが多いため，生活の工夫が必要となる。反対に，体重減少により症状が
良くなるなど，生活の工夫によって疾患の進行を遅らせることもある。在宅療養中
は，疾患の状態だけでなく，生活習慣とともに住居環境や家族構成など包括的な見
解から状況を把握して看護を考える必要がある。

- 社会資源の活用：在宅環境の改修，介護保険の申請，利用施設の紹介，経済的
  問題への対応などが必要な場合は，必要に応じてMSWを紹介する。そのほか，
  介護が必要な場合は福祉課，高齢者の場合は地域包括支援センターなどを紹介
  する。上記のような社会資源を活用することは，病気の進行だけでなく，患者・
  家族の負担を軽減し，QOLを維持・向上することにもつながりやすい。しかし，
  社会資源の利用を嫌がる高齢者もいるため，患者・家族の思いを大切にしなが
  ら社会資源の活用を検討することが大切である。
- 多職種協働：在宅療養に携わる看護師，リハビリテーションスタッフ（PT・
  OT），ヘルパー，地域包括支援センタースタッフなど，スタッフ間の情報共
  有や，ケア方針の共有，関係構築を大切にし，役割分担や協働を行う。
- 治療継続への支援：在宅療養中の治療継続を支えることが重要である。リハビ
  リテーションへの意欲低下や，内服薬の飲み忘れが続くなどが起こりやすいの
  で，治療の継続状況を定期的に確認する。患者は罪悪感などから医療者に残薬
  を伝えないことも多いため，その思いや治療継続状況をていねいに傾聴して状
  況を把握し，治療を継続できない理由を明らかにして改善方法を提案する。リ
  ハビリテーションは，PT・OTとの協働によりレクリエーションの要素を取り

入れる，通所リハビリテーションでの仲間づくりの支援をするなどの工夫を行う。

Ⅲ　主な症状と看護

　骨・関節・筋疾患患者の症状には，一時的なものもあれば長期的なものもある。症状に対するケアに加えて，ADLにどのように影響しているのかを把握して，日常生活にうまく適応できるように援助することが大切となる。

1．疼痛

　痛みは主観的な感覚であり，評価するのが難しい。評価スケールなどを効果的に活用し，痛みの部位，性質，持続時間，時間帯などを観察する。また，痛みが患部からのものとは限らないので，姿勢や動作との関連も含めて，注意深く確認する。

　疼痛コントロールには，鎮痛薬が多く用いられている。非ステロイド性抗炎症薬（NSAIDs）や麻薬性鎮痛薬（オピオイド）のほか，鎮痛補助薬として抗うつ薬や抗てんかん薬などが使われる。重篤な副作用を引き起こすこともあるため，副作用の説明とともに，医師の指示どおり内服することを説明する。

　鎮痛薬の使用だけでなく，体位・肢位の調整，マッサージ，湿布の使用など疼痛緩和の方法を患者と共に検討する。また，疼痛出現の恐怖感や不安感，人間関係のストレスなどが痛みの原因となる心因性疼痛もある。精神的緊張やストレスの緩和に努めるなど，精神的アプローチを検討することも重要となる。

2．神経障害

　神経障害は，しびれ，感覚鈍麻などの自覚症状として出現し，手指や足趾の自動運動が障害される。経時的に症状の強さ・範囲，手足の動きの変化を観察し，神経麻痺を予防することが大切である。神経の走行経路をよく理解し，圧迫が加わっていないかを観察する。また，神経麻痺について患者にも説明する。

●**橈骨神経麻痺**　橈骨神経に何らかの原因による障害で生じる。手関節の背屈運動と手指の伸展運動，母指の外転運動ができなくなり，感覚異常が出現する。橈骨手根関節が屈し垂れる下垂手がみられる（図4-1）。上腕骨の骨折，腕への注射，腕の長時間の圧迫などで生じる。原因に対する適切な対処により基本的には予後良好であるが，後遺症が残る場合もある。

●**尺骨神経麻痺**　尺骨神経が何らかの原因による障害で生じる。手のしびれ，筋力低下，細かな指の動きが鈍くなるなどの症状が出現する。指の関節が曲がり，鷲手の状態になる（図4-2）。手術療法や保存療法が行われる。

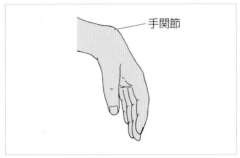

図4-1 ● 橈骨神経麻痺による下垂手

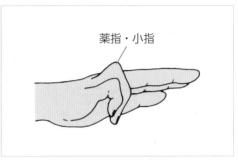

図4-2 ● 尺骨神経麻痺による鷲手

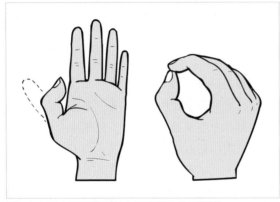

図4-3 ● 正中神経麻痺により不能となる運動

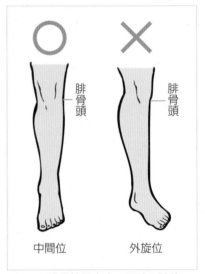

図4-4 ● 腓骨神経麻痺の下肢の肢位

● **正中神経麻痺**　母指の屈曲運動，母指と示指から小指の対立運動 * が困難になり，感覚異常も出現する（図4-3）。骨折や外傷などが原因となり，手術療法や保存療法が行われる。

● **腓骨神経麻痺**　足関節と足趾（母趾）の背屈運動ができなくなり，下垂足になり，母趾周囲に感覚異常が出現する。特に，安静臥床中の下肢は外旋位をとりやすく，それにより腓骨頭を圧迫し麻痺を起こすことになる（図4-4）。そのため，下肢の良肢位（中間位）を保ち，膝蓋骨が真上を向くようにする。また，大腿と下腿後面にタオルやスポンジを入れて膝窩を浮かせるようにして，圧迫防止の工夫に努める。

3．循環障害，フォルクマン拘縮

● **末梢循環障害**　骨・関節・筋疾患では，固定療法や牽引療法などが行われ，末梢循環障害を起こすことがある。末梢循環障害が悪化すると，最悪の場合は組織の壊死を起こすことになる。浮腫・腫脹，熱感，チアノーゼの有無，末梢冷感，疼痛など

＊ **母指の対立運動**：外転，屈曲，回旋の3要素が複合した運動であり，母指で他の4指の先端または基部を触れる動きを指す。

の観察を経時的に行い，末梢循環障害がないか観察する。

● **フォルクマン拘縮**　上腕の骨折や外傷がある場合はフォルクマン拘縮（こうしゅく）に注意する。フォルクマン拘縮は，外傷により著しい腫脹が生じ，深部動脈の血行が妨げられ，前腕部の筋肉や神経への血流が遮断される。これにより，変形や壊死が生じる。急性期に適切な処置が行われないと生じる合併症であり，小児に多くみられる。発症した場合は，早急に減張切開などの処置を行わなければ，前腕が壊死をきたすこともある。骨折や外傷から一定時間を経過した後，通常の骨折より著しい腫脹と激しい痛み，皮膚の血行不良などが生じた場合は，直ちに医師に報告する。

4．出血

外傷や骨折，手術直後に起こりやすい。骨折や骨の手術では止血が困難になることもあるため，後出血，出血性ショックを考慮して観察する必要がある。局所の状態と同時に全身状態を観察し，血圧低下，脈拍微弱，尿量減少などのショック症状に特に留意する。手術後は，創部ドレーンからの排液量や性状を観察する。ギプス包帯の場合は，ギプス上の血液の滲出状況などを経時的に観察する。

5．深部静脈血栓症

深部静脈血栓症は，身体の深くに存在する静脈に血栓が生じる病気であり，多くは下肢の静脈に生じる。股関節や下肢の術後に起こりやすい。患肢の腫脹，皮膚の暗赤色化，圧痛，足関節を背屈させたときの腓腹部（そくせん）の痛み（ホーマンズ徴候）などを観察する。肺塞栓など命にかかわる続発症を引き起こす可能性がある。診断後は抗凝固療法や血栓溶解療法，フィルターの留置，カテーテル治療などが行われる。深部静脈血栓症の予防が重要であり，臥床患者には弾性ストッキングや間欠的空気圧迫装置を使用する。離床可能な患者は動くことが重要であり，長時間同一体位にならないようにして，足首を動かしたりすることが大切である。

6．褥瘡

褥瘡（じょくそう）は長期臥床や安静が必要な患者のほか，ギプス固定・装具装着（けんいん）・牽引治療時に同一体位をとることで生じやすい。ブレーデンスケール*などのリスクアセスメントツールを使用して，褥瘡発生のリスクを確認することが重要となる。リスクに応じてマットレスの選択や栄養管理など行い，褥瘡を予防する。褥瘡が発生したら，ドレッシング材の貼付，外用薬の使用，体圧分散，ずれ・摩擦の軽減，スキンケア，栄養管理などのケアを行う。

＊ブレーデンスケール：知覚の認知，湿潤，活動性，可動性，栄養状態，摩擦とずれの6項目からなり，1〜4点で採点し，点数が低いほど褥瘡発生のリスクが高いと評価される。

Ⅳ　検査・治療・処置に伴う看護

A　診察時の看護

　骨・関節・筋疾患の診察では，一般的な診察法に加えて，測定器具を使用した計測を行うことが多い。これらは，四肢の変形や機能障害の程度を評価し，疾患の診断や治療の一環として行われる。目的・方法を理解し，患者が安全かつ安楽に，そして安心して診察が受けられるように援助する。

1　姿勢と肢位

　診察では，脊椎の生理的彎曲および四肢の基本肢位を理解し，患者の姿勢や動作を観察して異常をアセスメントする。診察介助では，診察に支障がないように患部を十分に露出させる。変形の発見では左右の比較が大切なので，健側も観察できるように露出させる。同時に，羞恥心のため患者の姿勢や肢位が不自然にならないように，シーツやタオルなどを用いて，診察の妨げにならない程度に覆い，保温やプライバシーの保護に努める。

2　計測

　長さや周径の測定，ROM，握力測定，感覚検査など，目的に応じて計測が行われる。計測の介助は，正しい計測ができるよう患者を支えたり，四肢の不自由な患者には安全に移動できるように手を貸すなどして援助する。

B　主な検査時の看護

　骨・関節・筋疾患では，X線検査，CT検査，MRI検査，関節造影，脊髄造影，血管造影，シンチグラフィー，関節鏡検査，筋電図検査など，多様な方法があり，診断や治療法の決定のために行われる。検査が円滑に進むよう必要物品や患者の準備を万全にし，確実な介助を行う。患者は検査に対する不安を抱いていることが多いので，目的・方法について事前に説明し，安心して検査が受けられるようにする。また，検査によっては苦痛を伴うこともある。鎮痛薬の使用，体位の工夫，保温，プライバシーの保護などに努め，安楽に臨めるように配慮する。検査終了後は，注意事項を説明し副作用の観察を行う。

1　X線撮影時の注意点

　主治医より説明された検査の目的や方法に関する患者の理解状況を確認する。検査台への移動や，装具・副子（シーネ）類などをはずすときは，創部に振動や疼痛を与えないよう慎重に行う。特に，骨折患者の場合，転位を起こさないよう骨折部位をしっかり保持する。造影剤を使用する場合，事前に造影剤のアレルギーの有無

を確認する。造影剤検査中と検査後は副作用に注意し，全身状態の観察に努める。また，アナフィラキシーショック時に備え，救急カートを常備しておく。

２ 脊髄造影検査

造影剤をクモ膜下腔に注入して，脊髄や脊柱の病変部を確認する検査法である。

主治医から説明された検査の目的や方法に関する患者の理解状況を確認する。パンフレットなどを渡し，検査の流れを説明する。感染症・アレルギー，既往歴を確認する。検査時は，患者を左側臥位にして腰椎穿刺と同様の体位をとる。プロテクターを着て，処置の介助を行う。穿刺中の患者の観察を行い，バイタルサインの変動など異常時は医師に報告する。検査後は，造影剤が頭蓋内に入らないよう頭部を30度程度上げたまま医師の指示のもと安静にする。バイタルサイン，髄膜刺激症状（頭痛，悪心，発熱など）を観察し，異常時は医師に報告する。全身状態に異常がなければ飲水・食事が開始される。造影剤排泄促進のために水分摂取を勧める。

３ 関節液検査

関節内に貯留した関節液を検査するために関節穿刺を行う。関節は感染に対する抵抗力が非常に弱いので，徹底した無菌操作で介助する。穿刺後は，穿刺部位の感染徴候の有無に注意し，異常の早期発見に努める。

C　主な治療・処置時の看護

1．保存療法を受ける患者の看護

保存療法は，骨・関節・筋疾患治療の基盤となるものである。固定療法，牽引療法，理学療法，作業療法，装具療法，薬物療法などがある。術前後に行われることも多い。各治療法の目的・方法をよく理解しておく必要がある。

骨・関節・筋疾患患者では，適切な体位を保持することが治療上重要となる。日常生活に及ぼす影響が最も少ないとされる良肢位を保つようにする。良肢位を把握し，体位に留意することは看護の基本となる。ここでは，代表的な固定療法，牽引療法時の看護について述べる。

１ 固定療法時の看護

固定療法は，損傷部位を固定し，安静を保つことで，消炎，鎮痛，肢位の整復・矯正を図る治療法である。骨折や脱臼では，損傷部位の上下２関節を固定するのが原則であり，可能な限り良肢位に矯正し固定する。固定療法には，ギプス，シーネ，固定帯（バストバンド，三角巾など），包帯などが用いられる。固定療法中の主な合併症には，循環障害，神経障害，圧迫壊死などがある（表4-1）。合併症を予防し，患者が清潔かつ快適に過ごせるよう援助する。

1）ギプス固定患者の看護

ギプス包帯は，応用範囲が広く，簡便・確実で安定した固定を得ることができ，長時間の使用に適しているため，整形外科の重要な治療法である。患部の安静，関

1
骨・関節・筋疾患の
基本的知識

2
主な疾患と
その治療

3
骨・関節・筋疾患
看護の基本

4
骨・関節・筋疾患
患者の看護

表4-1 ● 固定療法中の主な合併症

合併症	外的要因	主な観察項目	
循環障害	ギプスなどの圧迫により生じる。上肢の骨折では，重篤なフォルクマン拘縮が生じる可能性がある。固定後24時間以内は，特に注意する	• 患肢の浮腫・腫脹・熱感 • 爪や皮膚の色 • 末梢冷感 • 末梢動脈触知 • 疼痛の有無と種類・程度 • フォルクマン拘縮の徴候（疼痛・蒼白・知覚障害・運動麻痺・脈拍の喪失）	
神経障害	末梢神経の圧迫障害である。神経障害の徴候の観察を確実に行い，重篤な神経障害を予防する	上肢	• ギプスや包帯が各神経の走行部を圧迫していないか • 皮膚への食い込みなど（ギプスや包帯の締め付けが強くないか） • 手関節・手指の運動は可能か • 手・手指，前腕のしびれや疼痛
		下肢	• 膝蓋骨が上を向いているか • ギプスの縁が腓骨頭を圧迫していないか • 足関節の背屈，足趾の背屈，総趾伸展ができるか • 足部や下腿外側の知覚障害やしびれ
圧迫壊死	圧迫創ができ，悪化すると皮膚の壊死や感染が生じる	• 疼痛・しびれ • 感染徴候（発熱・白血球数の増加の有無，発赤，腫脹など） • 好発部位の皮膚障害の有無（踵骨部・腓骨頭・仙骨部・内踝部・外踝部・大転子部など）	

節の固定・免荷，変形の矯正，装具の採寸などに利用される。主に骨折，脱臼で用いられる。近年では，石膏ギプス（せっこう）に代わり，軽量で患者にかかる負担が少ないのが利点のプラスチック製のギプスが利用されるようになった。施行時，直接皮膚に触れると皮膚剥離を起こすことがあるため，皮膚保護のために必ず綿のストッキネットで患部を覆いギプスを巻く。

(1)　ギプスの種類

用途によって有窓ギプス包帯，架橋ギプス包帯，免荷ギプス包帯，歩行ギプス包帯，ギプスベッド，体幹ギプス，ギプスシーネなどがある。

(2)　ギプス固定時の必要物品

必要な物品を準備する（図4-5）。また疾患により必要な装具・器具，ギプスヒール，消毒セット，足枕，タオルケットなどを用意する。

(3)　ギプス包帯巻き時の介助手順

• 患者にギプス固定について説明し，許可があれば入浴あるいは清拭をする。
• 固定部位に創があれば，処置してガーゼで覆い感染を予防する。
• 指示された体位に患者を安定させる。
• ギプス固定部位にストッキネットをしわやたるみがないように装着し，その上に末梢から綿包帯を巻く。褥瘡（じょくそう）好発部位には綿包帯を厚めに巻く。
• 手袋を装着し，ギプス包帯をポリバケツの水に浸す（5～10秒）。気泡が出尽くしたら軽く絞り，ギプス包帯の端を少し出して医師に渡す。

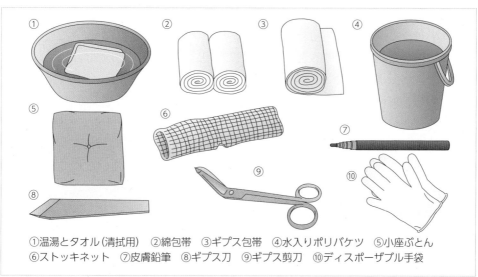

①温湯とタオル(清拭用)　②綿包帯　③ギプス包帯　④水入りポリバケツ　⑤小座ぶとん
⑥ストッキネット　⑦皮膚鉛筆　⑧ギプス刀　⑨ギプス剪刀　⑩ディスポーザブル手袋

図4-5 ● **ギプス包帯必要物品**

- 医師のギプス包帯巻きの速度に合わせて1巻ずつ医師に渡す。ギプス包帯巻き終わりまで指示された肢位を保持するので，不必要な筋の緊張を減らし患者の苦痛が最小限になるよう安楽な姿勢保持に努める。ギプスに凹凸ができないよう，両手掌で保持し，圧痕をつくらないようにする。
- ギプス包帯を巻き終わったら，不必要な辺縁，排泄に関係する部分などをカットする。また，層間がよく接着するようにこする。

(4)　ギプス固定直後の看護

- ギプスは固着するときに熱を発するが，湿ったギプスが乾燥するまでは人体から熱を吸収するので，保温に気をつける。ギプスの下には吸湿性のあるバスタオルや新聞紙などを敷く。
- 四肢ギプスでは患肢を挙上したり，体幹ギプスでは背部を浮かせたりして，部分的な圧迫を避け，ギプスに凹凸をつくらないようにする。
- ギプスは装着後5〜10分で硬化するが，完全な硬化乾燥までには約48時間かかる。乾燥したらギプス包帯の辺縁が直接皮膚に当たらないようにストッキネットを外側に折り返し，端をテープで固定する。

(5)　ギプス固定中の看護

- 循環障害，神経障害，圧迫壊死に注意し，患肢の指先の浮腫，運動障害，冷感，チアノーゼ，皮膚色，異臭，疼痛，しびれ，バイタルサインなどを観察する。腫脹，部分的圧迫による神経麻痺，循環障害がみられたら，割入れやギプスカットの必要性が生じるため，直ちに医師に報告する。
- 患部以外の筋萎縮，関節拘縮，筋力低下などの2次障害を予防するために，可能な運動や訓練を積極的に行うよう説明する。安静中や自力体動が困難な場合は，定期的な体位変換や日常生活援助を行う。

- ギプス固定中は，ギプス包帯の重量や片足歩行などのため身体のバランスが保ちにくく，歩行や活動時に転倒しやすいので十分に注意する。
- 患肢を下垂しつづけると腫脹し，ギプスによる圧迫のため循環障害を起こすので，ベッド上ではできるだけ患肢を挙上し，患肢の手指・足趾の運動を行い，腫脹の軽減を図るとともに良肢位を保持して，神経障害を予防する。
- ギプスは湿気に弱く水分により軟化するので汚染に注意する。四肢ギプス固定中のシャワー浴では，ビニール保護を確実にして短時間で行う。下肢ギプス固定中は，キャストブーツなどを使用する。安静臥床を強いられているときは，床上排泄による汚染や発汗による皮膚汚染に気をつける。
- ギプス内の瘙痒感には，できる範囲で清拭を行ったり，ギプスの上から軽くたたいたり，冷やしたりして緩和を図る。孫の手などで掻く場合は皮膚損傷に留意する。気分転換を図ることも効果的である。また，睡眠状態を観察し，必要に応じて医師の指示により薬物を活用する。
- 在宅療養する場合は，神経障害，循環障害を早期に発見するため，手足のしびれ，感覚異常，ギプスの圧迫感，冷感などについて，患者自身が観察する方法を説明する。また，浮腫予防のため，安静時の患肢挙上や運動訓練について説明する。ギプスを汚染，破損させないように留意するよう伝える。

(6)　ギプスカット時の看護

- ギプスカット部位の皮膚状態を観察し，患者への説明と声掛けにより恐怖心や不安を軽減する。
- ギプスカットに必要な物品（ギプスカッター，ギプス剪刀，ギプス刀，ギプス展開器，皮膚鉛筆，新聞紙，タオル）を準備する。ギプスカットする部分に印を付け，ギプスカットが安全にスムーズに行われるよう医師の介助をする。
- ギプス除去後は，患肢の違和感，皮膚の状態，疼痛やしびれなどを観察する。筋・関節の拘縮や筋力低下がある場合は，良肢位を保つことや運動訓練について説明する。除去したギプスを切半（シャーレ）にするときはストッキネットを巻く。部分カットしたときは皮膚損傷防止のためにギプスケアを行う。

2)　シーネ固定患者の看護

　シーネはギプスに比べて固定力が弱いので，患部の腫脹が強い場合の安静保持や回復期の着脱可能な固定のように，救急時や比較的短期間の固定に用いられる。

(1)　シーネの種類

　シーネの固定は，主にアルフェンスシーネやギプスシーネが用いられる。いずれも患部のカーブにフィットするように折り曲げ，包帯で固定する。

- クラーメル金属梯状シーネ：両端をペンチで内側に折り曲げ，綿包帯を適当な厚さに巻いて覆い，弾性包帯で患部を固定する。
- アルフェンスシーネ：アルミニウム板の片面全体に若干大きめのスポンジが貼ってあり，主に手や指に使用される。
- ギプスシーネ：プラスチック製のギプスを用いて，患部に合わせて作り，スト

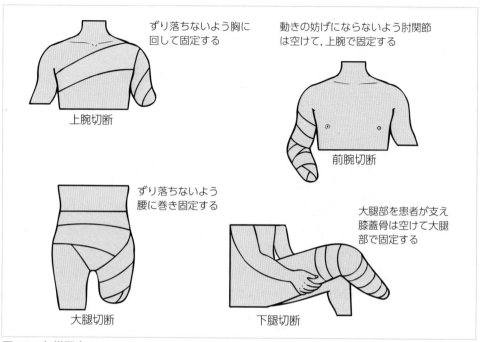

上腕切断

ずり落ちないよう胸に
回して固定する

動きの妨げにならないよう肘関節
は空けて，上腕で固定する

前腕切断

大腿切断

ずり落ちないよう
腰に巻き固定する

下腿切断

大腿部を患者が支え
膝蓋骨は空けて大腿
部で固定する

図4-6 ● 包帯固定

ッキネットで覆い，弾性包帯で患部に固定する。

(2)　シーネ固定中の看護

　良肢位を保持してシーネを装着する。固定後は圧迫による循環障害，神経障害，シーネ固定による皮膚損傷などの合併症に注意して観察する。異常があれば医師に報告し，指示により包帯を緩めたりシーネを除去したりする。シーネをはずして清拭を行うときは，皮膚の状態を観察する。

3)　包帯固定患者の看護

　弾性包帯は伸縮性を利用して圧迫，固定，腫脹の軽減を図る目的で用いられる。固定する皮膚は清潔にして乾燥させ，必要に応じて除毛を行う。循環障害，神経障害の防止のため，皮膚や爪の色調，痛みやしびれを観察し，異常があれば医師に報告する。動作による固定のずれを確認し，緩んでいれば巻き直す（図4-6）。

4)　絆創膏固定患者の看護

　直接皮膚に密着するため，発赤（ほっせき），湿疹，瘙痒感，水疱（すいほう），かぶれが生じることがある。できるだけ刺激の少ない良質な絆創膏（ばんそうこう）を使用する。肋骨（ろっこつ）骨折時の固定は，呼気が完了したタイミングで行う。絆創膏をはずすときには，皮膚への損傷に気をつけ，皮膚剥離が生じないように十分に注意する。固定中の看護については，上記3)「包帯固定患者の看護」参照。

2　牽引療法時の看護

　牽引（けんいん）療法とは，骨または関節疾患部に，直接あるいは間接的に牽引力を働かせる治療法である。牽引療法の目的は，整復位の獲得・保持，炎症部位の安静，不良肢

位の矯正，疼痛の緩和などである。牽引療法の方法は大きく2種類に分けられ，骨
に直接牽引をかける直達牽引法と，皮膚を介して行う介達牽引法がある。

　直達牽引法には，鋼線牽引，クラッチフィールド牽引，ハローベスト牽引などが
ある。直達牽引は，介達牽引に比べて牽引力が強いが，鋼線刺入部からの感染に注
意しなければならない。介達牽引法には，スピードトラック牽引，グリソン牽引，
骨盤牽引，ハンモック牽引，絆創膏牽引などがある。介達牽引は比較的簡便に行う
ことができるが，直達牽引に比べ牽引力は弱く，皮膚を介するので皮膚障害（かぶ
れ，水疱など）を起こす可能性がある。

　牽引療法の目的，原理，方法，副作用などを熟知して介助する。牽引の効果を損
なわないようにして，患者の苦痛が最小限となるようにすることが重要である。常
に，副作用症状や，異常がないかを観察する。また，牽引の効果を損なわないよう
に日常生活の援助をする。

●**体位に関する異常の早期発見**　正しい肢位や体位であるかを定期的に観察し（牽引
力の方向，重錘の重さ，鋼線，クランプやフレームのずれや緩み，良肢位の保持な
ど），正しい方向に牽引されているか，重錘やロープの位置（滑車からはずれてい
ないか，床に着いていないかなど）などを確認する。

●**牽引に関する異常の早期発見**　循環障害（浮腫，皮膚色の変化，冷感，しびれ，疼
痛など）の有無，神経麻痺（しびれ，疼痛，知覚鈍麻，足趾・足関節の底背屈運動，
足背動脈の触知，指趾の動きなど）の有無，皮膚かぶれ（発赤，水疱，発疹など）
の有無，もともと疼痛や神経障害がある場合には症状の変化などを観察する。直達
牽引では，刺入部の感染徴候（疼痛，発赤，発熱，腫脹）や滲出液の有無，検査デー
タ（WBC，CRPなど），バイタルサインなどを観察する。

●**疼痛の緩和**　疼痛の訴えがあれば，牽引部の異常の有無を確かめ，患部の置き位置
を調整する。疼痛の原因が牽引以外の可能性もあるため，患者の訴えをよく聞く。

●**生活援助**　牽引中は安静を強いられるため，行動範囲が制限される。食事，排泄，
清潔など安楽かつ快適に過ごせるよう支援する。

●**確実な牽引**　重錘は必ずベッドより低い位置にする。牽引をはずすときは重錘が床
に勢いよく着いて患者に振動を与えないように，重錘の下にスポンジを付けるなど
しておく。下肢の場合，外旋すると腓骨神経麻痺や不良肢位の拘縮を起こしやすい。
上肢の場合は，橈骨神経，正中神経，尺骨神経の麻痺を起こす危険がある。砂嚢や
枕などを活用して良肢位を保持する。

●**保温と循環障害の予防**　下肢の牽引は離被架で空間ができ，保温が妨げられやすい。
隙間から風が入らないよう掛物を調整したり，洗濯ばさみで掛物を留めるなど工夫
する。湯たんぽ使用時は，低温熱傷に注意する。手袋・靴下を着用すると，ゴムの
圧迫で循環障害を起こすことがあるので，状況に応じてゴムを緩める。

●**褥瘡予防**　牽引中は床上排泄が多いため，殿部や背部の清潔を保持する。マッサー
ジをしたり，クッションやスポンジなどを使用して，局所の圧迫を避けるようにし
て褥瘡予防に努める。医師の指示により定期的に体位変換を行う。

●**関節拘縮，筋力低下の予防**　可能な範囲で運動訓練を行う。特に高齢者は，安静による筋力低下だけでなく，肺炎，尿路感染，認知症，意欲低下などを併発するリスクが大きいため，十分に注意する。また，床上安静のため便秘を引き起こしやすい。排泄状況，食事，飲水量の観察を行い，医師の指示に従い下剤の調整を行う。また，仰臥位でも摂取しやすい食事形態（おにぎりなど），食器やセッティングの工夫などをする。

●**精神的サポート**　安静により精神的苦痛が強くなることが多い。できるだけ多くの会話時間をもつことも大切である。また，家族や知人との交流がもてるよう配慮する。さらに，可能な範囲で気分転換（読書，テレビ，音楽鑑賞など）を促す。

（1）　スピードトラック牽引時の看護

　牽引用バンドを用いて皮膚面とスポンジの摩擦を利用して行う介達牽引法の一つである。直達牽引より牽引力は劣るが，簡便に行えるという長所がある。

- 必要物品（スピードトラックバンド，弾性包帯，固定用テープ，重錘，いかり，滑車，ロープ，留め具，必要に応じて砂囊，枕，離被架など）を準備する。
- バンドと患部の摩擦を軽減するため，必要に応じて患部の除毛を行う。
- バンドのスポンジ側を患部の両側面の皮膚に当てて，弾性包帯を末梢から中枢へ巻き固定する。包帯はきつ過ぎず緩過ぎないようにする（図4-7-①②）。
- 医師は患肢の位置方向を定めて牽引を開始する（図4-7-③）。
- 牽引開始後しばらくは床上安静になることを考慮して支援する。バンドがずれやすいため，緩みを防止し，1日1回の弾性包帯の巻き直しが必要となる。巻き直しのときは，1人が患肢を軽く牽引しながら保持し，もう1人が弾性包帯を巻く。その際に皮膚状態の観察を行い，清潔ケアを一緒に行う。

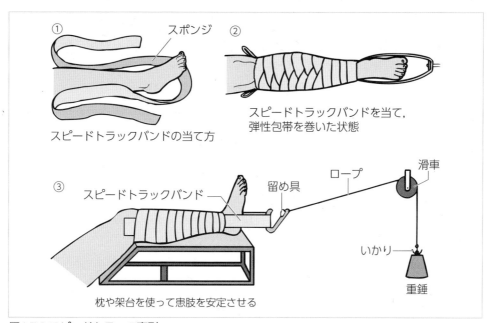

①　スポンジ
スピードトラックバンドの当て方

②　スピードトラックバンドを当て，弾性包帯を巻いた状態

③　スピードトラックバンド　留め具　ロープ　滑車　いかり　重錘
枕や架台を使って患肢を安定させる

図4-7 ● スピードトラック牽引

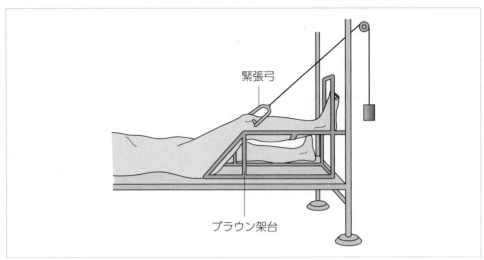

図4-8 ● 鋼線牽引（大腿骨）

(2)　鋼線牽引時の看護

　直達牽引の一つであり，骨に直接キルシュナー鋼線を刺入し，U字型の鋼線緊張弓を取り付け，重錘により牽引する（図4-8）。また，鋼線牽引では鋼線刺入部の皮膚状態の観察と，定期的な消毒を行い，感染を予防する。

- 鋼線牽引セット（キルシュナー鋼線，L型スパナ，方向指示器，鋼線誘導器，留めネジ，固定用円板，ペンチ，鋼線緊張弓），電動ドリルおよびコード，消毒セット，牽引用具などを準備する。
- 必要時，患肢の除毛・清拭を行い，清潔を保持する。
- 局所麻酔により疼痛を緩和するが，電動ドリルのモーター音が大きいため，患者が恐怖心を抱きやすい。適宜声掛けを行うなど，不安の緩和に努める。
- 処置は無菌操作で行う。貫通部に方向指示器をはめ込み，鋼線を刺入する。キルシュナー鋼線の先端は，危険がないようキャップや絆創膏で固定する。

(3)　クラッチフィールド（頭蓋直達）牽引施行時の看護（図4-9）

　鋼線牽引と同様に，直達牽引なので無菌操作で行い，常に清潔を保持し感染を予防することが重要となる。

- 事前に刺入部の除毛・清拭を行う。
- 刺入部の皮膚状態（疼痛，出血，発赤，腫脹など），顔色，頭痛などを観察し，異常があれば医師に報告する。刺入部の定期的な消毒により感染を予防する。
- 牽引具がずれないように，ネジ（留めネジ）を定期的に観察し，確実に固定する。
- 後頭部，肩甲骨は褥瘡好発部位なので，タオルやスポンジなどを用いて，除圧に努める。

(4)　グリソン（頸椎）牽引時の看護（図4-10）

　頸肩腕症候群や変形性頸椎症などで行われ，頸椎に頸椎牽引用バンド（グリソン

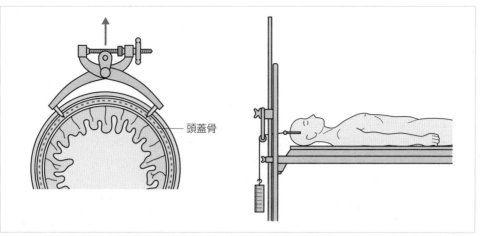

図4-9 ● クラッチフィールド牽引

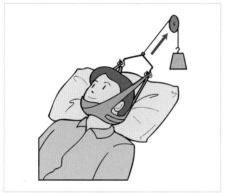

図4-10 ● グリソン牽引

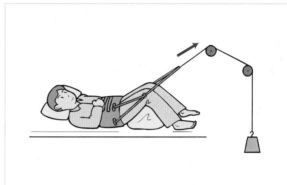

図4-11 ● 骨盤牽引

（係蹄）を装着して行う牽引療法である。

- グリソン係蹄の圧迫により下顎に褥瘡が生じることがあるので，グリソン係蹄の内側を綿やスポンジなどで保護して，褥瘡を予防する。
- 下顎や歯に異常や不快感を生じることがあるので，定期的に観察する。また，食事にも配慮し，状況に応じて軟らかいもの（粥など）を選択する。
- 疼痛や違和感が出現した場合は牽引を中止し，下顎のマッサージを行うなど苦痛の緩和に努める。疼痛や違和感の程度が強かったり継続したりする場合は，医師に報告する。
- 歩行が許可されている場合は，患者自身による係蹄の取り付け・取りはずしの方法や注意点を説明する。

(5)　骨盤牽引時の看護（図4-11）

腰部に骨盤牽引用のバンドを装着して行う牽引療法である。

- 体形に合った骨盤牽引用のバンドを選択する。
- バンドは両腸骨部を強く圧迫するので，やせている患者はバンドの下にタオルなどを当てて皮膚障害を予防する。

- 牽引により疼痛が増強した場合は一時中止し，疼痛が軽減したら再開する。
- 歩行が許可されている場合は，ロープを調節して自分で牽引を行う方法や注意点を説明する。

(6)　ハンモック（キャンバス）牽引時の看護

- 牽引中は常にハンモックがベッドより浮き上がっていることを確認し，適宜ロープを調整する。
- ハンモックの圧迫で仙骨部に褥瘡が発生することがあるので，医師の許可のもと清拭やマッサージを行い，循環障害，皮膚障害を予防する。
- 排泄は，許可があれば牽引をはずして行う。許可されない場合は紙おむつを使用する。患者の羞恥心を理解し不快感が最小限となるように介助する。

(7)　絆創膏牽引時の看護

絆創膏を貼付して行う牽引療法である。

- 絆創膏アレルギーのテストを行い，使用する絆創膏を決める。
- 必要に応じて，患部を除毛して清潔を保持する。
- 絆創膏の固定では，横に貼るときは一周させず，必ず皮膚の一部分は残す。
- 粘着状態を確認した後，重錘をかけて牽引を開始する。
- 絆創膏がずれて巻き替える場合，患肢は牽引したままの位置を保持して行う。
- 皮膚障害（かゆみ，発赤，水疱など）を観察し，異常時は医師に報告する。
- 皮膚がかぶれ，水疱が生じた場合は，細菌感染に注意する。皮膚障害が高度の場合は，医師の指示のもと牽引を中止し皮膚の治療を行う。

3　義肢・装具装着時の看護

　義肢は元の手や足の機能と形を復元するため装着・使用する人工の手足である。義肢装着中は，皮膚の状態を観察し，断端ソックスは毎日取り換え，ソケットの内側も清潔を保つようにする。金属部分は錆が生じないように磨く。故障やすり減りなどがないか観察する。皮膚異常の悪化により感染や潰瘍を生じることや，義肢の破損や転倒を招くことがあるため，観察項目や留意事項を患者に説明する。また，体重増加は義足にかかる負担が増すため，体重コントロールについて説明する。

　装具は，手や足，腰や首など体の部分に痛み，損傷，麻痺などが生じたときに，治療や症状軽減を目的として装着する器具である。手や腕に装着する上肢装具，脚に装着する下肢装具，腰・胸・首に装着する体幹装具がある。装具装着中は，正しく装着できているか，皮膚の発赤，疼痛，擦過傷などを観察する。装具の留め具が緩んでいないか，破損やすり減りがないかなども定期的に観察する。

　義肢装具士との連携を図り，患者により適合した義肢・装具の装着を支援する。

2．手術療法を受ける患者の看護

　術後は積極的な離床への援助，痛みのコントロール，精神的ケアが必要となる。また，創部感染を起こさないように感染予防と観察が重要となる（本章-Ⅰ-1-2「手術患者の看護」参照）。

Ⅴ　主な疾患患者の看護

　固定療法中の看護は，本章-Ⅳ-C-1-**1**「固定療法時の看護」を参照。手術の場合は，本章-Ⅰ-1-**2**「手術患者の看護」を参照。

A　骨折患者の看護

　骨折は，何らかの原因で全身のあらゆる箇所に起こる可能性があり，程度も様々である。損傷部位によってさらに細かく分類される。それぞれの損傷部位や治療法に応じた看護，ADL援助，機能訓練などが行われることになる。

　多くは転落，交通事故などによる外傷で骨折する。患者や家族から受傷原因，状況などを聞き，受傷部位・程度と，開放骨折か否かを把握する。バイタルサインや全身状態を観察する。骨折に伴う出血がある場合は，出血性ショックの徴候を観察する。同時に，神経障害，循環障害，呼吸困難，排尿障害などの合併症も観察する。開放骨折の場合は，無菌操作を厳守して感染予防に努める。保存療法では，徒手的または持続的牽引法により整復が行われる。固定後に在宅療養となる場合は，循環障害や神経障害の徴候を説明し，出現した際は早急に連絡することを説明する。また，患肢を挙上して腫脹を予防する。保存的治療で整復できないときには骨接合術などが行われる。

1．体幹骨折患者の看護

1　鎖骨骨折

　スポーツ，交通事故，転倒などによって肩や腕に衝撃を受けて発症することが多い。多くはX線検査にて診断され，保存療法が行われるが，粉砕が強い場合は手術療法となる。鎖骨固定バンドは4週間程度継続するため，バンドの着脱方法を説明する。また，受診が必要な状況（疼痛が著しい，発熱など）を説明する。

2　肋骨骨折

　スポーツ，交通事故，激しい咳などにより肋骨に強い衝撃が加わることで生じる。治療は，コルセットやバストバンドによる固定が行われるので，装着方法を説明する。体動や咳嗽，くしゃみなどで疼痛が増強するので，安静を勧める。また，気胸，肺挫傷（ざしょう）を合併することがあるため，バイタルサイン，呼吸困難，疼痛，咳嗽（がいそう）などの症状の有無を観察し，異常があれば医師に報告する。

3　脊椎骨折

1）　看護の視点

　脊椎骨折とは，椎骨（ついこつ）（椎体，椎弓（ついきゅう），棘突起（きょく））のいずれかもしくは複数が骨折することをいい，骨が折れているだけでなく，ヒビが入ったり，凹んだり，粉砕するこ

とも骨折に含まれる。脊椎骨折に伴って脊髄が損傷されると麻痺が生じる。交通事故などの強い外力のほか，骨粗鬆症では重い物を持つなど小さな外力でも生じる。骨折の種類や重症度に応じて保存療法や手術療法が行われる。保存療法は，コルセットやギプスが使われ，鎮痛薬を用いながらリハビリテーションを行う。手術療法は，金属プレートによる固定，骨セメント注入などがある。

2)　観察のポイント

- 痛みの程度・部位，動作による変化など。
- 下半身や四肢の運動障害や感覚障害の有無。
- 血液検査データ（WBC，CRPなど），X線検査，CT検査，MRI検査。

3)　看護目標

- 疼痛などの苦痛が緩和する。
- 運動障害，神経麻痺などの異常が早期に発見でき，障害が最小限となる。

4)　看護の実際

- コルセット装着では，着脱の方法や注意点を説明する。装着中は，背筋の萎縮予防と四肢の筋力低下予防のためにリハビリテーションを行う。
- 骨粗鬆症がある場合には，早期の離床を図り，日常生活上の注意事項（転倒予防やカルシウム摂取など）について説明する。

4　骨盤骨折

1)　看護の視点

骨盤骨折は，交通事故や転落などにより骨盤部に外部から衝撃が加わることで生じる。骨盤内には消化管，泌尿器，子宮や卵巣などの重要な臓器が存在するため，各種臓器の機能障害などを起こすことがある。また，内腸骨動脈や子宮動脈などの血管が存在するため，血管損傷から出血性ショックが生じることがある。損傷部位が少なく骨のずれがほとんどない場合は保存療法となる。損傷が著しい場合は，人工呼吸管理や輸液・輸血などが必要になるため，全身管理を行う。出血がある場合は血管造影が行われる。骨のずれが著しい場合は，金属製のスクリューやプレートなどで固定する手術療法となる。

2)　観察のポイント

- バイタルサイン，ショック症状（血圧低下，意識障害など）。
- 骨盤内臓器や血管の損傷の有無（出血斑，血尿・血便など）。
- 血液検査データ（BUN，クレアチニン，RBC，WBC，CRPなど）。
- X線検査，CT検査，MRI検査。
- 疼痛の有無・程度・部位。
- 悪心・嘔吐などの消化器症状。
- 両下肢の長さ（骨盤の骨のずれで長さが異なってくる）。

3)　急変時のポイント

骨盤内の重要臓器の機能不全や血管損傷による出血性ショックなどにより急変する。損傷部位や損傷状況を踏まえ，バイタルサイン，ショック症状，疼痛，血尿，

嘔吐，血液検査データなどの観察を行い，異常があれば早期に医師に報告する。

4）看護目標

- 異常が早期発見される。
- 苦痛が緩和する。
- ２次障害を起こさない。

5）看護の実際

- 安静を守れるよう，日常生活の支援を行う。
- 骨盤内臓器や血管の損傷の可能性を踏まえ，異常の早期発見に努める。
- 損傷が著しい場合や出血性ショックなどは，集中治療による全身管理を行う。
- 急性期を過ぎたら，四肢の運動訓練を開始し，徐々に離床を進める。

2．上腕骨骨折患者の看護

1 上腕骨骨幹部骨折

　上腕骨骨幹部骨折は，交通事故や転落など上腕骨に直接的な外力が加わったり，腕相撲のように上腕骨がねじれるような力が加わったりすることで発症する。圧痛，腫脹，出血斑などが出現する。また，橈骨神経が損傷されると親指周辺のしびれ，下垂手が生じるため観察する（本章-Ⅲ-2「神経障害」参照）。動脈が損傷されると，損傷を受けた部位よりも末梢の循環障害が生じる。

　保存療法もしくは手術療法が行われる。保存療法では，ギプスやバンドなどを用

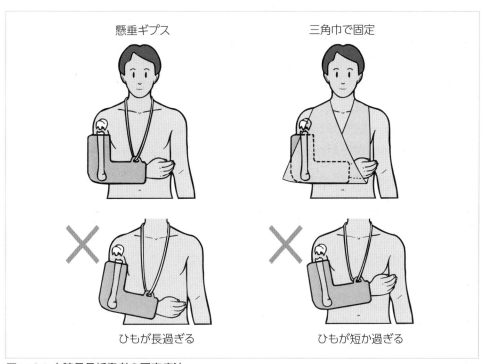

| 懸垂ギプス | 三角巾で固定 |

| ひもが長過ぎる | ひもが短か過ぎる |

図4-12 ● 上腕骨骨折患者の固定療法

いた固定療法を行う。懸垂ギプス法を行う場合は，上半身を起こしておく必要があるため，患者に十分な説明を行い，安楽な体位の工夫を指導する。ひもや三角巾は正しい位置で保持することが大切なため，位置を確認する（図4-12）。ひもや三角巾がかかる後頭部に皮膚障害が生じていないか観察する。固定療法中は，肩関節拘縮予防のため，肩関節を動かすリハビリテーションを行う。

2　上腕骨顆上骨折

　小児に多くみられる骨折で，転倒や転落による受傷が多い。強い痛みがみられ，骨折片で神経や血管が損傷されると，しびれが生じたり自動運動が不可能となる。軽度の場合は固定療法，変形が著しい場合は手術療法となる。血管損傷の場合には早急に手術が必要となる。疼痛，しびれ，冷感などの循環状態，橈骨動脈の触知，知覚鈍麻の有無，浮腫や水疱の有無などを観察する。合併症として，フォルクマン拘縮や末梢神経損傷が生じることがあるので，症状の観察を行う（本章-Ⅲ-3「循環障害，フォルクマン拘縮」参照）。異常が発見された場合は直ちに医師に報告する。

3　上腕骨外顆骨折

　上腕骨先端付近外側の外顆に生じる骨折である。小児では，顆上骨折に次いで多くみられる。骨のずれがない場合は保存療法で経過をみるが，上腕骨外顆は骨癒合が良くない場所であり，骨のずれが少しでもあれば手術療法となる。また，外反肘や偽関節を生じることがある。尺骨神経麻痺が生じた場合は，薬指と小指の感覚が麻痺して手が変形することがあり，日常生活に大きな影響が生じることになるため注意が必要である。

4　定型的橈骨遠位端骨折

　手のひらをついて転んだり，自転車で転んだりして折れることが多い。特に，骨粗鬆症があると骨折しやすく，尺骨の先端やその手前の部分が同時に骨折する場合もある。発症すると，手首に強い痛みが出現し，短時間のうちに腫脹が生じてくる。正中神経の圧迫があると母指から薬指の運動麻痺や感覚障害が生じてくる。麻酔をして徒手的整復を行い，ギプス固定する保存療法と，手術によりプレートで転位を修正・固定する方法がある。転位が大きい骨折や関節内骨折がある場合，骨片が多数ある場合は手術が行われる。痛みが強い場合には内服治療も行われる。

3．下腿骨骨折患者の看護

1　大腿骨近位部骨折（大腿骨頸部骨折）

1）　看護の視点

　高齢で骨粗鬆症の患者が転倒を契機として発症することが多い。内側骨折と外側骨折に分けられ，前者は人工骨頭置換術が，後者は骨接合術が行われることが多い。高齢者は全身機能が低下しているうえに，長期臥床による2次障害を発症する可能性が高いため，早期離床を促すことが大切となる。骨折による局所症状の観察，基礎疾患や年齢に伴う全身の変化に関する管理，術後合併症や長期臥床による2次障害の予防のためのリハビリテーションが重要となる。

2) 観察のポイント

●術前

- 疼痛の部位と程度，体位や動作と疼痛との関係。
- 骨折部位の腫脹，末梢神経障害・循環障害・運動障害の有無。
- バイタルサイン。
- WBC，CRPなどの血液検査データ，X線検査，CT検査，MRI検査。
- 既往歴，基礎疾患の治療状況（高齢者の場合は認知症の有無）。
- 手術までの保存療法や鎮痛薬の使用状況と効果。
- 不安感などの精神症状。
- 入院前の生活習慣・ADL。

●術後

- 疼痛の程度・部位，随伴症状。
- 創部からの出血，排液ドレーンの量・性状。
- 創部の腫脹・発赤（ほっせき）・熱感。
- 末梢神経障害・循環障害・運動障害の有無。
- バイタルサイン。
- WBC，CRP，電解質などの血液検査データ，X線検査など。
- 患肢の肢位（良肢位が保持されているか）。
- 褥瘡（じょくそう），筋力低下など2次障害の有無と程度。
- 患者の言動，理解度，精神状態（特に高齢者の場合は術後せん妄の有無）。

3) 看護目標

- 治療内容を理解し，治療に積極的に取り組むことができる。
- 術後合併症が生じない。
- 良肢位を保持し，ADLを拡大することができる。
- 褥瘡，筋力低下，関節拘縮などの2次障害が生じない。

4) 看護の実際

●術前

- 糖尿病，高血圧などの基礎疾患は，治療によりコントロールする。
- 疼痛や行動制限によりADLが低下していることが多いため，生活援助を行う。体動による疼痛が生じないようにし，苦痛を最小限にする。
- 手術までの安静による2次障害を予防する。体位変換，除圧マットなどで褥瘡を予防し，可能な範囲で運動を行い，筋力低下を予防する。
- 手術に関する説明を行い，不安の軽減に努める。患者は行動制限によるいらいらや焦燥感などを抱きやすい。できるだけ安楽に過ごせるよう援助する。

●術後

- 感染予防のため，定期的な創部の観察を行い，創部処置の介助では滅菌操作を徹底し，ドレーン類の取り扱いなどに十分注意する。
- 術後合併症（深部静脈血栓症，尿路感染，肺炎など）の観察を行い，合併症予

防の援助を行う。

- 術後疼痛には，医師の指示による鎮痛薬を使用し，疼痛緩和に努める。
- 患肢の良肢位を保持する。特に，人工骨頭置換術では股関節脱臼を起こさないよう注意する。股関節の過度な屈曲・伸展・内転・内旋は禁忌肢位となるため，下衣の更衣動作は特に留意する。
- 安静による2次障害予防の援助を行う。体位変換，除圧マットなどで褥瘡を予防し，可能な範囲で運動を行い，筋力低下を予防する。
- 一定期間の安静後，医師の指示のもと離床となり，段階的なリハビリテーションが進む。理学療法士（PT）とも連携して，ADLの拡大・自立が図れるように，ADLとリハビリテーションを結びつけながら援助する。
- リハビリテーションへの意欲が維持できるように，精神的な支援をする。

5) 退院支援

- 在宅環境や社会復帰に関する情報を得る。それらを踏まえ，リハビリテーションと療養生活が結びつくように患者・家族と相談する。
- 退院後，自立困難な活動（移動，入浴など）について，介助者に援助方法を説明する。
- 再骨折の予防として，環境整備や生活様式の見直しを行い，転倒の危険性を最小限にする。手すりの設置や滑り止めの取り付けなど住宅の改善が必要な場合や，社会資源の利用に関することなどは，MSWを紹介する。
- 筋力維持や強化の必要性を説明する。人工骨頭置換術を行った場合は，禁忌肢位について再度説明する。また，遅延性感染の可能性と定期受診の必要性を説明する。荷重負荷を緩和するための体重管理や，再発予防のための注意点（カルシウムの摂取や転倒予防）や薬物療法の継続について説明する。

2 大腿骨骨幹部骨折

　交通事故などを原因として強い外的エネルギーが加わり発症する。そのため，大腿骨以外の骨や内臓にも損傷を伴うことがある。発症直後から急激かつ強い痛みがあり，歩行困難となる。大腿骨には多くの筋肉が付いており，下肢の変形が生じやすい。また大腿骨には多くの血流があり，骨折により大量の出血が生じることがあるため，出血性ショック徴候を観察する。多発外傷の症状の有無についても観察する。成人では治癒に時間がかかり，長期臥床に伴う合併症も懸念されるため，手術療法となることが多い。手術では髄内釘や金属プレートによる固定法が選択され，開放骨折は創外固定となることが多い。経過中には，出血による貧血，長期臥床による深部静脈血栓症・肺塞栓症などのリスクを考慮して観察を行う。

3 下腿骨骨幹部骨折

1) 看護の視点

　交通事故やスポーツなどで下腿骨への強い外傷が加わり発症する。下腿は血流が乏しいため骨の治癒が遅延しやすい。また，皮下組織が少ないので開放骨折となりやすく，感染のリスクも高いため感染徴候に特に注意する。保存療法や手術療法が

行われるが，治療が難しい骨折の一つである。偽関節や遷延癒合を予防するため，患肢の安静を厳守するようにして，必要な日常生活の援助を行う。

2) 観察のポイント

- 疼痛の程度・部位・持続時間など。
- 外傷が生じた状況，および外傷の部位・程度。
- バイタルサイン。
- 出血量，ショック症状（顔色不良，血圧低下，動悸など）。
- 血液検査データ（RBC，WBC，CRPなど），X線検査，CT検査，MRI検査など。

3) 看護目標

- 苦痛症状が緩和する。
- 術後合併症（深部静脈血栓症，肺炎など），術後感染が生じない。

4) 看護の実際

- 開放骨折では小さな傷も見逃さず，表面のみか骨折部とのつながりがあるかをよく観察する。膝蓋骨骨折がある場合は，動脈損傷を合併しやすいので，膝窩・足背動脈の触知や，下肢の冷感など循環障害に注意して観察する。同時に神経障害の観察も行う。
- 受傷後は全身状態の観察を綿密に行う。開放骨折は出血量が多いため，ショック症状を観察する。術後は感染徴候の観察を行い早期発見に努める。
- ブラウン架台や足枕で患肢を挙上し，腫脹の軽減を図る。
- 牽引療法やギプス固定が行われるため，それぞれに準じた看護を行う。
- 観血的整復術や創外固定では，ピン刺入部の感染予防に留意する。

4　足関節果部骨折

　果部骨折では，骨折のずれが少ない場合は保存療法となり，整復位が得られない場合や転位がある場合はアンカーボルトで固定する手術療法が行われる。足関節部の腫脹や局所の圧痛が強い場合は，患肢の高挙や冷罨法などを行う。

5　踵骨骨折

　踵への強い衝撃によって生じる。適切な治療を受けなければ歩行時の痛み，歩行困難などの後遺症が残る。歩行時痛やアキレス腱機能不全，足関節拘縮などがあれば医師に報告する。軽度な骨折の場合は保存療法（ギプス固定など）を行い，骨のずれがある場合や剝離骨折の場合には手術が行われる。リハビリテーションでは，足関節を動かす可動域訓練や足のストレッチなどを行う。骨の修復度合いに応じて，松葉杖などを用いて徐々に荷重を行い，歩行訓練を行う。

B　そのほかの骨疾患患者の看護

1　化膿性骨髄炎

　化膿性骨髄炎は，骨髄に黄色ブドウ球菌などが入り炎症が起こる病気である。脊

椎の炎症や，糖尿病から発症することもある。治療は抗菌薬の投与となるため，確実に投与する。必要により壊死組織を除去する手術が行われる。

2 ペルテス病

　ペルテス病は，小児期の大腿骨頭（だいたいこっとう）に発生した血行障害により骨頭の壊死が生じ，股関節に痛みをきたす病気である。年齢や重症度に応じて，注意深い経過観察を行い，松葉杖での生活や装具装着などを支援する。

C　脊椎・脊髄疾患患者の看護

　脊椎・脊髄疾患には変形性頸椎症（けいつい），椎間板ヘルニア（ついかんばん），脊柱管狭窄症（せきちゅうかん），脊椎分離（すべ）り症，後縦靱帯骨化症（こうじゅうじんたい）などが含まれ，脊髄が圧迫されることなどで血行障害や神経障害，脊髄症状などが出現する。薬物，装具，牽引などの保存療法が行われるが，保存療法が無効で症状の増悪がみられるときは脊柱管拡大術や固定術，椎弓切除術などの手術が行われる。保存療法では安静の保持や生活支援が中心となり，手術療法ではADL援助，機能訓練が看護の中心となる。

1．頸椎症患者の看護

1）　看護の視点

　頸椎の退行性変化により手指の巧緻性障害（こうちせい）（食事，更衣，筆記などの細かい指の動きが要求される運動の障害）やしびれが出現する。脊椎の損傷部位によっては，下肢のしびれ，冷感，歩行困難，膀胱直腸障害が生じることもある。患者の今ある症状を把握し，どのような障害が起こっているのか，ADLにどのように影響が生じているのかを観察して，援助を行う。

2）　観察のポイント

- 頸部痛の有無・程度，肩こりの有無。
- 上下肢痛の部位・程度・性質。
- 上下肢の感覚障害・運動障害・筋力低下の有無・程度・部位。
- ADLの状況。
- 生活環境。
- 精神状況：不安の有無・内容，ストレス症状，睡眠状態。

3）　看護目標

- 治療内容を理解し，治療に積極的に取り組むことができる。
- セルフケアの方法を理解し，セルフケアの維持・拡大ができる。
- 自己管理をしながら社会復帰することができる。

4）　看護の実際

（1）　保存療法を受ける患者の看護

- 症状緩和目的で，頸椎固定装具（ソフトカラー，ポリネックカラーなど）が使用される。正しい装着方法を説明し，装着による症状の変化を観察する。また，

固定中の皮膚損傷を説明し，患者自身で観察するよう説明する。

- 装具による頸部固定により下を向けないため，転倒しないよう足元に注意し，環境整備をして，サンダルではなく靴を履くなど，留意事項を説明する。
- グリソン牽引やクラッチフィールド牽引を行う場合は，本章-Ⅳ-C-1-**2**「牽引療法時の看護」に準じる。
- 薬物療法中は，治療の効果や副作用について説明し，症状の変化を観察する。

(2)　手術療法を受ける患者の看護

- 頸椎疾患の術後は，特に呼吸器合併症を起こしやすいため，手術決定時から禁煙を勧め，深呼吸などの呼吸訓練を行う。
- 手術後は装具を使用することが多いので，装着方法について説明する。
- 手術後は疼痛，感覚・運動障害などを観察する。手術前の症状と比較しながら観察すると状況を把握しやすい。
- 頸部の安静保持のため，枕の代わりにバスタオルを使用するなど工夫する。術後急性期の体位変換は，看護師1人が頸部を保持し，頸部が捻転しないよう複数人で行う。患者に安静の必要性を説明し理解を得るようにする。頸部固定により視野が制限されるため，家族の協力や鏡を使った工夫方法を説明する。支援が必要な日常生活を援助する。安静時は行動制限による精神的苦痛が強いので，可能な範囲で気分転換を図る。医師の指示により自力で体位変換可能となった場合は，頸部を捻転させずに行う方法を説明する。
- 手術後1日目から，頸部の安静を保ちながら可能な範囲で四肢の筋力強化訓練を行い，筋力低下を予防する。PT，作業療法士（OT）を中心として機能訓練が行われるが，ベッドサイドのリハビリテーションも取り入れる。急性期から回復期には転倒に留意して，段階的に機能訓練を進める。患者の回復状況を観察して，時に励ましの声掛けをしてリハビリテーションへの意欲が維持できるように支援する。ハローベスト装着により早期離床・歩行が可能となる（図

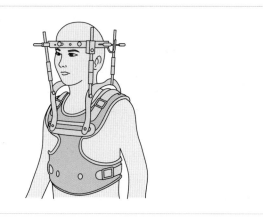

図4-13 ● ハローベスト

4-13)。バンドの締め付けや緩み，ずれなどを観察する。

- 退院に向けた説明を行う（頸椎装具の装着期間，筋力維持のための機能訓練の必要性と方法，頸部の安静［過度の前屈・後屈・側屈・回旋をしない］，創部の異常や症状増悪時の受診方法）。

2. 椎間板ヘルニア患者の看護

1) 看護の視点

脊柱管内にある脊髄や神経根が椎間板の髄核突出や脱出によって圧迫され，疼痛，しびれ，感覚麻痺，神経症状が出現する。ここでは，腰椎椎間板ヘルニア患者を中心に，保存療法と手術療法の看護について説明する。腰痛，下肢痛，知覚障害，筋力低下などの症状が出現する。進行すると激痛や体動困難，膀胱直腸障害などが出現し，ADLだけでなく社会生活にまで影響が及ぶ。

2) 観察のポイント

- 疼痛の部位・程度・性質。
- 感覚障害・運動障害の有無と程度。
- 筋力低下，姿勢や歩行異常の有無と程度。
- 膀胱直腸障害の有無。
- ADL。
- 不安言動，ストレスの程度，睡眠状態。

3) 看護目標

- 保存療法：疾患・症状について理解し，治療やセルフケアにより社会生活に適応することができる。
- 手術療法：術後合併症を起こさず，2次障害を起こさない。

4) 看護の実際

(1) 保存療法を受ける患者の看護

- 安静臥床により腰部の負担と椎間板の圧力を軽減させて，疼痛の緩和を図る。ファーラー位や膝を屈曲した姿勢などの安楽な体位を工夫し，臥位から座位，座位から立位への安楽な移動方法について説明する。また，敷布団やマットレスは硬いものを使用する。
- 腰椎コルセットの装着方法，注意点（臥床で装着する，皮膚損傷予防のために下着の上に装着するなど）を説明する。装着による症状の変化，皮膚損傷の有無などを観察する。
- 骨盤牽引やハンモック牽引を行う場合は，本章-Ⅳ-C-1-**2**「牽引療法時の看護」に準じる。
- 薬物療法中は，効用・副作用について説明し，症状の変化を観察する。
- 神経ブロック注射を行う場合は，感染に注意して介助する。

(2) 手術療法を受ける患者の看護

- コルセット装着方法や注意点について事前に説明しておく。

1
骨・関節・筋疾患の
基本的知識

2
主な疾患と
その治療

3
骨・関節・筋疾患
看護の基本

4
骨・関節・筋疾患
患者の看護

- 術後急性期の体位変換は，腰部を捻転しないよう看護師の介助により安全に行う。患者にも必要性を説明し，協力してもらう。
- 筋力強化や2次障害予防のために，段階的に機能訓練を進めて，ADLの向上・自立を目指す。
- 退院に向けて，腰痛再発予防として腹筋・背筋の強化や正しい姿勢を説明する。また，体重コントロールの必要性と生活改善について説明する。症状が残った状況で社会復帰をすることもあるため，職場復帰やスポーツの開始などの不明点は，その都度医師や看護師に相談するよう説明する。

3．変形性脊椎症患者の看護

　椎間板を主体に，周囲の軟部組織，脊椎骨に起こった加齢に伴う退行性病変により，頸部や腰部の痛み程度のものから，しびれや運動障害などの神経圧迫症状や，自律神経症状が出現するものまで程度は様々である。

　軽症から中等症の場合は，薬物療法，運動療法，コルセット装着などの保存療法を行う。薬物療法では，服用方法や副作用を説明し，症状を観察する。装具（ポリネックカラー，コルセットなど）を使用する場合は，正しい装着方法や動作制限とその対処法について説明する。神経症状が顕著な場合は手術が行われる。

4．脊柱側彎症患者の看護

　脊椎が側方に彎曲する疾患を指し，年齢や原因に応じて分類されている。変形が強い場合や進行により，心肺機能・内臓への影響，神経症状，疼痛などが出現してくる。運動療法や装具による保存療法，牽引療法，手術療法が行われる。

　装具を装着する場合は，正しい装着方法や注意点を説明する。装具は広範囲にわたることが多いので，皮膚の圧迫状況を観察し，衣服はゆったりとしたデザインにすることなどを説明する。運動療法や正しい姿勢の取り方を説明し，必要により家族の協力が得られるように支援する。体位変換は，脊柱を捻転しないように注意して行う。背部に突出部がある場合は，除圧対策をする。腹部症状（悪心・嘔吐，腹部膨満など）がある場合は，安楽な体位とし，医師に報告する。

5．脊髄損傷患者の看護

1)　看護の視点

　脊髄損傷では損傷部位以下に麻痺が出現する。麻痺を抱えた生活を余儀なくされた患者が，残存機能を最大限に生かし，生きがいをもって生活できるよう支援することが大切である。ここでは社会復帰に向けた慢性期看護について述べる。

2)　観察のポイント

- 疼痛や麻痺の部位・程度，痙攣の有無。
- 膀胱直腸障害の有無・程度。
- 自律神経過緊張（血圧上昇，胸内苦悶，発汗，頭痛など）の症状。

- 体動困難による2次障害（褥瘡^{じょくそう}，筋力低下，関節拘縮^{こうしゅく}など）の有無・程度。
- ADL。
- 障害に対する思い，不安，ストレスなど。

3)　**看護目標**

- 障害を受け止め，生活の見通しがもてるようになる。
- 残存機能を最大限に生かし，セルフケア・機能訓練ができる。
- 体動困難による2次障害を防ぐことができる。

4)　**看護の実際**

- 排尿の自立を促し，必要なときは自己導尿方法を指導する*。
- 排便コントロールのため，腹部マッサージや緩下剤^{かんげ}・浣腸などについて説明する。肛門・殿部周囲の清潔保持に留意することも説明する。
- 筋力低下・関節拘縮予防のための機能訓練について説明し，継続を支援する。
- 必要に応じて，自助具や装具の使用方法について説明する。また，社会資源の活用などの情報提供のためMSWを紹介する。
- 痙縮^{けいしゅく}が起こったら，鎮まるまで関節を軽く押さえる。
- 膀胱充満や褥瘡などの刺激で自律神経過緊張が誘発されるので，管理する。
- 関節周囲異所性骨化の初期症状である痛みや腫脹^{しゅちょう}の観察について説明する。
- 障害に対する葛藤・ストレス・不安などを傾聴し，精神的な支援をする。

D　脱臼患者の看護

1．肩関節脱臼患者の看護

　肩関節脱臼^{けん}は最も多い脱臼であり，肩の運動制限，痛み，変形などの症状がみられる。徒手整復による治療が多く，整復不能なものや反復性の場合は手術が行われる。徒手整復が麻酔下で行われる場合は準備と介助を行う。腕の固定やリハビリテーションによる保存療法が行われることもある。固定方法や，固定中の手指の自動屈伸運動や肩甲筋群の等尺性収縮運動の方法を説明する。

2．肘関節脱臼患者の看護

　肩関節に次いで多い脱臼であり，外傷によるものが多い。合併損傷がない脱臼の予後は良いが，軟部組織損傷や骨折を合併すると異所性骨化を生じやすい。

　徒手整復は，麻酔下で行われるので準備と介助を行う。整復後はギプスやシーネ固定が行われる。尺骨神経麻痺^{しゃっこつ}やフォルクマン拘縮をきたす場合があるので，症状を観察し，異常があれば医師に報告する。

***自己導尿方法の指導**：自己導尿の必要性を理解してもらい，パンフレットなどで方法のほか，感染予防や合併症についても説明する。

1
骨・関節・筋疾患の
基本的知識

2
主な疾患と
その治療

3
骨・関節・筋疾患
看護の基本

4
骨・関節・筋疾患
患者の看護

E　関節の変形性疾患患者の看護

　骨や関節軟骨の変形・磨耗を原因とした，非炎症性・進行性の関節疾患である。加齢による変性が原因の１次性変化と，特定の疾患が原因の２次性変化がある。

　運動や荷重負荷時に疼痛が出現し，進行するとROMが制限され，ADLが障害される。まず保存療法が行われ，症状やADL障害が増悪すると手術となる。

1．変形性股関節症患者の看護

1）　看護の視点

　股関節を構成する骨の変形や関節軟骨の減少などで生じる。多くは加齢に伴い軟骨が弱くなり，磨耗によりすり減ることが原因である。初期には，薬物療法と運動療法が中心の保存療法が行われる。そのため，運動による筋力の増強，筋力バランスや姿勢の改善，適正体重の維持などの生活指導を行う。手術療法では，手術時の看護およびADLの援助，機能訓練，生活指導を行う。経過により看護が異なるため，病気の経過を理解し，疼痛を抱え生活してきた患者のつらさや，治療への不安を理解し，看護することが重要である。

2）　観察のポイント

- 疼痛の程度と部位，しびれ，こわばりなど。
- X線検査，CT検査，MRI検査。
- ROM，運動制限の有無・程度。
- 筋力低下，姿勢，歩行異常の有無。
- ADL。
- 疾患や治療に対する理解状況，病気に対する思い，闘病意欲など。
- 在宅の環境，家族の状況・役割。

3）　看護目標

- 必要なセルフケアや日常生活上の工夫を理解し，実践することができる。
- 術後合併症が起こらず，２次障害を予防できる。

4）　看護の実際

（1）　保存療法を受ける患者の看護：在宅療養中の看護

- 股関節の荷重負荷を軽減するための生活指導を行う（杖やカートなどの補助具の使用，長時間の歩行や運動を控える，体重コントロール，可能な範囲で生活様式を洋式にする，筋力強化のための訓練など）。
- ROMの制限や体動困難がある場合は，２次障害（褥瘡，筋力低下，関節拘縮など）予防のためのリハビリテーションや生活指導を行う。
- 杖・歩行器などの補助具や装具を使用する場合は，使用方法を説明し，転倒予防に努め，安全に使用できるようにする。
- 薬剤の効用・副作用について説明し，症状の変化を観察する。

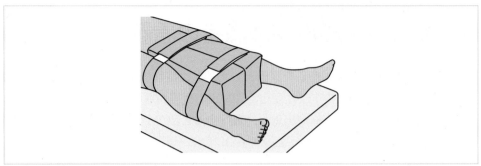

図4-14 ● 外転枕

(2) 手術療法を受ける患者の看護

- 腓骨神経が圧迫され腓骨神経麻痺が生じやすいため，良肢位を保持し，体位変換に留意する。
- 人工股関節全置換術や人工骨頭置換術では，手術による切開で股関節の関節包，靱帯，筋肉の機能低下により脱臼を起こしやすい。術後急性期の体位変換は外転枕（図4-14）を用いて行う。また，患者だけでなく家族にも脱臼しやすい肢位について説明し，理解してもらう。
- 医師の許可により自力で体位変換する場合は，脱臼予防の方法を説明する。
- 退院時には，股関節の荷重負荷を軽減するための生活指導をする。また，人工股関節全置換術後は，人工物による遅延性感染の危険性や人工関節の耐久性について説明する。定期受診の必要性について説明する。

2. 変形性膝関節症患者の看護

1) 看護の視点

変形性膝関節症は，高齢者や肥満傾向の患者に多く，体重や加齢などの影響により膝関節の軟骨がすり減り変形することで生じる。変形性股関節症と同様，保存療法であれば，変形の進行を遅らせるため，体重コントロールと膝周囲の筋力を保持するなどの，膝への負担を軽減するための生活指導が中心となる。手術の場合は，手術療法の看護を基盤とし，ADLの援助，機能訓練などを行う。患者は高齢者が多いため，回復が遷延し治療が長期化しやすいので，全身管理とともに，術後合併症や安静臥床による2次障害の予防に努めることが重要である。

2) 観察のポイント

- 疼痛の部位・程度，しびれ，こわばりなど。
- X線検査，CT検査，MRI検査。
- ROM，運動制限の有無・程度。
- 筋力低下，姿勢，歩行異常の有無。
- ADL。
- 疾患や治療に対する理解状況，病気に対する思い，闘病意欲など。

1 骨・関節・筋疾患の
基本的知識

2 主な疾患と
その治療

3 骨・関節・筋疾患
看護の基本

4 骨・関節・筋疾患
患者の看護

・在宅の環境，家族状況・役割。

3)　看護目標
・必要なセルフケアや日常生活上の工夫を理解し，実践することができる。
・術後合併症が起こらず，2次障害が予防できる。

4)　看護の実際
(1)　保存療法を受ける患者の看護：在宅療養中の看護
・膝関節への荷重負荷を軽減させるための生活指導を行う。特に，体重コントロールは重点的に指導し，必要に応じて栄養指導も取り入れる。
・疼痛緩和のために冷罨法を行う場合は，循環障害にならないよう，冷やしすぎに注意する（炎症がある場合は除く）。
・疼痛による体動困難がある場合は，筋力低下，関節拘縮などを予防するための筋力トレーニングや関節運動を説明する。
・杖・歩行器などの補助具を使用する場合は，使用方法を説明し，転倒や打撲などが生じないよう生活上の留意点について説明する。
・内服治療中は，薬剤の効果・副作用について説明し，症状の変化を観察する。
・外来で関節内穿刺や関節内注入を行う場合は，無菌操作を厳守して処置の介助を行う。症状の変化とともに感染症状の観察について説明する。

(2)　手術療法を受ける患者の看護
・腓骨神経が圧迫され腓骨神経麻痺が生じやすいため，良肢位を保持し，体位変換に留意する。
・高齢者が多いので，術後せん妄に留意して観察し対応する。
・膝関節の荷重負荷を軽減させるための生活指導をする。
・人工膝関節全置換術後は，膝にかかる負担の増大で人工関節の磨耗や緩みが生じ炎症症状を起こすので，人工関節による遅延性感染の危険性や耐久性について説明し，定期受診の必要性を説明する。

F　化膿性関節炎患者の看護

　化膿性関節炎は血液感染が多く，膝関節，足関節，股関節などが好発部位で，乳児や高齢者に発生しやすい。膿や病原体を排泄するドレナージ，抗菌薬投与などで治療する。放置すると重篤な関節の機能障害を起こすので，速やかに治療することが求められる。関節の炎症徴候，痛み，可動域制限などを観察する。

G　関節リウマチ患者の看護

1)　看護の視点
　病気の経過に応じて看護が異なるため，現病歴や治療内容を把握して援助を考える。早期には，病気や治療の理解を促し，適切な治療を遂行できるよう支援する。

関節破壊期は，治療管理や症状マネジメントの確立と，関節機能の保持と拡大，ADLを支援する。関節破壊高度期には，QOLを重視し，在宅療養や地域医療連携を図るよう支援する。

2)　**観察のポイント**
- 痛みの部位・程度，こわばり，しびれ，関節の腫脹などの自覚症状。
- ROM，運動制限の有無・程度，関節の変形など。
- X線検査，CT検査，MRI検査。
- 筋力低下，姿勢，歩行異常の有無。
- ADL。
- 疾患や治療に対する理解状況，病気に対する思い，闘病意欲など。
- 在宅の環境，家族状況・役割。

3)　**看護目標**
- 疾患の理解を深め，適切に治療を継続できる。
- 関節機能の維持・強化を図り，ADLを維持できる。

4)　**看護の実際：在宅療養中の看護**
- 薬物療法中は，副作用の観察を行い，自己管理できるように支援する。
- 生物学的製剤の自己注射が必要な場合は，パンフレットなどを用いて安全に確実な手技となるよう指導する。重症感染症などの副作用や観察ポイントについて説明する。
- 疼痛や腫脹などの苦痛が著しい場合は，関節の安静・保護に努めるよう説明する。適宜，温・冷罨法を活用して症状緩和を図ることを説明する。
- 変形や拘縮の予防，ROMの維持・向上のため，リハビリテーションを継続できるよう支援する。
- リハビリテーションへの意欲が保ちにくいことや，ADL低下から自尊心の低下を招くこともあるため，患者の思いや不安を傾聴し，精神的な支援を行う。必要時，患者会を紹介する。
- 生物学的製剤のように高価な薬剤も含まれるため，経済的課題などについてはMSWを紹介する。

H　腫瘍患者の看護

1．悪性腫瘍患者の看護

1)　**看護の視点**
　骨転移の患者が多いので，治療経過を把握し，病状に応じた看護を行う。また，病的骨折を起こしやすいのでケアは慎重に行う。遠隔転移告知による精神的衝撃は非常に大きいため，心理社会的な援助も重要となる。化学療法や放射線療法が行われる場合が多い。

そのほか，骨を原発とする骨肉腫も含まれる。骨肉腫は化学療法が効果的となる。ここでは化学療法時の看護について述べる。

2) **観察のポイント**

- 全身状態，自覚症状（疼痛，腫脹，痛みの随伴症状など）。
- ADL。
- 検査データ（WBC，RBC，CRPなど），X線検査，CT検査，MRI検査。
- 化学療法の副作用症状（悪心・嘔吐，倦怠感，口内炎など）。
- 病気・治療に対する認識，思い。
- 家族構成や生活状況など。

3) **急変時のポイント**

- アレルギー反応，血管外漏出：化学療法中の合併症として，アレルギー反応（発熱や悪寒，発疹，呼吸困難感，血圧低下など）や血管外漏出（点滴刺入部の腫脹，疼痛，違和感など）が出現することがある。徴候がみられたら，即座に投薬を中止し，医師に報告して処置をする。
- 肺炎などの副作用症状：外来化学療法で在宅療養中でも肺炎のように早期に対応が必要な副作用もあるため，抗がん剤の種類や生じやすい副作用について説明する。特に，再発・転移して化学療法を繰り返す場合には，副作用症状が増悪しやすい。症状の観察に留意することを説明する。

4) **看護目標**

- 治療による副作用への対処法を理解し，治療を完遂することができる。

5) **看護の実際：在宅療養中の看護**

- 化学療法の薬剤により副作用が異なるため，薬剤およびプロトコールを把握し，副作用の早期発見に努める。全身状態の観察および検査データを把握する。副作用症状に対するケアを行う（例：悪心や口内炎がある場合は，嗜好を取り入れ，調理や料理の工夫などについて説明する。脱毛に対してはウィッグや帽子の着用を促す）。患者だけでなく家族にも副作用や対処法を説明し，協力が得られるようにする。
- 化学療法により骨髄抑制が生じるため，手洗い，マスクの着用など感染予防や清潔保持に関して説明する。
- 経口抗がん剤は，確実に内服するよう自己管理を促す。

2. 良性腫瘍患者の看護

　良性腫瘍は，生命に悪影響を及ぼすことは少なく，骨軟骨腫，内軟骨腫などがある。膝や股関節周囲，手関節に発生することが多く，運動・歩行時の痛みや，骨折が生じることがある。良性腫瘍は，特に治療を必要としないものから専門的な治療が必要なものまで多様である。手術療法では摘出，切除，掻破などが行われる。

I　四肢切断時の看護

1)　看護の視点

　　動脈硬化症や糖尿病による高齢者の四肢切断が増えている。患者は，機能的にも形態的にも障害を抱えたままの生活を余儀なくされる。心理的な支援と，断端管理，合併症の予防，早期義肢装着への援助が重要となる。

2)　看護の実際

- 疼痛が強い場合，不良肢位をとりやすいので拘縮を予防する。
- 患肢が利き手の場合には，術前から利き手交換の練習を支援する。
- 下肢切断では，術前から松葉杖などの歩行訓練や筋力強化訓練を支援する。
- 患者の手術に対する精神的動揺は強いことが多い。患者の言動に注意し，傾聴を心がけ，患者の思いに寄り添いながらケアを行う。
- 術後は断端部の近位関節の拘縮を予防する。大腿部切断では股関節の屈曲，外転，外旋が起こりやすいため，砂嚢などで固定矯正して良肢位を保持する。下腿部切断では，膝の屈曲拘縮を起こしやすいため，時々伸展位で固定する。
- 断端の浮腫・腫脹の予防や切断端の成熟を促進させる目的で，循環障害に注意して弾性包帯を巻く。下肢切断では，患者に圧迫包帯を巻き直す方法を説明し，セルフケアができるようにする。
- 下肢切断の場合，姿勢に注意し，骨盤を水平位に保つようにする。側臥位は屈曲拘縮を起こしやすいので臥床時の姿勢は仰臥位か腹臥位にする。車椅子の使用は，関節が屈曲位になるのを防止するため，短時間の乗車にする。
- 個人差はあるが，幻肢感や幻肢痛が生じることが多い。しびれや絞扼感を伴うこともある。患者の訴えに対応し，徐々に消失することを説明する。
- 義肢装着の準備や，関節萎縮予防としての自動運動，抵抗運動など，筋力増強訓練を早期から行う（本章-Ⅳ-C-1-**3**「義肢・装具装着時の看護」参照）。
- 回復期を過ぎたら，ADLの拡大を促し，自立に向けた支援を行い，社会復帰への意欲が向上するように支援する。

1 骨・関節・筋疾患の基本的知識

2 主な疾患とその治療

3 骨・関節・筋疾患看護の基本

4 骨・関節・筋疾患患者の看護

VI　関節リウマチ患者看護の事例

事例の概要

- ●患者：Aさん，54歳，女性
- ●病名：関節リウマチ
- ●喫煙歴：なし
- ●既往歴：特になし
- ●職業：専業主婦。発病まではパート勤務（中小企業の事務職）をしていた。
- ●家族構成：夫58歳（雑貨卸業の自営業。Aさんが寝たきりになったため仕事は以前の1割程度に縮小している），息子31歳（企業の営業職で近所に暮らしている）
- ●医師の病状説明：全身の関節に痛みや腫れが生じて，関節や骨が壊れていく病気です。関節が壊れないよう，早い時期から治療するのが良いが，Aさんの場合はこれまできちんと治療してこなかったので，まずは適切な治療を受けることが必要です。また，Aさんは関節を動かしていなかったことで関節が固まってしまう拘縮が強くなっています。今の痛みを和らげて，歩けるようになることを目指します。
- ●患者・家族の理解状況：Aさんは「痛くて，痛くて，何もできない。リウマチの治療をしてもすぐに痛みが強くなる。どうせ治らない」と訴えた。夫は，戸惑いの表情を浮かべながら傍に付き添っていた。

看護の展開

1．入院までの経過

　34歳頃に，右手関節の痛みが出現し近医で関節リウマチの診断を受けたが，病院を転々としたため，症状は悪化し，医療者への不信感も強くなり，悪循環を招いていた。47歳頃には歩行に障害が出て，次第に家にこもるようになった。53歳頃からは寝たきりとなり，生活支援やほとんどの介助を夫が行っていた。そのころより息子との関係が悪化し，息子が介護を手伝うことはなかった。Aさんはかぜで往診した医師から，関節リウマチの治療をきちんと受けるよう説得され，リウマチ外来を受診した。両膝関節拘縮に対して両膝関節全置換術を実施するため入院となった。

2．入院中の看護

[看護目標]

　入院生活に適応し，闘病意欲を維持できる。

- ●思いに寄り添い，苦痛を最小限にしたケア　Aさんは全身の関節痛が著しく，医療者が身体に触れるたびに「痛い，痛ーい」と叫んだ。体位変換のような痛みを伴うケアは，複数の看護師で行い，なるべくていねいにケアすることに努めた。そして，Aさんの訴えに耳を傾け共感の姿勢を大切にした。「今から右足を少し持ち上げます」など，これから行う動作をAさんに詳細に伝え，声かけを頻回に行うようにした。Aさんの痛みの訴えは次第に減っていった。そして，Aさんは自分でパンを食べようとしたり，体位変換にも協力的になるなどの変化が見られた。
- ●家族へのケア　入院時，夫からは「家に連れて帰る，こんな所にいたらもっと悪くなる」と個室移動や退院を強く訴えられた。夫は毎日来院し，看護師のケア方法に要望を出していた。そこで，夫の思いを受け止めるようにし，できる範囲で在宅のケア方法を取り入れるよう工夫した。また，主治医と看護師とAさんと夫で話し合いの場を設けた。主治医は「われわれはAさんが歩けるようになって退院することを目指しています。そのために痛みを伴うケアもありますが，なるべく痛みが少なくなるよう努力します。一緒にがんばりましょう」と説明した。Aさんは「歩けるようにな

りたい。やってみようと思う」と思いを語ったことで夫は落ち着いた。その後，夫の不安は徐々に緩和し，訴えは減っていった。

[看護目標]

手術に向けて身体状況を準備し，手術に関する不安が軽減する。

●**術前オリエンテーション**　入院時4人部屋に入院。Aさんは全身の関節痛が著しく，仰臥位（ぎょうがい）で過ごす時間が長く，食事，排泄もすべて介助が必要だった。ROMは両肘65～130度，両膝50～110度と拘縮があった。手指は軽度のスワンネック変形がみられた。血清アルブミン値2.5g/dLと低下しており，Hb9.8g/dLと貧血があり，全身の浮腫（ふしゅ）が認められた。だが，アルブミン製剤や造血剤により，血清アルブミン値3.0g/dL，Hb11.0g/dLと改善した。主治医はAさんと夫に人工膝関節置換術（しっかん）の説明を行った。Aさんは「よろしくお願いします」と前向きな態度だった。

[看護目標]

術後合併症を起こさず順調に回復する。／安全に術後の離床が進む。

●**人工膝関節置換術後の看護**　術後のバイタルサインに異常はみられず，術後の経過は順調だった。呼吸器合併症などの術後合併症の徴候もなく経過した。

●**術後の離床の促進**　手術翌日からリハビリテーションが開始となった。筋力強化，ROMの拡大訓練が行われた。PTが病室で行うリハビリテーションに加えて，看護師がベッドサイドで行えるリハビリテーションを計画した。リハビリテーションの内容や計画を病室内に掲示して，Aさんに意識してもらうように工夫した。

Aさんは積極的にリハビリテーションに参加していたが，長期に及ぶ臥床生活のため下肢の筋力低下が著しく，リハビリテーションは順調には進まなかった。「足に力が入らない…情けないね」と落ち込むことがあったが，夫がリハビリテーションに付き添って励ますと，Aさんはがんばろうと思い直していた。

筋力がついてくるに従って，Aさんは徐々に自信がもてるようになり，落ち込むことは減って

いった。夫の病室滞在時間はしだいに短くなり，夫の表情にも余裕がみられるようになった。術後2週間で抜糸となり，術後3週目には車椅子への移乗もスムーズになった。

[看護目標]

退院への移行がスムーズに進む。／退院に向けた不安が軽減する。

●**退院支援**　術前の手術説明の際には，Aさんと夫に「術後は正座ができないので生活様式を洋式に変更する」ことが説明された。手術直後の経過が順調であったため，術後7日目には看護師とAさんと夫で自宅の療養環境の改善について話し合った。ベッドの設置場所，手すりの設置，トイレの改修など住環境の改善が必要とわかり，MSWを紹介した。

●**MSWの紹介，多職種連携**　MSWとの相談により，家の改造だけでなく，ヘルパー介入のサポートを得ることとなった。さらに，PT・OTから在宅療養中のリハビリテーションの説明を受け，術後4週目に歩行器を使用した状態で退院となった。

3. 在宅療養中の看護

[看護目標]

在宅での療養生活に適応し，治療を継続することができる。

●**リハビリテーション**　退院直後は新しい自宅環境に慣れるまで疲労感が強く，自宅でのリハビリテーションが進まなかった。しかし，外来リハビリテーションでPTから新たなリハビリテーションメニューを提示されたことで意欲が戻り，自宅でもリハビリテーションをできるようになった。

●**生活様式の見直し**　退院から1か月が過ぎた頃，自宅で尻もちをついたと外来に電話があった。すぐに診察し，X線検査を行ったが異常は見られず経過観察となった。外来看護師は，Aさんと夫と在宅環境を見直し，玄関マットをなくす，スリッパを室内シューズに変えるなど細かな説明を加えた。その後は定期的な受診を継続し，治療を継続している。

1
骨・関節・筋疾患の
基本的知識

2
主な疾患と
その治療

3
骨・関節・筋疾患
看護の基本

4
骨・関節・筋疾患
患者の看護

まとめ

- 関節リウマチは，常に痛みを伴う疾患のため行動が制限されやすい。痛みが増強しないような工夫や，闘病意欲を保てるような心理的支援が重要となる。
- 家族は療養生活を支援するキーパーソンであるため，家族の思いも大切にケアする。

- 在宅療養への移行がスムーズに行われるためには，MSWをはじめとした多職種との連携を図ることが重要である。退院後も患者・家族に適した療養環境が維持できているのかの観察も大切となる。

学習の手引き

1. 回復期における看護のポイントをあげてみよう。
2. 在宅療養中の看護，地域との連携について話し合ってみよう。
3. 骨・関節・筋疾患患者の主な症状とその看護のポイントについて説明してみよう。
4. 固定療法時の看護のポイントをあげてみよう。
5. 骨折患者の看護のポイントについて各部位ごとにまとめてみよう。
6. 関節リウマチ患者の事例をもとに看護の展開を話し合ってみよう。

第4章のふりかえりチェック

次の文章の空欄を埋めてみよう。

1 ギプス固定患者の看護

　プラスチック製ギプスは，直接皮膚に触れると ［　1　］ を起こすことがあるので，保護のために必ず綿の ［　2　］ で患部を覆い，ギプスを巻く。

2 牽引療法時の看護

　正しい ［　3　］ や ［　4　］ であるかを定期的に観察し，［　5　］，［　6　］，［　7　］の有無，疼痛や神経障害がある場合には症状の変化などを観察する。

3 骨盤骨折時の看護

　骨盤内には，［　8　］，［　9　］，［　10　］ などの重要臓器が存在する。骨盤骨折時には骨盤内臓器の機能不全や，血管損傷による ［　11　］ などのため急変に注意する。

成人看護Ⅲ

皮膚疾患患者の看護

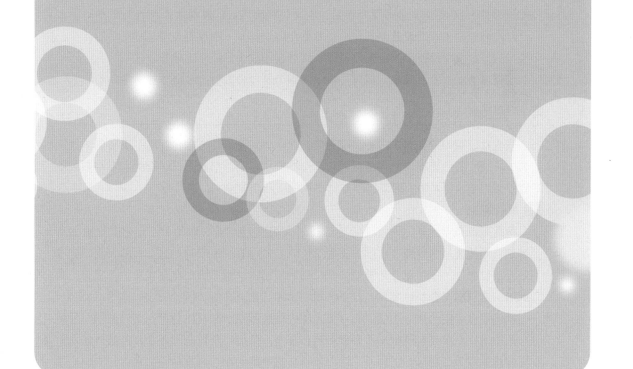

第1章 皮膚疾患の基本的知識

▶学習の目標
- 皮膚の構造と機能を理解する。
- 皮膚疾患の主な症状と病態生理を理解する。
- 皮膚科特有の検査を学ぶ。

Ⅰ 構造と機能

A 皮膚の構造

　皮膚は人体の体表を覆い，外界とを境する隔壁として様々な機能を担っている。成人では皮膚の表面積は平均1.6㎡，重量は9kg（そのうち皮下脂肪が約6kg）で体重の約14%に及ぶ。皮膚の表面，すなわち皮表には**皮溝**とよばれる細かい溝とそれに取り囲まれた**皮丘**があり，これらがいりまじって**皮野**をつくっている。

　指腹，趾腹では皮溝，皮丘が流線状に並び指紋を形成している。

　皮膚は表面より，**表皮**，**真皮**，**皮下組織**の3つの部分より成り立っている。

1. 表皮

　表皮は皮膚の最外層を占める部分で，ケラチンをつくる角化細胞，皮膚色素メラニンをつくる色素細胞，免疫機能を担う樹枝状のランゲルハンス細胞などから成り立っている（図1-1）。表皮の厚さは平均約0.2mmである。

1 角化細胞

　角化細胞はケラチノサイトともよばれ，表皮の95%を占め，下から基底層，有棘層，顆粒層，角質層とよばれる層を形成している。手掌や足底などの表皮の肥厚した部位では，顆粒層と角質層の間に透明層とよばれる層が存在する。基底層，有棘層，顆粒層を合わせてマルピギー層とよぶこともある。

　基底層は表皮の最も下層にあって1層の基底細胞が柵状に並び，この細胞が分裂し順次上に上がり有棘細胞，顆粒細胞となり，最後に角質細胞となり，最外層の角質層は剝離して脱落していく。このように基底細胞から角質細胞に変化していくこ

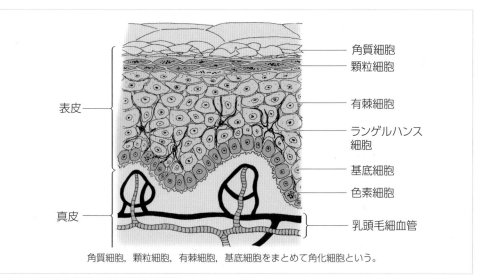

角質細胞，顆粒細胞，有棘細胞，基底細胞をまとめて角化細胞という。

図1-1 ● 表皮の構造と表皮細胞の種類

とを**角化**という。**角質細胞**は死んで核を失った細胞で，**ケラチン**というたんぱくを豊富に含んでいる。ケラチンは伸縮性に富み，水分を保持する機能があり，また，酸やアルカリなどの化学的刺激に対して抵抗力を有しており，皮膚を守る重要な作用を有している。基底細胞から角質細胞になるまでに正常な状態では約28～40日かかるが，これを角化速度という。角化速度は加齢とともに遅くなるが，一部の皮膚疾患，たとえば尋常性乾癬では亢進している。

2 色素細胞

　色素細胞はメラノサイトともよばれ，皮膚の色素である**メラニン**を産生する細胞である。色素細胞は表皮基底層の基底細胞の間に点在し，細長い細胞突起（樹状突起）を伸ばしており，この突起を経て基底細胞や有棘細胞にメラニンを供給している。皮膚の色の人種間の違いは，色素細胞のメラニンの産生能の違いによるもので，色素細胞の数によるものではない。

3 ランゲルハンス細胞

　ランゲルハンス細胞は基底細胞上方に存在し，骨髄由来と考えられ，免疫機能に関与している。

2．真皮

　真皮は表皮の下にあって，皮膚の大部分を占める。真皮の厚さは1.8～3.5mmであるが，一般に女性より男性が，四肢の屈側より伸側が，腹部より背部が厚くなっている。真皮は上から乳頭層，乳頭下層，網状層の３層に分けられる（図1-2）。**乳頭層**は表皮突起間に突き出した部分で，線維は疎で毛細血管と知覚神経末端に富んでいる。**乳頭下層**は表皮突起下端より下方で真皮上層の部分で血管，リンパ管，神経が多い。**網状層**は真皮の大部分を占め，線維成分に富む。

　真皮には線維芽細胞があり，真皮の重要な構成成分である線維成分や基質をつく

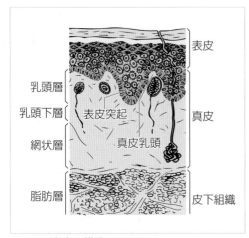

図1-2 ● 真皮の構造

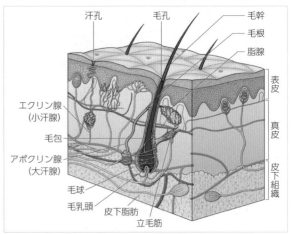

図1-3 ● 皮膚およびその付属器官の断面

っている。真皮を構成する線維成分には膠原線維，弾性線維，細網線維がある。

- **膠原線維**：真皮の最も多い成分で90％を占め，コラーゲンというたんぱく質からなり，機械的・化学的刺激に強い抵抗性を有し，外界の影響から身体内部を保護する作用がある。
- **弾性線維**：真皮の約２％を占め，伸展性があり，皮膚に弾力を与える役目をしている。老化によりしわが増えるのは，弾性線維が変性，減少するためである。
- **細網線維**：膠原線維の前段階にある線維で，これを経て膠原線維になると考えられている。これらの真皮の線維の間は，ヒアルロン酸，コンドロイチン硫酸などの酸性ムコ多糖類とよばれるゼラチン様物質で満たされており，水分の保持，栄養の交換に重要な働きをしている。

3．皮下組織

真皮の下には皮下組織があり，主に脂肪細胞からなっている。この細胞は，脂肪をつくって細胞内に蓄える働きをする。皮下組織の脂肪の量は，からだの部位，性別，栄養状態などにより大きく異なる。眼瞼や陰嚢の皮膚には皮下脂肪はない。

皮下脂肪の作用には，断熱材としての体温の維持，クッションとしての外界からの物理的刺激に対する保護，エネルギーの貯蔵などがある。

4．皮膚の付属器官

皮膚の付属器官には毛，脂腺，汗腺，爪があり，これらは表皮が変化して生じたものである（図1-3）。

1 毛

毛は硬さにより軟毛と硬毛に分けられる。また，硬毛は長短により頭毛，髭，腋毛，陰毛などの長毛，眉毛，睫毛などの短毛に分けられる。腋毛，陰毛は思春期になると硬毛に変わり，これらの毛を終毛または性毛という。毛はほとんど全身にあ

るが，手掌，足底，口唇，陰部の一部には存在しない。

　毛の皮膚から外に出ている部分を**毛幹**，皮膚の中にある部分を**毛根**という。毛根は毛包で包まれており，毛根の下端は膨らんで毛球となり，その下面に毛乳頭が入り込んでいる。毛乳頭には毛の栄養を司る血管，神経が存在する。毛球には毛の成長のもととなる毛母細胞があり，これが分裂して毛がつくられる。また，毛母細胞の間にある色素細胞が毛にメラニンを供給するため，毛は黒色を呈する。毛は一定の速度で成長するのではなく，成長期と休止期を繰り返しながら成長するが，そのサイクルを**毛周期**といい，個々の毛で毛周期が異なる。

　毛包の下部から表皮に向かって平滑筋の一種である**立毛筋**が走っており，寒気，情緒の変化などで立毛筋が収縮すると毛は直立する。これを**鳥肌反応**とよぶ。眉毛，睫毛，鼻毛，腋毛には立毛筋はない。

2 脂腺

　脂腺は，毛包の鈍角側，立毛筋の上方に付いていて毛包に開口しており，皮脂を分泌し，皮膚と毛に光沢と滑らかさを与え，角質細胞上に皮脂膜をつくり，角質層からの水分の蒸散を防いでいる。また，皮脂中の脂肪酸は細菌，真菌に対して抗菌作用をもっており，感染防御機能を担っている。手掌，足底には脂腺がない。口唇，陰部の一部など毛包のない部分にも脂腺が存在し独立脂腺とよばれる。

3 汗腺

　汗腺は汗を分泌する器官で，汗をつくる**汗腺体**，つくられた汗を皮膚表面に運ぶ**汗管**，その開口部である**汗孔**からなる。

　汗腺にはエクリン腺とアポクリン腺がある。このうち**エクリン腺**は口唇，陰部の一部を除く全身の皮膚にあり，直接皮膚表面に開口している。また**アポクリン腺**は腋窩，乳輪，臍部，外陰，肛囲にあり毛包の上部に開口している。思春期になると発達しはじめ，分泌する汗はエクリン腺より粘り気があり，細菌感染を伴った場合に異臭を発する。特に腋窩ではアポクリン汗の分泌が多く，わきがとよばれる。

4 爪 （図1-4）

　爪は指趾の背面先端にあり，表皮の角質層が変化したものでケラチンからなっている。爪の後方は皮膚内に入り込んでおり，**爪根**とよばれ，その下面の皮膚を**爪母**といい，ここで爪がつくられる。爪の伸びる速度は1日に手爪で約0.1mm，足爪で0.05mmであるが，加齢とともに遅くなる。

5．皮膚の血管および神経

　皮膚の血管は，動脈と静脈がほぼ並行して走っている。身体深部からきた動脈は，真皮と皮下組織の間に動脈網をつくり，ここから真皮を上に上って乳頭下層に至り，そこで再び血管網をつくる。ここからおのおのの真皮乳頭に毛細血管を伸ばしていて，そこでループをつくって静脈となり，動脈と同じ経路を経て皮下の太い静脈へとつながっていく。

　そのほか，リンパ液が通るリンパ管が真皮，皮下組織にある。

1
皮膚疾患の
基本的知識

2
主な疾患と
その治療

3
皮膚疾患の
基本看護

4
皮膚疾患患者の
看護

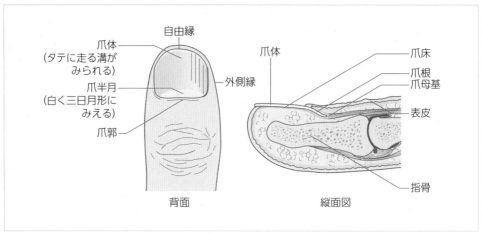

図1-4●爪

　皮膚には感覚を司る感覚神経と，血管，立毛筋，汗腺を支配する自律神経が分布している。

B　皮膚の機能

1．保護作用

　皮膚は身体の表面を覆い，外界からの種々の刺激に対して強い抵抗性を示し，身体を保護している。

① 物理的外力に対する保護作用

　表皮の角質層，真皮の膠原線維，弾性線維には弾力性と柔軟性があり，外力に対し破綻することのないよう，抵抗性を有している。皮下脂肪は外力が直接内部に及ばないようクッションの役割を担っている。

② 化学的刺激に対する保護作用

　脂腺から出た皮脂により角質層の表面には弱酸性の皮脂膜がつくられているが，この膜が酸やアルカリを中和する能力をもち，有害物質の侵入や水分の蒸発を防いでいる。また，角質層と膠原線維は酸や弱アルカリ，有機溶媒に対し抵抗力を有している。しかし，強アルカリに対しては抵抗力が低い。

③ 細菌，真菌に対する保護作用

　皮脂膜や角質層に含まれる脂肪酸には抗菌作用があり，細菌，真菌の侵入を防いでいる。

④ 光線に対する保護作用

　光線のうち紫外線（UV）は皮膚に強い影響を及ぼすが，UVが照射されるとメラニンの産生が増加し，このメラニンがUVを吸収してその影響を防いでいる。

2．体温調節作用

　体温上昇時には皮膚の血管が拡張し，汗を分泌する。汗は蒸発する際，気化熱で皮膚から熱を放散させる。外界の温度が低下するときには血管が収縮し，汗の分泌が減少し熱の放散を防ぐ。このように，体温を一定に保つ調節作用が皮膚で行われている。

3．感覚作用

　感覚には触覚，圧覚，温覚，冷覚，痛覚があるが，皮膚にはその受容器があり，中枢へ伝達する働きがある。触覚，圧覚を合わせ，知覚作用という。かつてはかゆみは痛覚の一種と考えられていたが，現在では痛みとかゆみを伝える神経はそれぞれ別々の神経であるという説が定着している。

4．分泌排泄作用

　脂腺から皮脂が，汗腺から汗が分泌される。**皮脂**は皮膚の表面に潤いを与え，角質層から水分が失われるのを防いでいる。汗の分泌の主な目的は体温の調節で，通常は分泌されてもすぐに蒸発してしまい，汗として認められない。これを**不感知性発汗**（または**不感蒸散**，**不感蒸泄**）とよぶ。発汗量が多くなると汗として認められるようになり，これを**感知性発汗**という。また，温熱による体温調節のための発汗を**温熱性発汗**というのに対し，温度に関係なく精神的緊張によって起こる発汗を**精神性発汗**といい，手掌，腋窩，顔面などにみられる。また，すっぱい物や辛い物を食べたときに起こる発汗を**味覚性発汗**という。

5．吸収作用

　角質層には，水や水に溶けたものが，皮膚をとおって体内に侵入するのを防ぐ作用がある。しかし，脂溶性の物質は毛包脂腺系をとおして吸収される。皮膚外用薬はこの点を考慮して，吸収されやすいように作られている。

6．免疫作用

　皮膚は直接外界と接しているため，様々な物質の皮膚内への侵入が起こる。それらを皮膚は異物として認識し，体外へ排出しようとする。その際，ランゲルハンス細胞や，リンパ球，組織球など免疫機能に関与する細胞が働き，抗原抗体反応が起こり，侵入した異物，すなわち抗原との間に免疫が成立したりアレルギー反応が生じたりする。

7．ビタミンD生成作用

　表皮は角化に伴って表皮内にプロビタミンDをつくるが，これが日光中のUVの照射によってビタミンDに変換され，体内に吸収される。

8．第2次性徴作用および老徴

　思春期になると性ホルモンの作用により，皮膚，アポクリン腺，脂腺，毛は変化を受け，男らしさ，女らしさが発現してくる。これを**第2次性徴**という。一方，老化により白髪，はげ，色素斑，皮膚のしわやたるみ，長い眉毛などが現れるようになるが，これらの変化を**老徴**という。

Ⅱ　主な症状と病態生理

　皮膚疾患では皮膚に様々な変化が現れるが，そのうち目で見ることができたり，手で触れられるものを**発疹**もしくは**皮疹**という。粘膜に生じた場合は**粘膜疹**とよぶ。発疹のうち，最初に現れるものを**原発疹**といい，経過中に原発疹に引き続いて生じたものを**続発疹**という。

1．原発疹

●**斑**　ある一定の大きさの限局性の色調の変化で，立体的変化を伴わないものをいい，紅斑，紫斑，白斑，色素斑に分けられる。血管の拡張により紅色を呈するものを**紅斑**とよび，硝子圧法で消退する。**紫斑**は，真皮内もしくは皮下組織の出血により紅紫色を呈するもので，硝子圧法では消退しない。**白斑**は，色素の脱失により白色調を呈したものである。**色素斑**は，皮膚の色素の増加により色調が変化したものである。

●**丘疹**　直径5mm程度までの，皮膚面から隆起したものをいう。

●**結節**　丘疹より大きい限局性の隆起を指し，そのうち小さくて丘疹に近いものを**小結節**といい，はるかに大きく増殖傾向の強いものを**腫瘤**という。

●**膨疹（蕁麻疹）**　真皮上層の一時的な限局性の浮腫をいう。短時間のうちに皮疹の形が変化したり，消退したりする。

●**水疱**　表皮内または表皮直下に漿液がたまり隆起したもので，米粒大までのものを小水疱，それ以上を水疱という。

●**膿疱**　水疱の内容物が白血球の浸潤により膿汁となり黄色に濁って見えるものをいう。

●**嚢腫**　真皮内に生じた壁を有する袋状のもので，中に液体や細胞成分などが入っているものをいう。

2．続発疹

●**表皮剥離，搔痕**　搔破，外傷などにより表皮に小欠損をきたしたものをいう。

●**びらん**　表皮基底層までの欠損で水疱，膿疱などに続発する。あとに瘢痕を残さな

い。
● **潰瘍**（かいよう）　真皮ないし皮下組織に及ぶ組織の欠損で瘢痕を残して治癒する。
● **膿瘍**（のうよう）　真皮または皮下組織に膿汁のたまったものをいう。
● **亀裂**（きれつ）　表皮深層ないし真皮に達する深い線状の切れ目。俗にいう「ひびわれ」。
● **鱗屑**（りんせつ）　角質層が大小の角質片として付着するものを鱗屑といい，鱗屑が脱落する現象を落屑（らくせつ）という。米糠（こめぬか）のように小さく細かいものを糠糠様（ひこうよう）といい，木の葉のように大きいものを落葉状，鱗（うろこ）のようなものを魚鱗癬様（ぎょりんせんよう）という。
● **痂皮**（かひ）　俗にいう「かさぶた」で，漿液や膿汁が皮膚面に乾燥して固着したものをいう。血液の凝固したものを血痂（けっか）といい，痂皮が形成される現象を結痂（けっか）という。
● **胼胝**（べんち）　表皮角質層の限局性の増殖肥厚をいう。俗にいう「たこ」である。
● **瘢痕**（はんこん）　潰瘍や創傷が治った後にできる傷あと。
● **萎縮**（いしゅく）　皮膚全体が薄くなり，表面が平滑またはしわ状となった状態をいう。

3．発疹の性状

　　発疹は単発のこともあり，また，多数生じ集合，融合することもある。個々の発疹を**個疹**とよぶが，発疹を観察するときは，発生部位，数，大きさ，輪郭，形，色調，表面の性状，硬度，配列ないし分布などを観察する必要がある。その際，見るだけでなく触れることが重要で，さらに多くの情報を得ることができる。

　　また，自覚症状としては瘙痒感（そうようかん），疼痛（とうつう），圧痛，熱感，感覚異常などを確認する必要がある。さらに，全身症状の有無，発症時期，発症からの経過（急性か慢性か，再発を繰り返しているか），家族内の同病の有無，既往歴に特別な疾患がないかなどを調べることが重要である。

Ⅲ　主な検査

　　皮膚疾患の診断では一般検査のほかに，皮膚科特有のものとして次のような検査が行われる。

1．真菌検査

● **直接鏡検法**　最も多く行われる真菌検査は苛性（かせい）カリ（KOH）法で，皮膚の鱗屑や爪屑（そうせつ）を検体として採取しスライドガラスに載せ，10〜20％の濃度に調整した苛性カリを垂らし，カバーガラスをかけて約50℃で5分程度加温の後，顕微鏡検査（鏡検）する。鏡検の際は，コンデンサーを下にし，絞りを絞るとコントラストがついて菌糸がよく見える。

　　この検査で白癬菌（はくせんきん）（隔壁を有する分枝性菌糸），カンジダ（隔壁のない仮性菌糸とブドウの房状に集まる胞子），癜風菌（でんぷうきん）（短い，くの字型に曲がった菌糸）などの

真菌類が鑑別できるほか，デモデックス（毛包虫ともいう。顔面の毛包にすみ着くダニの仲間），疥癬虫，毛ジラミ，頭ジラミなどが検出できる。

●**真菌培養**　真菌の培養の際は，通常サブロー培地を用いる。発育形態，色調などから，菌の同定はある程度可能であるが，正確な同定にはスライドカルチャーが必要となる。

2．パッチテスト（貼布試験）

　主に接触皮膚炎の原因物質を調べるために行われる。金属溶液，薬品，化粧品，植物などを用いることが多い。この検査は，アレルギー反応のうちⅣ型アレルギー反応（遅延型反応）をみるものである。

　被検材料を一定の濃度に調整して基剤（水，エタノール，ワセリンなど）に混ぜ，貼布用絆創膏に延ばして上腕屈側や背部などの健康な皮膚面に貼布し，通常，48時間後に絆創膏を除去し，20分程度おいた後に紅斑や小水疱の有無をみる。この際，対照として基剤だけを延ばしたものを必ず貼布する。絆創膏を貼布した部位の皮膚には被検物質名を記載しておき，判定の際に混乱しないよう万全を期す（図1-5）。被検物質の貼布部位に反応があり，基剤のみの対照部位に反応がみられなければその物質に過敏であると判定される。

3．光貼布試験および内服照射試験

　ある種の物質が，皮膚において日光（多くはUV）を吸収して化学変化を起こし，アレルギー反応を惹起し瘙痒感を伴う発疹を生じることがある。内服物質によるものを**日光疹型薬疹**，外用物質によるものを**光接触皮膚炎**とよぶ。この原因物質を特

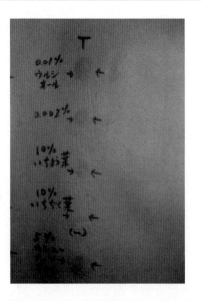

図1-5●パッチテスト（貼布試験）

定するために行われる試験である。

　まず**最小紅斑量**（MED：ある光源を用いて一定の距離から皮膚に照射したとき，24時間後に紅斑を生じる最小の光線量）を測定する。

　次に，パッチテストと同様に上腕屈側や背部などの健常部位に被検物質を貼布し，24時間後に貼布部位の半分にMEDをわずかに下回る光線量を照射する。さらにその24時間後に判定を行うが，被検物質を貼布しかつ光線を照射した部位のみに発赤や水疱がみられたときに，光貼布試験陽性とする。

　また，内服照射試験では通常2日間，原因と思われる薬剤を常用量で内服してもらい，その後MEDを測定し，その低下があれば内服照射試験陽性と判定する。

4．皮内反応

　アトピー性皮膚炎や蕁麻疹（じんましん）などの際に，Ⅰ型アレルギー反応（即時型反応）をみる検査である。掻破試験（スクラッチテスト），単刺試験（プリックテスト），皮内注射試験などがある。

　掻破試験は注射針で前腕屈側の皮膚を傷つけた後，被検液を滴下し，単刺試験では針を皮内にやや深く刺し，被検液を滴下する。皮内注射試験では被検液を0.02mL注入する。15ないし30分後に反応をみる。

5．皮膚病理組織学的検査（生検）

　局所麻酔を施行したうえで病変部の一部を切除し，病理組織学的検査を行う方法で，正確な診断を下すために有力な方法である。**バイオプシー**ともいう。患者の皮膚に傷あとが残るため，検査の意味を事前によく説明する必要がある。採取した検体は，通常の病理検査ではホルマリン溶液で固定するが，疾患によっては蛍光抗体法，電子顕微鏡検査，酵素抗体法などの特殊な検査のために，特殊な固定液が使われることがある。

6．免疫蛍光抗体法

　直接法と間接法があるが，一般に行われるのは直接法である。膠原（こうげん）病，血管炎，水疱性疾患などで施行される。採取した生検標本をホルマリン固定せず，液体窒素により凍結し，特殊な樹脂に包埋（ほうまい）し薄切（はくせつ）の後，蛍光色素標識抗体（抗ヒトIgG抗体など）をかけて病変部における自己抗体を蛍光顕微鏡で検出する。

7．理学的検査法

- **硝子圧法**　透明なガラスもしくはプラスチック板で皮疹を圧迫し，色調の変化をみる。紅斑は退色し，紫斑は退色しない。
- **皮膚描記法**　やや尖った物で皮膚をこすると，蕁麻疹ではこすった部位に一致して赤くなり（赤色皮膚描記症），さらに反応が強いと盛り上がる（隆起性皮膚描記症）。アトピー性皮膚炎では逆にこすった部位が白くなる（白色皮膚描記症，図1-6）。

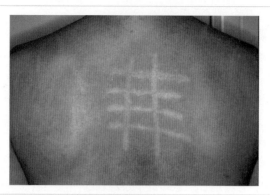

図1-6 ● アトピー性皮膚炎にみられる白色皮膚描記症

●**感覚検査** 毛筆, 針, 試験管に入れた冷水, 温水を皮膚に当てて触覚, 痛覚, 冷覚, 温覚を調べる。

●**毛細血管抵抗試験（ルンペル-レーデ試験）** 毛細血管の抵抗性を調べる試験で, 上腕を縛って末梢部に現れる紫斑の数を数える。

●**ニコルスキー現象** 一見健常に見える皮膚をこすることにより, 表皮剝離や水疱を認める現象をいう。天疱瘡やブドウ球菌性熱傷様皮膚症候群などで陽性となる。

●**アウスピッツ現象** 乾癬において, 鱗屑を剝がしていくと点状の出血をきたす現象をいう。

●**ケブネル現象** 健常な皮膚に摩擦, 搔破などの刺激をくわえると同一の病変を生じる現象をいい, 乾癬, 扁平苔癬, 自家感作性皮膚炎などで陽性となる。

●**ダーモスコピー** 皮膚表面から反射する散乱光を除去し, 拡大鏡で観察するもので, 色素性病変の観察, 特に悪性黒色腫と母斑の鑑別に有用である。

学 習 の 手 引 き

1. 皮膚の解剖と生理を復習しておこう。
2. 皮膚の病的変化にはどのようなものがあるか記憶しておこう。
3. 発疹の特徴と変化を理解しておこう。
4. 皮膚科の検査にはどのようなものがあるか整理しておこう。

第1章のふりかえりチェック

次の文章の空欄を埋めてみよう。

1 色素細胞

　色素細胞はメラノサイトともよばれ，皮膚の色素である 1 を産生する細胞である。

2 汗腺

　汗腺は汗を分泌する器官で，汗をつくる 2 ，つくられた汗を皮膚表面に運ぶ 3 ，その開口部である 4 からなる。

3 分泌・排泄作用

　 5 は皮膚の表面に潤いを与え，角質層から水分が失われるのを防いでいる。汗の分泌の主な目的は体温の調節で，通常は分泌されてもすぐに蒸発してしまい，汗として認められない。これを 6 （または 7 ）とよぶ。

4 皮膚疾患の症状

　皮膚疾患で皮膚に様々な変化が現れ，目で見ることができたり，手で触れられるものを 8 もしくは 9 という。最初に現れるものを 10 といい，経過中に引き続いて生じたものを 11 という。

5 検査

- パッチテストは主に，接触皮膚炎の 12 を調べるために行われる。
- 掻破試験（スクラッチテスト）は， 13 （ 14 ）をみる検査である。
- 免疫蛍光抗体法は， 15 ， 16 ， 17 などで施行される。

■ 皮膚疾患患者の看護

第2章 主な疾患とその治療

▶学習の目標　●皮膚科特有の治療法を学ぶ。
　　　　　　　●主な皮膚疾患の病態・症状・治療の概要を理解する。

I　主な治療の種類と適応

1. 外用療法

　外用療法は皮膚疾患治療の主体を成すものであり，古くから様々な外用療法が行われてきた。しかし最近は，有効性の高い薬剤の開発によって，単純塗擦で十分な効果が上げられるようになっている。

1 外用薬の剤形

　外用薬には粉末剤，液剤，油脂，軟膏，泥膏，糊膏，硬膏，ローション，ゲル，スプレーなどの剤形があり，軟膏が最もよく使われる。軟膏には次の種類がある。

- 油脂性軟膏（疎水性軟膏，狭義の意味での軟膏）：油脂を主体としているもの。べたつくが刺激性が少ない。
- 乳剤性軟膏（クリーム）：水と油に乳化剤を加えて乳化したもの。水で洗い流すことができ，べたつかず皮膚に薬物を浸透させる力が強い。水の中に油が小滴となって懸濁する親水軟膏と，油の中に水が小滴となって懸濁する吸水軟膏がある。乳剤性軟膏は，湿潤したびらん面には適さないとされている。
- 水溶性軟膏：油のような外観・性質をもちながら，よく水に溶ける性質を有するもの。主にポリエチレングリコールからなる。分泌物を吸収して病巣面を乾燥させる作用が強いので，湿潤したびらん，潰瘍面の治療に用いられる。

2 基剤と配合薬

　上に述べた外用薬はそのまま単独で用いられることもあるが，これに種々の薬効をもつ薬剤を添加して使用することが多い。添加される薬剤を配合薬とよび，配合薬を添加する基礎となる外用薬を基剤とよぶ。基剤の選択は，病変部の性状や配合薬の性質により決められる。配合薬には副腎皮質ステロイド薬，抗菌薬，抗真菌薬，尿素など様々なものがある。

3 主な皮膚外用薬

●**副腎皮質ステロイド外用薬（副腎皮質ホルモン外用薬）** その優れた抗炎症作用ゆえ皮膚科領域の外用療法で主体を維持しているが，効力の強いものほど副作用も強く，また長期にわたる外用や誤った使用法による副作用も懸念されるため安全に用いることが求められる。現在では副腎皮質ステロイド外用薬は強さの順から，strongest，very strong，strong，medium，weakの5段階に分けられている。副腎皮質ステロイド外用薬は経皮的に吸収されて血中へ移行し，全身性に影響を及ぼす場合があるが，現在ではそのようなケースはまれである。

- **剤形**：軟膏（なんこう），クリーム，ローション，ゲル，テープなどがある。
- **密封療法（ODT）**：副腎皮質ステロイド薬を外用の後，ラップなどで密封し局所吸収を増加させるもので，テープ剤はこれを簡便化したものである。
- **局所的な副作用**：皮膚萎縮（いしゅく），ステロイド潮紅（ちょうこう），毛細血管拡張，ステロイド紫斑（しはん），口囲皮膚炎，酒皶様皮膚炎（しゅさようひふえん），ステロイド痤瘡（ざそう），感染症（伝染性膿痂疹（のうかしん），毛包炎などの細菌感染症，白癬（はくせん），カンジダ症などの真菌症，ヘルペス感染症などのウイルス性疾患），多毛などがある。顔面皮膚の経皮吸収はほかの部位に比して多いため局所的副作用の出現には特に注意が必要である。

●**免疫調整薬（免疫抑制剤）** Tリンパ球の活性抑制作用のあるタクロリムス水和物はアトピー性皮膚炎に用いられるが，副腎皮質ステロイド外用薬のような皮膚萎縮，毛細血管拡張などの副作用がなく，顔面，頸部（けいぶ）に特に高い有効性を示す。最近ではヤヌスキナーゼ阻害薬(JAK阻害薬)がアトピー性皮膚炎に用いられるようになった。

●**活性型ビタミンD₃外用薬** ビタミンD₃は表皮増殖抑制，分化誘導作用があり，乾癬をはじめとする角化異常症に用いられる。皮膚萎縮などの副作用がなく，寛解期（かんかい）間が長いなどの利点がある。尋常性乾癬には，より高い効果と利便性を期待してビタミンDと副腎皮質ステロイド薬の配合薬が使われている。

●**抗菌薬** 皮膚感染症や痤瘡に古くから用いられているが，耐性菌出現の問題，感作による接触皮膚炎の問題などがある。

●**痤瘡治療薬** レチノイド作用を有するアダパレンや，殺菌作用を有する過酸化ベンゾイルが尋常性痤瘡によく用いられる。これらの配合薬や過酸化ベンゾイルと抗菌薬の配合薬も登場した。

●**抗真菌薬** イミダゾール系，ベンジルアミン系，アリルアミン系，チオカルバメート系，モルフォリン系など種々の構造のものがあり，白癬，皮膚カンジダ症，癜風（でんぷう）などに用いられる。近年，爪白癬用の外用薬が登場した。

●**抗ウイルス薬** アシクロビル，ビダラビンが主で単純疱疹（ほうしん），帯状疱疹（たいじょう）などに用いられる。

●**保湿薬** 尿素製剤は，水分保持作用のほかに角質融解作用を有する。刺激感が出ることがある。ヘパリン類似物質含有製剤は水分子と結合することで水分を保持するもので，皮脂欠乏症などに広く使用されている。

●**イミキモド** 免疫賦活薬（ふかつ）で免疫反応を増強させる。尖圭コンジローマと光線角化症（せんけい）

に用いられる。

●**皮膚潰瘍治療薬**　抗菌作用，壊死^{え し}組織融解作用，肉芽^{にく げ}形成促進・上皮化促進作用など様々な薬理作用を有するものがあり，潰瘍の病期^{かい よう}によって使い分ける。滲出液^{しんしゅつえき}の少ないときは乳剤性基剤を，多いときは水溶性基剤を用いるのが基本である。

④ 外用方法

外用方法には単純塗布，ODT，貼付法などがある。単純塗布では，チューブから軟膏を数mm押し出して，指先に取り，症状のある部位の皮膚に何か所かに分け，軟膏を塊のまま置いた後，指先を使ってできるだけ広く延ばすようにして，ちょうど薬が延びきった状態まで広げるようにする。すり込む必要はない。塗布量は finger-tip unit（FTU）法を目安とする。

2．内服療法・注射療法

●**副腎皮質ステロイド薬**　全身性エリテマトーデス（SLE），皮膚筋炎などの膠原病^{こうげんびょう}や天疱瘡^{てんぽうそう}，類天疱瘡などの水疱症^{すいほうしょう}をはじめとする自己免疫疾患のほか，自家感作性皮膚炎，重症の接触皮膚炎，薬疹などに幅広く用いられる。一方，糖尿病，高血圧症，脂質異常症，骨粗鬆症^{こつ そ しょうしょう}，消化管潰瘍，易感染性，副腎皮質機能不全などの副作用があるため，長期の投与では細心の注意が必要である。

投与にあたっては初期に十分量を投与し，徐々に減量するのが一般的であるが，大量点滴静注を間欠的に行うパルス療法も行われる。

●**抗アレルギー薬（抗ヒスタミン薬）**　抗アレルギー薬とは，アレルギー反応に関与する細胞からの化学伝達物質の産生・遊離を抑制し，化学伝達物質に対する拮抗作用を有するものの総称であるが，これには大別して抗ヒスタミン作用を有するものと有さないものがある。皮膚科では主に，蕁麻疹^{じん ましん}やアトピー性皮膚炎などの湿疹・皮膚炎群に使われる。

●**抗菌薬**　皮膚科ではペニシリン系，セフェム系，ニューキノロン系，テトラサイクリン系，マクロライド系などが用いられるが，近年ではメチシリン耐性黄色ブドウ球菌（MRSA）の出現が問題となっている。

●**抗真菌薬**　内服抗真菌薬は，イトラコナゾール，テルビナフィン塩酸塩が，爪白癬^{そう}や角質増殖型足白癬などに用いられている。

有効性の高い新たな抗真菌薬として，ホスラブコナゾール L-リシンエタノール付加物がある。これらの薬剤は，肝機能障害，血液障害，胃腸障害などの副作用に注意する必要があり，使用にあたっては定期的な血液検査が望まれる。ほかにフルコナゾール，ミコナゾール硝酸塩，アムホテリシンBなどがあるが，主な適応は内臓真菌症である。

●**抗ウイルス薬**　皮膚科領域では主に，単純ヘルペス，カポジ水痘様発疹症，水痘，帯状疱疹^{たいじょうほうしん}などに用いられるが，薬剤により適応が異なるので注意を要する。DNAポリメラーゼ阻害薬であるビダラビンは注射薬である。核酸アナログであるアシクロビルには内服，注射薬がある。バラシクロビル塩酸塩は，アシクロビルのプロド

1
皮膚疾患の
基本的知識

2
主な疾患と
その治療

3
皮膚疾患看護の
基本

4
皮膚疾患患者の
看護

ラッグで経口吸収性が向上している。ファムシクロビルも同様の作用機序を有する内服薬である。アメナメビルは，ヘリカーゼ・プライマーゼ阻害作用をもつ新規の帯状疱疹治療内服薬で，腎機能による用量調節の必要がない。

●**NSAIDs**　多くのものがプロスタグランジン合成阻害作用を有しており，胃潰瘍（い かいよう），喘息（ぜんそく）発作の誘発，腎機能障害などの副作用に留意する必要がある。

●**免疫抑制薬**　皮膚科領域ではシクロスポリンが乾癬（かんせん）をはじめとし，ベーチェット病，アトピー性皮膚炎，膠原病などに用いられる。血圧上昇，腎機能障害，多毛，歯肉肥厚（ひこう）などの副作用に注意する。メトトレキサートは公知申請により乾癬に使用できるようになった。

●**抗がん剤**　抗がん剤は作用機序の異なるものを数種類組み合わせて使用することが多く（多剤併用療法（ゆうきょく）），有棘細胞がんには，ブレオマイシン塩酸塩，ペプロマイシン硫酸塩などが，悪性黒色腫にはダカルバジン，ニムスチン塩酸塩，ビンクリスチン硫酸塩，インターフェロンベータ併用のDAVFeron療法が用いられてきた。近年では，免疫チェックポイント阻害作用を有する生物学的製剤や分子標的薬が相次いで登場し，大きな効果を上げているが，一方で免疫の活性化による免疫関連有害事象（immune-related adverse events: irAE）として，自己免疫疾患に類似した症状を生じることへの注意喚起もなされている。

●**レチノイド**　レチノイドとはビタミンA誘導体で，内服薬のエトレチナートが重症乾癬や角化異常症に有用である。菌状息肉症には，近年ベキサロテンが保険適用となった。

●**アプレミラスト**　ホスホジエステラーゼ（PDE）4を阻害することにより細胞内cAMP濃度を上昇させ，炎症性サイトカインの発現を制御することにより効果を発揮する。中等症以上の乾癬や，ベーチェット病の口腔潰瘍に用いられる。

●**ジアフェニルスルホン（DDS）**　元来ハンセン病の治療薬であるが，持久性隆起性紅斑（こうはん），ジューリング疱疹状皮膚炎，天疱瘡，類天疱瘡，色素性痒疹（ようしん）などに有効である。薬疹，腎臓障害などの副作用がある。

●**ヒドロキシクロロキン硫酸塩**　もともとマラリアの治療薬であったが，SLEや皮膚エリテマトーデスに有効であることが明らかとなり，世界的には標準薬として用いられている。内服中は網膜症に注意し，定期的に眼科検査を行う。

●**生物学的製剤（モノクローナル抗体）**　悪性黒色腫に用いられる薬剤は，主にリンパ球の表面マーカーに対するモノクローナル抗体である。サイトカインに対するモノクローナル抗体製剤は，皮膚科領域では乾癬，蕁麻疹，アトピー性皮膚炎などに用いられる。著明な効果が得られる一方で高薬価であり，適切な運用が求められる。

3．理学療法

●**液体窒素凍結療法**　尋常性疣贅（ゆうぜい），老人性疣贅などに用いられる治療法で，凍結により組織を破壊し，脱落させることを目的とする。液体窒素を浸した綿棒を数秒間患部に圧抵し白く凍結させた後解凍するのを待ち，再び凍結させる。少なくとも3回，

凍結，解凍の操作を繰り返す。圧抵する時間や回数は部位や皮疹の程度により調節する。凍結の際，皮疹よりわずかに広い範囲が白色になるようにする。

● **紫外線療法**　紫外線には化学作用があり，波長の短い順にUVC，UVB，UVAに分けられる。太陽光線中の**UVC**はオゾン層で吸収され地表には届かない。**UVB**は日焼けを起こすUVで，照射後24時間をピークに，紅斑，浮腫，水疱を生じる。尋常性乾癬などの治療にも用いられる。特に，波長308～313nmに限定して照射するものを**ナローバンドUVB療法**という。UVAの効果を増強させる物質であるソラレン誘導体を内服もしくは外用後にUVAを照射する治療法を**PUVA療法**という。

● **放射線療法**　皮膚疾患に放射線療法を行う際は，病変部のみに放射線が照射され，深部組織には到達しないような線源が望ましい。従来，軟X線が用いられてきたが，現在は電子線照射が主流となっている。皮膚悪性腫瘍，菌状息肉症，ケロイドの再発予防などに用いられる。

● **レーザー療法**　組織の色の違いにより吸収されるレーザー光の波長が異なるため，目的とする病変を選択的に破壊できる。

　用いる媒質によりルビーレーザー，アルゴンレーザー，炭酸ガスレーザー，Nd-YAGレーザー，色素レーザーなど様々な種類のものがあるが，皮膚科領域では単純性血管腫，乳児血管腫，毛細血管拡張症に色素レーザーが，また太田母斑や異所性蒙古斑，外傷性色素沈着症，扁平母斑などにはQスイッチルビーレーザー，Qスイッチアレキサンドライトレーザーが用いられる。

● **ケミカルピーリング**　化学薬品により皮膚の表面を剝離する治療法で，痤瘡などに用いられるが，保険適用外である。

4．手術療法

　皮膚病変を手術的に治療する方法であるが，形成外科的手技の進歩により様々な手法がある。

● **切除縫縮術**　最もよく行われるもので，小さい病変の除去に用いられる。

● **植皮術**
　• **遊離植皮術**：植皮片を採取部位から切り離して遠隔部位に植皮する。
　• **表層植皮術**（チルシュ植皮術）：カミソリで採取し，小さな皮膚の欠損に用いる。
　• **分層植皮術**：デルマトームで採取するが，採取皮膚をメッシュ状にすると数倍の面積をカバーすることができる。広範囲熱傷やパジェット病の切除後などによく行われる。

　これらの方法では採取部位の皮膚は再生するが，採取皮膚が薄いため術後の外見はあまりよくない。

　• **全層植皮術**：皮膚を厚く切除・採取し，採取部位は縫縮し，採取皮膚の脂肪組織をできるだけ取り除いて植皮するもの。植皮片が厚いため，外観上の見栄えがよい。主に顔面に対する植皮に用いられる。
　• **有茎植皮術**：植皮部位の血行が悪いときや，整容的に優れた植皮を必要とする

1
皮膚疾患の
基本的知識

2
主な疾患と
その治療

3
皮膚疾患看護の
基本

4
皮膚疾患患者の
看護

ときに行われ，血行を温存したまま，すなわち採取部位と連絡を保ったまま皮膚片を移動する。

●**形成外科的手技**　Ｚ形成術，Ｗ形成術，Ｖ-Ｙ形成術など様々な手技がある。

●**皮膚剝削術**　高速回転する刃で皮膚を削り取る方法で，瘢痕や表皮母斑，異物沈着症などで行われる。

Ⅱ 主な皮膚疾患の治療

1．湿疹・皮膚炎群

　湿疹は皮膚炎と同義語であり，皮膚疾患患者の1/3以上を占める一般的な疾患である。一般に紅斑，小水疱，膿疱，びらん，落屑が混在するものを**急性湿疹**とよび，湿潤傾向がなく，苔癬化（皮膚が硬くなり皮野，皮溝がはっきりした状態）し，皮膚が肥厚したものを**慢性湿疹**とよんでいる。

1 接触皮膚炎

●**原因**　接触皮膚炎（いわゆるかぶれ）には，１次刺激性皮膚炎とアレルギー性接触皮膚炎がある。**１次刺激性皮膚炎**は，原因となる物質に刺激性があり，それに触れるとほとんどの人が皮膚炎を起こす。**アレルギー性接触皮膚炎**は，ある物質に**感作**され遅延型アレルギー反応として現れるもので，その原因物質は金属，植物，医薬品，化粧品，染髪料など多岐にわたる。臨床像としては，接触源によりそれぞれ特徴のある急性湿疹の像をとることが多いが，原因物質との接触が反復されると，苔癬化し，慢性湿疹の像を呈することもある。

●**治療**　接触皮膚炎は接触源が絶たれれば完治し得る疾患であり，治療はvery strongクラス以上の副腎皮質ステロイド外用薬が第一選択となる。また，パッチテストにより原因物質を特定することも必要により行う。

2 アトピー性皮膚炎

　アトピー性皮膚炎患者は喘息，アレルギー性鼻炎などほかのアレルギー性疾患を合併したり，家族内同症が認められたりすることが多く，遺伝的素因に基づく疾患であると考えられている。

●**原因**　アトピー性皮膚炎患者では，免疫学的異常が病因として考えられているが，一方で角質層の保湿因子が減少しているために皮膚のバリア機能が低下し，容易に湿疹を生じやすい状態を有していることが判明しており，非免疫学的異常も発症にかかわっているものと思われる。最近では，フィラグリン遺伝子異常がバリア機能異常をきたし，発症につながると注目されている。

●**症状**

・**乳児期**：乳児湿疹として頭部，顔面に鱗屑，紅斑を生じ，時に頭部では厚い痂

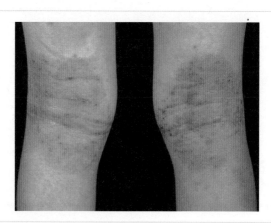

図2-1 ● アトピー性皮膚炎（四肢屈側の苔癬化局面）

皮が付着することがある。

- **幼児期**：四肢屈側，特に肘窩，膝窩に苔癬化局面を生じやすい（**図2-1**）。体幹
では粟粒大の小丘疹が多発して乾燥傾向があり，瘙痒感が強く小児乾燥型湿疹
とよばれるが，アトピー性皮膚炎の一症状と考えられている。また，顔面の単
純性粃糠疹（はたけ）や耳切れ，口唇の乾燥を伴うことが多く，感染症（伝染
性膿痂疹，カポジ水痘様発疹症，伝染性軟属腫など）を合併しやすい。瘙痒感
が強いと掻破を繰り返し，しだいに皮膚が肥厚し苔癬化局面や痒疹結節を形成
し難治性となる。
- **思春期，成人期**：軽快傾向を示す者がいる一方，苔癬化局面がさらに高度にな
る症例，頸部，上胸部にさざ波状の色素沈着をきたす症例，顔面や頸部などに
難治性の皮疹を有する成人型アトピー性皮膚炎の症例が存在し，顔面，特に眼
周囲の皮膚症状が強い場合，白内障の合併がみられることがある。また，単純
ヘルペスウイルスの感染症や伝染性膿痂疹などに罹患しやすい。

●**治療**　副腎皮質ステロイド外用薬やタクロリムス外用薬を使用し，保湿薬を併用す
る。補助的療法として抗アレルギー薬の内服を必要に応じ行う。最近JAK阻害薬が
外用薬として登場した。

　難治例では，シクロスポリン内服も行われる。最近では，IL-4およびIL-13を阻
害する抗体製剤であるデュピルマブが重症例に用いられ，効果を上げている。血清
TARC値は，アトピー性皮膚炎の病勢を反映し，重症度の評価に有用で，治療の効
果判定に用いられる。

3 脂漏性湿疹（脂漏性皮膚炎）

●**原因**　主として壮年男性によくみられる脂漏部位（頭部，顔面，腋窩，背正中部な
ど）に好発する湿疹で，落屑性の紅斑が主体である。頭部では粃糠様落屑（いわゆ
るふけ）を伴うことが多い。

●**治療**　副腎皮質ステロイド外用薬が比較的有効であるが，再発しやすい。抗真菌薬
であるケトコナゾールも有効である。尋常性乾癬の初期病変と鑑別が困難なときが

ある。

4　皮脂欠乏性湿疹

●**原因・症状**　高齢者では皮脂の分泌が低下するために皮脂膜が壊れ，角層の水分が失われて皮膚の表面が乾燥し，粗糙化してくる（**皮脂欠乏症**）。このような皮膚では軽度の刺激で炎症を起こし，皮脂欠乏性湿疹となる。下腿の伸側に好発し冬季に増悪する。皮膚症状の軽い割にはかゆみが強い。

●**治療**　副腎皮質ステロイド外用薬を用いるが，軟膏基剤のものが使いやすい。また，保湿薬の併用も有効である。入浴時に石けんで洗い過ぎないように指導する。

5　貨幣状湿疹

●**原因・症状**　下腿伸側に特によくみられる円形の湿潤性病変で，周囲に漿液性丘疹（頂上に小さな水疱を伴った丘疹）を伴う。掻破により悪化しやすく，自家感作性皮膚炎の原因となる。

6　自家感作性皮膚炎

●**原因・症状**　原発巣の湿疹病変が悪化した際に，全身に急速に生じる瘙痒感の強い漿液性丘疹，紅斑を主体とした疾患である。原疾患としては下腿の貨幣状湿疹が最も多く，接触皮膚炎，アトピー性皮膚炎なども原因となることがある。

●**治療**　副腎皮質ステロイド外用薬で治療するが，重症例では副腎皮質ステロイド薬内服を行うこともある。

7　手湿疹

●**原因・症状**　別名主婦湿疹ともよばれるように，成人女性によくみられる手の漿液性丘疹，落屑性紅斑，痂皮，亀裂を主体とする病変である。また，**進行性指掌角皮症**とほぼ同義と考えてよい。洗剤などによる化学的刺激や機械的刺激により生じると考えられるが，部位の性質上，安静を保てないため，難治性である。

●**治療**　副腎皮質ステロイド外用薬とともに保湿薬を併用するのがよく，亀裂部位にはテープ剤も有効である。アトピー素因の関与も指摘されている。

8　うっ滞性皮膚炎

主に下腿末梢側に生じる褐色調の色素沈着を伴う紅斑局面が特徴である。静脈の還流障害が原因で下腿静脈瘤に伴うことが多い。時に潰瘍化し難治性である。うっ滞性脂肪織炎を伴うことがある。また，病変部では接触皮膚炎を生じやすい。

9　膿痂疹性湿疹

小児の顔面によくみられるが，湿疹病変に細菌が2次感染して湿潤し，びらん，痂皮が付着した状態となる。また，伝染性膿痂疹が掻破により湿疹化することで生じることもある。

2．蕁麻疹，痒疹，皮膚瘙痒症

1　蕁麻疹

蕁麻疹とは，一過性に出現する皮膚の発赤を伴う限局性の浮腫と定義されており，通常かゆみを伴うことが多い。

　　発疹の出没が6週間以上続くものを**慢性蕁麻疹**，6週間以内に出没がみられなくなるものを**急性蕁麻疹**とよんで区別している。

●**原因**　蕁麻疹の原因物質（アレルゲン）は食物，食品添加物，薬剤，吸入抗原など多種にわたる。これらはIgEと特異的に結合し，I型アレルギー反応を介して蕁麻疹を発症させることが知られている。しかしながら，実際に蕁麻疹の原因を特定するのは容易ではなく，特に慢性蕁麻疹の8割以上の症例では，その原因を明らかにするのは困難であるとされている。

●**症状**　皮膚症状は，突然出現する境界明瞭な類円形のやや隆起した浮腫性紅斑で，拡大，融合し地図状を呈する。個々の皮疹は数十分～数時間で消失するが，皮疹は次々と新生する。口唇に生じた場合は，クインケ浮腫とよばれる。重症の場合は下痢や発熱，喘息様症状，さらに気道粘膜の浮腫による呼吸困難，まれにアナフィラキシーによるショック症状を呈することもある。

　　果物や野菜，大豆製品などを摂取した後に口腔粘膜の違和感，さらには蕁麻疹，アナフィラキシーを起こすものを口腔アレルギー症候群という。なかでも感作アレルゲンが花粉である花粉-食物アレルギー症候群（PFAS）が最近注目されている。

●**治療**　抗アレルギー薬の内服が主体となる。効果不十分例では保険適用外であるが，H_2ブロッカーや抗ロイコトリエン拮抗薬の併用が推奨され，重症例では抗体製剤であるオマリズマブが用いられる。副腎皮質ステロイド薬の全身投与も行われるが，短期間にとどめるべきである。

❷ 痒疹

●**原因・症状**　痒疹は，四肢伸側に好発する結節性痒疹と，中高年者の体幹に多くみられる湿疹性の苔癬化局面を伴う多彩な臨床症状を呈する多形慢性痒疹の2つが主で，いずれも激しいかゆみがある。結節性痒疹は虫刺症，特にブヨ（ブユ）の刺傷に続発することが多く，掻破することにより皮疹が悪化する。

●**治療**　強力な副腎皮質ステロイド外用薬を第一選択とするが，ODTや副腎皮質ステロイド薬局所注射も効果的である。また，かゆみを抑えるために抗アレルギー薬の内服も併用する。

❸ 小児ストロフルス

　　虫刺されが原因とされている。四肢伸側に好発する漿液性小丘疹に始まり，掻破により痂皮を付着し充実性丘疹となり多発する。かゆみが強い。夏に悪化し，冬に軽快することを繰り返す。

❹ 皮膚瘙痒症

●**原因・症状**　皮膚のかゆみのみで特に臨床的に発疹が認められないものをいい，高齢者に多い（**老人性皮膚瘙痒症**）。全身性皮膚瘙痒症と，特定の部位のみ（外陰部や肛囲など）にかゆみのある局所性皮膚瘙痒症に分けられる。糖尿病，肝疾患，腎疾患，悪性リンパ腫，内臓悪性腫瘍などに合併の注意が必要である。

●**治療**　基礎疾患の検索，抗アレルギー薬の内服，保湿薬，止痒薬の外用などを行う。

3．紅斑症

❶ 結節性紅斑

●**原因・症状**　下腿伸側に好発する鶏卵大までの有痛性の紅斑で，やや隆起し硬結を触れ，圧痛，局所熱感を伴う。成人女性に多い。発熱，咽頭痛，関節痛などを伴うことがある。通常２週間前後であとを残さず治癒する。扁桃炎などの感染が原因となることがあるが，ベーチェット病，サルコイドーシスの一症状として出現することもある。

●**治療**　安静，局所の冷湿布，NSAIDsの内服など。重症例では副腎皮質ステロイド薬の全身投与を行うこともある。

❷ 多形滲出性紅斑

●**原因・症状**　四肢伸側，体幹に生じる円形の浮腫性紅斑で，辺縁がやや隆起する。水疱を形成することもある。細菌，ウイルス感染に対する過敏反応や薬剤アレルギーなどが原因となるが，不明のことも多い。

●**治療**　副腎皮質ステロイド薬の外用もしくは重症例では内服を行う。

❸ スウィート病

●**原因・症状**　発熱とともに，有痛性のやや隆起する滲出性の紅斑が，顔面，四肢などに出現する。白血病，骨髄異形成症候群に合併することがある。

●**治療**　ヨードカリや副腎皮質ステロイド薬内服が有効である。

❹ ベーチェット病

　皮膚粘膜症状として，口腔内アフタ，陰部潰瘍，毛嚢炎，痤瘡様皮疹，結節性紅斑，血栓性静脈炎などがある。眼症状には，虹彩炎，ぶどう膜炎，網膜炎などがあり，失明することもある。そのほかに発熱，関節痛，腹部症状，心臓病変，中枢神経症状などを伴う。これらの症状が再発を繰り返し，長い経過をたどる。

❺ サルコイドーシス

　原因不明の全身性肉芽腫性疾患で，皮膚症状は結節型，局面型，びまん浸潤型，皮下型の４型のほか，瘢痕浸潤，結節性紅斑様皮疹など多彩である。全身症状としては，肺門リンパ節腫脹（BHL），ぶどう膜炎，肝脾腫などがある。検査所見では，血清アンジオテンシン変換酵素（ACE）高値，血清リゾチーム高値，ガンマグロブリン上昇，高カルシウム血症，ツベルクリン反応陰性化などがみられる。予後は比較的良好である。

4．紫斑病

❶ IgA血管炎（アナフィラクトイド紫斑）

●**原因**　小児では上気道感染に続発することが多い。成人では原因不明のことが多く，再発を繰り返す。

●**症状**　皮膚症状は，下腿から足背にかけての出血性丘疹で，血疱，潰瘍となることもある。全身症状としては，全身倦怠感，発熱，咽頭痛，関節痛などがあるが，重

症例では腹痛，下痢，嘔吐などの消化器症状を伴う。また，腎障害として血尿，たんぱく尿が出現することがある。

●**治療**　安静が基本で，重症例では副腎皮質ステロイド薬内服を行う。細菌感染によるものでは抗菌薬の投与を行う。

5．中毒疹，薬疹，紅皮症

1　中毒疹

体外から体内に入った物質，あるいは体内で産生された物質が原因で発疹を生じたものを**中毒疹**という。感染症，食事，自家中毒性のものなどがあるが，実際は原因が特定できない場合が多い。

2　薬疹

●**原因・分類**　薬剤が原因で発疹を生じたものを**薬疹**という。薬疹の病型は播種状紅斑型，湿疹型，固定薬疹，紅皮症型，皮膚粘膜症候群型，ライエル型，蕁麻疹型，紫斑型，日光疹型，扁平苔癬型など多彩であり，ある程度薬剤と病型の間には相関がある。重症薬疹としてスティーブンス-ジョンソン症候群（SJS），中毒性表皮壊死症（TEN），薬剤性過敏症症候群（DIHS）がある。

原因薬剤を特定するための検査として，パッチテストや皮内テスト，薬剤リンパ球刺激試験（DLST）などが行われるが，最も確実な方法はチャレンジテストで，疑わしい薬剤を前回投与したときと同じ経路で全身投与することである。しかし，反応が強い場合は生命にかかわり危険なので慎重に行う必要がある。

3　紅皮症

湿疹，乾癬，薬疹，皮膚悪性リンパ腫などが原因で全身皮膚の90％以上が潮紅し，落屑を伴った状態をいう。しばしばリンパ節腫脹を伴う。

6．物理的皮膚障害

1　熱傷

●**原因・分類**　皮膚に熱が作用したために生じる障害を**熱傷**といい，その深さにより3つに分類される。

- 第1度熱傷：表皮熱傷で発赤，腫脹をきたすが水疱はつくらない。疼痛，灼熱感があるが，数日で瘢痕を残さずに治癒する。
- 第2度熱傷：真皮に及ぶ熱傷で水疱をつくり，疼痛，灼熱感がより著明である。さらに2つに分けられる。
①真皮浅層熱傷：皮膚付属器は生存しており，治癒後瘢痕を残さない。
②真皮深層熱傷：潰瘍を形成し，治癒後軽い瘢痕を残す。
- 第3度熱傷：皮下組織に達する熱傷であり，受傷後の皮膚は白色調で水疱はみられず，疼痛を欠く。その後，皮膚は壊死に陥り深い潰瘍となり，治癒が遷延して瘢痕を形成する。

熱傷の重症度には，深さのほかに受傷面積が関係する。受傷面積の算出には成人

1
皮膚疾患の
基本的知識

2
主な疾患と
その治療

3
皮膚疾患看護の
基本

4
皮膚疾患患者の
看護

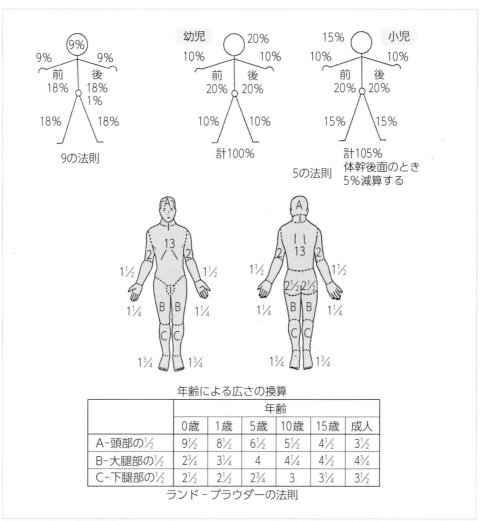

9の法則

幼児　計100%　5の法則

小児　計105%　体幹後面のとき5%減算する

年齢による広さの換算

	年齢					
	0歳	1歳	5歳	10歳	15歳	成人
A-頭部の½	9½	8½	6½	5½	4½	3½
B-大腿部の½	2¾	3¼	4	4¼	4½	4¾
C-下腿部の½	2½	2½	2¾	3	3¼	3½

ランド‐ブラウダーの法則

図2-2 ● 受傷面積の算出法

では**9の法則**（**ウォーレスの法則**）が，幼小児では**5の法則**（**ブロッカーの法則**）が便利であるが，より詳しく算定するためには**バルコ**（Berkow）**の数**（**ランド‐ブラウダーの法則**）が用いられる（図2-2）。成人では受傷面積10％以上でショックを起こすおそれがあり，40％以上では生命が危険となる。幼少児では30％以上で生命の危険があり，また，循環動態の変化も急激で全身症状が現れやすいので，脈拍，血圧，尿量，痙攣（けいれん）の有無などに特に注意を払う必要がある。

・**化学熱傷**：強酸や強アルカリにより皮膚障害をきたすものを化学熱傷という。

●**治療**　小範囲の熱傷の場合には，まず流水などによって30分程度冷却する。第1度熱傷では，副腎皮質ステロイド外用薬や抗炎症薬を塗布（とふ）する。第2度熱傷では，水疱内容液を穿刺（せんし）除去し，抗菌薬軟膏（なんこう）を塗布し，ガーゼで保護する。第3度熱傷では，早期に壊死組織を除去し，植皮術を行う。広範囲の熱傷では，ショックの予防，感染予防のため集中治療室での全身管理が必要である。

2 凍傷

●**原因・症状**　寒冷により血行が途絶して組織が壊死に陥るもので，四肢末端，耳介，鼻尖にできやすい。紅斑，びらん，潰瘍など多彩な症状を呈する。

●**治療**　加温，マッサージなどで血行の回復に努めるが，壊死に陥った場合は外科的切除が必要となる。

3 凍瘡（しもやけ）

●**原因・症状**　寒冷曝露により手指，手背，足趾，踵，耳朶（耳たぶ）などに紅斑，うっ血，びらん，水疱などを生じるもので，学童に多い。かゆみがあり加温により増強する。発症には体質が関係する。

●**治療**　四肢末端の保温に努め，ビタミンE軟膏の外用や血管拡張薬の内服などを行う。

4 放射線皮膚障害

　X線や粒子線などで生じ，急性と慢性がある。急性では紅斑，水疱を生じ，治療は熱傷に準じる。慢性では難治性潰瘍からがんを発症することがある。

5 褥瘡（床ずれ）

●**原因・症状**　持続的な圧迫による血流障害のため，皮膚および皮下組織が壊死を起こして生じる。仙骨部，坐骨結節，踵部など，骨が突出し臥床時に圧迫を受けやすい部位に好発する。圧迫部に紅斑，浮腫，硬結を生じ，次いで潰瘍となる。壊死に陥った皮膚は初め黒色（エスカー）であるが次いで黄色（スラフ）となり，壊死組織が除去されると赤色の肉芽組織が増生し，上皮化が進むと白色に見える状態となる。壊死組織が付着した状態では嫌気性菌による2次感染を起こしやすい。褥瘡の評価尺度としてわが国ではDESIGN-R®がよく用いられる。カニューレ，フェイスマスク，弾性ストッキングなど，医療機器の圧迫による皮膚損傷も褥瘡と同様の発症機序で生じるが，医療関連機器圧迫創傷として別に扱われる。

●**治療**　まずは除圧が重要である。壊死組織はデブリードマンにて取り除く。洗浄も重要であるが，消毒液は明らかな感染のある場合を除き使用する必要はない。皮膚潰瘍治療薬，創傷被覆材を病期に応じて適宜使い分ける。難治性の褥瘡には局所陰圧閉鎖療法も行われる。

7．光線性皮膚障害

1 日光皮膚炎（日焼け）

●**原因・症状**　過度の日光照射により浮腫性紅斑，水疱，びらんを生じ，疼痛，灼熱感が強い。落屑，色素沈着を残して治癒するが，瘢痕は残さない。重症例では発熱，脱水，意識障害を生じることもある。作用光線はUVBである。

●**治療**　熱傷に準じるが，重症例では副腎皮質ステロイド薬内服を行う。

2 光線過敏性皮膚炎

　ある種の物質が皮膚に存在するために皮膚の光線に対する反応性が過敏になり，少量の光線照射により炎症反応を生じるもので，このような物質を**光感作物質**とい

う。以下の２つに分類される。

- 光毒性皮膚炎：ソラレン，アントラセン，コールタールなど光毒性物質とよばれる物質によって日光皮膚炎と同じ現象が促進されるもので，体質に関係なくすべての人に生じ得る。

- 光アレルギー性皮膚炎：皮膚に存在する物質（光感作物質）が，光に当たることにより化学変化を起こして抗原性物質（光抗原）となり，生体を感作することによりアレルギー反応を生じるものである。薬剤としてはケトプロフェン，サイアザイド系薬などがある。

8．膠原病

　　全身の結合組織が系統的に侵される疾患で，その原因は不明な点が多いが，自己抗体が高率に出現することから，自己免疫疾患の一群と考えられている。

1 エリテマトーデス（紅斑性狼瘡）

1）慢性円板状エリテマトーデス（DLE）

　　顔面に好発する円板状角化性紅斑で，自覚症状はない。色素沈着や色素脱失を伴う。一般に全身状態は良好で予後は良いが，SLEの一症状として出現することもある。

2）SLE

　　若い女性に多い。発熱，全身倦怠感などの全身症状とともに蝶形紅斑（顔面の両頬部に連なる紅斑），手指の紅斑，脱毛，レイノー症状（四肢末端で寒冷刺激により動脈が収縮し皮膚が白色，暗紫色に変色する現象），日光過敏症などの皮膚症状が出現する。心障害，胸膜炎，腎炎，中枢神経症状，消化器症状などを伴う。検査所見では白血球減少，リンパ球減少，たんぱく尿，抗核抗体陽性，補体値低下などがみられる。抗Sm抗体，抗ds-DNA抗体は疾患特異性が高い。

●**治療**　副腎皮質ステロイド薬の全身投与や免疫抑制剤の内服などを行う。妊娠，日光曝露などは悪化要因である。

2 強皮症

- 限局性強皮症：斑状ないし線状の境界明瞭な皮膚の硬化性病変で，経過とともに皮膚は萎縮性となる。全身症状はなく予後は良い。

- 全身性強皮症：中年女性に多い。レイノー症状を初発症状とすることが圧倒的に多く，指先から皮膚硬化が始まりしだいに近位側へ及ぶが，前腕でとどまる場合と体幹にまで及ぶ場合があり，後者のほうが重症で，内臓合併症も多い。舌小帯短縮，手指屈曲拘縮，指尖部虫食い状瘢痕，仮面様顔貌，色素沈着，皮膚潰瘍などを伴う。

●**検査所見**　抗核抗体陽性，血沈亢進などをみる。特異的自己抗体として抗Topo-1抗体，抗セントロメア抗体，抗RNAポリメラーゼ抗体などがあり，それぞれに臨床的特徴がある。

●**治療**　血管拡張薬の投与などを行う。副腎皮質ステロイド内服薬は皮膚硬化の早期

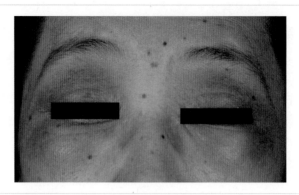

図2-3 ● ヘリオトロープ紅斑

に用いられる。

3 **皮膚筋炎**

●**症状**　皮膚筋炎では両眼瞼に暗紫色調の浮腫性紅斑（ヘリオトロープ紅斑，図2-3）がみられ，診断的価値が高い。また，手指関節背面の角化性紅斑（ゴットロン徴候），手指屈側の鉄棒まめ様紅斑（逆ゴットロン徴候），四肢関節伸側の角化性紅斑，体幹のかゆみを伴う浮腫性紅斑，爪囲の紅斑，難治性皮膚潰瘍など多彩な皮膚症状を呈する。

●**検査所見**　CPK，AST（GOT），LDH，アルドラーゼなどの筋原性酵素の上昇がみられる。特異的自己抗体として抗アミノアシルtRNA合成酵素（ARS）抗体，抗Mi-2抗体，抗TIF1-γ抗体，抗MDA5抗体などがある。

●**治療**　副腎皮質ステロイド薬や免疫抑制剤の全身投与を行う。

9．水疱症

　水疱形成を主体とする疾患の総称であるが，以下に述べるものは自己抗体により生じるもので自己免疫疾患と考えられる。

1 **天疱瘡**

●**症状**　表皮内水疱を生じるもので，表皮細胞間にIgG，補体などが沈着する。

●**治療**　副腎皮質ステロイド薬の全身投与を行う。

- **尋常性天疱瘡**：弛緩性の水疱で破れてすぐにびらんになる。口腔などに粘膜病変を伴い，初発症状のことも多く，**ニコルスキー現象**（こすった部位に表層剥離や水疱ができる）は陽性である。重症例では死亡することもある。抗デスモグレイン1抗体，抗デスモグレイン3抗体が認められるが，時に粘膜症状だけのことがあり，その場合は，抗デスモグレイン3抗体のみが陽性となる。

- **落葉状天疱瘡**：顔面，胸背部に好発する。水疱のできる部位が尋常性天疱瘡よりさらに表皮浅層で，症状も軽症である。抗デスモグレイン1抗体によって生じる疾患である。

2 水疱性類天疱瘡

●**症状** 表皮下水疱を生じるもので，表皮真皮境界部にIgG，補体などが沈着する。緊満性の水疱で，粘膜症状はまれである。内臓悪性腫瘍を合併することがある。抗BP180抗体が陽性となる。

●**治療** 天疱瘡に準じる。

3 疱疹状皮膚炎

●**症状** 瘙痒感を伴う水疱（表皮下水疱）が全身に多発し，グルテン腸症，ヨード過敏症を合併する。真皮上層にIgAが沈着する。

●**治療** ジアフェニルスルホン内服が有効である。

10. 炎症性角化症，膿疱症，角化症

1 尋常性乾癬

●**原因・症状** 鱗屑を伴う角化性紅斑局面が頭部，体幹，四肢伸側，特に肘頭，膝蓋に好発する（図2-4）。約半数の症例で瘙痒感を伴う。白人に多い。皮疹部の鱗屑を剝がしていくと点状出血がみられ（**アウスピッツ現象**），健常皮膚に搔破などの刺激をくわえると同様の皮疹を生じる（**ケブネル現象**）。しばしば爪の変形を伴う。

●**治療** 副腎皮質ステロイド薬や活性型ビタミンD₃製剤の外用，PUVA療法やナローバンドUVB療法などの紫外線療法，内服ではビタミンAの誘導体であるエトレチナート，免疫抑制剤であるシクロスポリンやメトトレキサートのほか，PDE阻害薬であるアプレミラストなどが用いられる。2010年より抗TNF-α薬が用いられるようになり，その後，抗IL12/23抗体，抗IL-17抗体，抗IL-23抗体など様々な生物学的製剤が登場し高い効果を上げている。

2 扁平苔癬

扁平に隆起した多角形の紅斑局面を呈し，時にかゆみを伴う。四肢，躯幹のほか粘膜，爪も侵されることがある。慢性に経過し，難治性である。

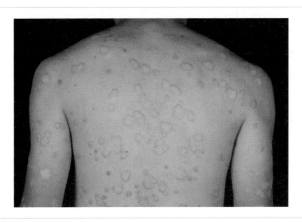

図2-4 ● 尋常性乾癬

③ ジベルバラ色粃糠疹

若年者に好発する体幹の落屑性紅斑で，上気道炎症状の2～3週間後に発症することが多い。ウイルス感染が原因で，1～2か月後に自然に軽快する。

④ 掌蹠膿疱症

●**原因・症状** 手掌，足蹠に膿疱が多発し，落屑性紅斑を伴い慢性に経過する。胸肋鎖骨間骨化症や慢性扁桃炎などを合併することがある。原因は不明であるが，喫煙，病巣感染，歯科金属アレルギーなどがあげられている。

●**治療** 副腎皮質ステロイド薬，活性型ビタミンD₃外用が主体だが，難治性である。時に扁桃摘出，歯科金属除去が有効なことがある。エトレチナート内服や抗IL-23抗体も用いられる。

⑤ 魚鱗癬

先天性の角化異常症で，皮膚が乾燥粗造化し，魚のうろこのような外観を呈する。尋常性魚鱗癬は常染色体優性（顕性）遺伝性で四肢伸側が主に侵され，伴性遺伝性魚鱗癬は男性に発症し，関節屈側も侵される。

⑥ 鶏眼（ウオノメ）

趾間，趾背，足底などの下床に骨を有する部位に，圧迫により角質が増殖したもので，角質がくさび状に下方に延びており，圧痛がある。

⑦ 胼胝腫（たこ）

長時間外力が反復して加わっていた部位に反応性に角質増殖を起こしたものであるが，通常疼痛はない。座りだこ，ペンだこなど。

11. 色素異常症

① 肝斑（しみ）

主に30歳以降の女性にみられる。顔面，特に頬部の境界明瞭な淡褐色斑で，自覚症状はない。妊娠や日光曝露で増強する。

② 尋常性白斑

●**原因・症状** 境界明瞭な完全脱色素斑で，形や大きさは様々である。神経支配領域に一致して片側性に生じるものは，自律神経障害が原因とされ，神経支配域に関係なく生じるものは，自己免疫によるメラノサイトへの障害が原因と考えられている。時に甲状腺疾患，アジソン病などを合併することがある。

●**治療** 副腎皮質ステロイド外用薬，PUVA療法，ナローバンドUVB療法などを行う。

12. 発汗異常，毛包脂腺系疾患，毛髪・爪疾患

① 多汗症

●**原因・症状** 全身性多汗症と局所性多汗症があり，前者はバセドウ病，内臓悪性腫瘍など種々の疾患に伴うことがある。後者は精神的情動によるもので，手掌，足蹠，腋窩，顔面などに生じやすい。

●**治療** 制汗剤の外用や，重症例ではボツリヌス療法，交感神経節遮断術を行う。

2 汗疹

　大量の発汗により汗が汗管に詰まることにより生じる小丘疹ないし小水疱。いわゆる「あせも」である。

3 腋臭症（わきが）

●**原因・症状**　思春期にアポクリン腺の発達により腋窩に生じる臭気で，人種差や遺伝性がある。

●**治療**　制汗剤の外用や，手術によりアポクリン腺の除去を行う。

4 尋常性痤瘡（にきび）

●**原因・症状**　思春期に顔面，胸部，上背部に生じる毛包一致性の小丘疹，膿疱で面皰がみられる。男性ホルモンであるアンドロゲンの作用により皮脂腺の分泌機能が亢進し，また，毛孔の角化による閉塞のため皮脂が毛包内に貯留し，にきび桿菌などが皮脂を分解することにより炎症を惹起する。

●**治療**　抗菌薬外用がかつては主体であったが，近年は過酸化ベンゾイル，アダパレン外用も用いられる。重症例では抗菌薬内服も行われる。

5 円形脱毛症

　頭髪に生じる類円形の脱毛斑で，しばしば多発性である。自然治癒するが再発しやすい。重症例では全頭脱毛となり眉毛や腋毛，陰毛が脱落することもある。原因は不明であるが自己免疫の関与が疑われている。

6 陥入爪

　爪の端が皮膚に食い込んで炎症，疼痛をきたすもので，肉芽を生じることもある。

7 爪囲炎

　爪周囲組織の感染症で，爪縁に沿って発赤，熱感を生じ，膿が貯留すると疼痛が強い。

13. 母斑，母斑症

1 母斑

　先天的な要因による限局性の皮膚の形や色調の変化を**母斑**とよび，生下時すでに存在する場合と，ある年齢に達してから発症するものがある。

- **脂腺母斑（類器官母斑）**：主に頭部に生下時から存在する黄色調の脱毛斑で，年齢とともにやや隆起し凹凸が生じてくる。
- **青色母斑**：主に乳幼児期に生じる，直径1cm以下のやや硬い青色から黒色調の小隆起。
- **蒙古斑**：出生時にみられる仙骨部の薄青灰色の色素斑。胎生期の真皮メラノサイトの残存によるもので，ほとんどが自然消退する。
- **母斑細胞母斑（色素性母斑）**：いわゆる**黒あざ**で，メラノサイト由来の母斑細胞が増殖して生じる境界明瞭な黒色ないし褐色のやや隆起した色素斑である。生下時すでに存在する比較的大型の先天性母斑と，生後発症する小型の後天性母斑に分けられ，前者のうちからだの広範囲に及び硬毛が密生し獣の皮膚に似

1 皮膚疾患の基本的知識の

2 主な疾患とその治療

3 皮膚疾患看護の基本

4 皮膚疾患患者の看護

たものを**獣皮様母斑**とよぶ。後天性母斑はいわゆる**ほくろ**のことを指す。

- 扁平母斑：生下時より存在するが，思春期に発症することもある。境界明瞭な褐色斑で，硬毛を伴うこともある。

- 太田母斑：思春期以降の女性に多い。主に眼周囲の青色斑で，多くは片側性である。レーザー治療が有効である。

❷ 母斑症

- 神経線維腫症Ⅰ型（レックリングハウゼン病）：カフェオレ斑と神経線維腫を主徴とし，そのほか骨，眼，神経系などに多彩な症候を呈する母斑症であり，常染色体性優性（顕性）の遺伝性疾患である。

- 結節性硬化症（プリングル病）：脳，腎臓，肺，皮膚，心臓など様々な臓器に異常をきたす母斑症で，皮膚症状としては葉状白斑，顔面血管線維腫，爪線維腫，粒起革様皮などがある。

- スタージ - ウェーバー症候群：脳軟膜血管腫と，顔面のポートワイン斑，緑内障を主徴とする母斑症の一つであり，てんかん，精神発達遅滞，運動麻痺などを伴う。ほかの母斑症と異なり，通常は遺伝しない。

14.　皮膚腫瘍

　皮膚腫瘍は発生母地から上皮性腫瘍，神経節起源細胞性腫瘍，間葉系腫瘍に分けられ，またそれぞれに良性腫瘍と悪性腫瘍がある。

❶ 良性腫瘍

　上皮性良性腫瘍には粉瘤，老人性疣贅（脂漏性角化症），石灰化上皮腫，汗管腫，稗粒腫などが，神経節起源細胞性良性腫瘍には神経線維腫，神経鞘腫などが，間葉系良性腫瘍としては皮膚線維腫，血管腫，リンパ管腫，脂肪腫，ケロイドなどがある。

1）　血管腫

　いわゆる**赤あざ**である。単純性血管腫は皮膚面より隆起しない境界明瞭な紅色斑として始まり，硝子圧法によって消退する。自然治癒はなく，思春期以降では隆起し大小の腫瘤を形成することがある。苺状血管腫（乳児血管腫）は，生後まもなくみられる半球状に隆起した鮮紅色の腫瘤であるが，学童期までにほとんどのものが自然消退する。

❷ 悪性腫瘍

　上皮性悪性腫瘍には基底細胞がん，有棘細胞がん，パジェット病（ページェット病），ボーエン病，日光角化症などが，神経節起源細胞性悪性腫瘍には悪性黒色腫が，間葉系悪性腫瘍には皮膚悪性リンパ腫，線維肉腫，血管肉腫などがある。

1）　基底細胞がん

●**原因・症状**　顔面に生じやすい黒色調の腫瘍で，しばしば潰瘍化する。紫外線が原因となるが，転移することはまれである。治療は外科的切除を行う。

2) 有棘細胞がん
●**原因・症状**　中年以降の人の顔面や手背など露光部に生じる結節で，潰瘍化し悪臭を伴う。リンパ節転移を起こす。熱傷瘢痕，慢性放射線皮膚炎，日光角化症，ボーエン病などの先行病変から生じることが多い。
●**治療**　広範囲の切除，リンパ節郭清，抗がん剤の投与，放射線治療などが必要となる。

3) パジェット病（ページェット病）
　乳頭部に生じる**乳房パジェット病**と外陰部，肛門周囲，腋窩などに生じる**乳房外パジェット病**がある。境界明瞭な紅斑として始まり，色素沈着，脱失を混じるが，湿疹としばしば誤診される。進行すると，びらん，潰瘍，腫瘤を形成し，リンパ節転移を起こす。治療は有棘細胞がんに準じる。

4) ボーエン病
●**原因・症状**　紫外線，ヒト乳頭腫ウイルス，ヒ素摂取などが原因となる。体幹，外陰部，四肢に生じやすい。円形の茶褐色ないし紅色調の局面を呈し，湿疹に類似する。組織学的には表皮内有棘細胞がんである。
●**治療**　早期に切除すれば問題ない。凍結療法も行われる。

5) 日光角化症（光線角化症，老人性角化腫）
●**原因・症状**　顔面，手背などの露出部に生じる。直径1〜2cm程度の鱗屑を伴う紅斑局面を呈する。紫外線が原因とされている。表皮内有棘細胞がんである。
●**治療**　手術的切除や液体窒素による凍結療法，イミキモド外用を行う。

6) 悪性黒色腫
●**症状**　表皮メラノサイト（色素細胞）の増殖に関連する遺伝子が変異を起こし，がん化することにより発生する。母斑細胞母斑，青色母斑などから生じる場合もある。極めて悪性度が高く，予後不良である。顔面，四肢末端に生じやすく，通常黒色斑として生じ，隆起，潰瘍化し，周囲に色素の染み出しをみる。
●**治療**　リンパ節転移，血行性転移をきたすので，早期に広範囲切除，リンパ節郭清を行い，必要により放射線療法，化学療法などを行う。最近では，免疫チェックポイント阻害薬の有効性が注目されている。

7) 皮膚悪性リンパ腫
　皮膚原発の悪性リンパ腫で，従来，**菌状息肉症**といわれていたものである。紅斑期，扁平浸潤期，腫瘍期へと徐々に進行し，死に至る。紅皮症状態で発症し，末梢血に異型リンパ球が出現する病型があり，**セザリー症候群**とよばれる。

15. 細菌感染症

1 伝染性膿痂疹（とびひ）（図2-5）
●**原因・症状**　夏季に幼小児に好発する。ブドウ球菌，レンサ球菌などの化膿菌による感染性疾患で水疱として生じ，膿疱，びらん，痂皮となり，周囲に次々と皮疹が新生する。アトピー性皮膚炎患者に生じやすい。

1　皮膚疾患の基本的知識
2　主な疾患とその治療
3　皮膚疾患看護の基本
4　皮膚疾患患者の看護

●**治療**　シャワー浴で患部を清潔にし，抗菌薬含有軟膏を塗布した後にガーゼで保護し，また，抗菌薬の内服を行う。

●**生活指導**　症状が悪化したり他者に感染させたりするおそれがあるのでプールは治癒するまで禁止する。病変部を被覆すれば登校，登園は禁止しなくてよい。

❷ 毛包炎

　毛包に一致した浅在性の炎症で，発赤，膿疱を主症状とする。成人男性の口囲の硬毛部に一致した毛包炎を**尋常性毛瘡**（いわゆるかみそりまけ）という。

❸ 癤，癰

●**原因・症状**　毛包に一致した硬結として始まり，膿瘍を形成し毛孔部から膿汁の排出をみる。発熱や所属リンパ節の腫脹をしばしば伴う。癤が単一毛包の炎症であり，癰は隣接する複数の毛包に炎症が拡大したものである。原因菌は主として黄色ブドウ球菌である。内眼角から鼻部，上口唇にかけての癤は**面疔**とよばれる。

●**治療**　全身療法として抗菌薬内服もしくは点滴を行い，局所療法としては抗菌薬含有軟膏の外用を行う。膿汁が貯留し波動を触れる場合は，皮膚切開術による排膿を行う。

❹ 蜂巣炎（蜂窩織炎）

●**原因**　主として黄色ブドウ球菌の感染による真皮結合組織から皮下脂肪組織にかけての化膿性炎症をいう。好発部位は四肢，特に下腿である。

●**症状**　境界の不明瞭な紅斑，局所熱感および自発痛として始まり，しだいに腫脹し，硬い浸潤を触れるようになる。しばしば頭痛，発熱，関節痛，悪寒戦慄などの全身症状を伴い，所属リンパ節の腫脹もみられる。

●**治療**　抗菌薬の内服もしくは点滴を行う。

❺ 丹毒（図2-6）

●**原因**　微小な外傷や掻破痕などを介して経皮的に侵入したレンサ球菌，特にβ溶血型A群レンサ球菌が真皮内で増殖し，化膿性炎症を生じたものである。成人では顔

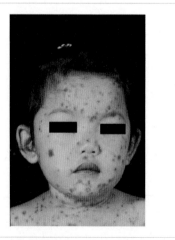

図2-5 ● 伝染性膿痂疹

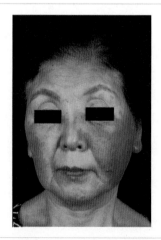

図2-6 ● 丹毒

面と下腿が好発部位である。顔面では通常片側性にみられる。

● **症状**　潜伏期間は 2 〜 5 日で，その後突如，悪寒戦慄および39℃以上の発熱とともに境界明瞭な紅斑を生じ，しだいに浮腫性となる。局所の熱感，圧痛が強く，また擦過痛を伴う。

● **治療**　蜂巣炎に準ずる。

16.　真菌感染症

1 白癬

白癬菌が表皮角層，毛，爪に寄生することにより生じ，寄生部位により下にあげる疾患がある。抗真菌薬の外用もしくは内服を行う。

- **足白癬（みずむし）**：白癬のなかで最も多い。3 型に分けられ，趾間に鱗屑，びらんを生じるものを趾間型，足底，足縁に小水疱を生じかゆみを伴うものを小水疱型，足底の角質増殖と落屑を生じるものを角質増殖型という。
- **爪白癬**：爪が肥厚，黄色調に混濁し，もろくなる。多くは足白癬と合併する。
- **頭部白癬（しらくも）**：小児に多い。円形の鱗屑局面を生じ，毛が抜けやすい。最近ではペットからの感染が多い。副腎皮質ステロイド薬の誤用で悪化すると炎症が強くなりケルスス禿瘡となる。
- **体部白癬（ぜにたむし）**：顔面，頸部，体幹などの中心治癒傾向のある輪状の皮疹で，辺縁に鱗屑を伴う小水疱，小丘疹が配列し，瘙痒感を伴う。
- **頑癬（いんきんたむし）**：**股部白癬**ともよばれ，主として成人男性の股部に生じる皮疹で，臨床像は体部白癬と同様である。陰囊は侵されない。

2 カンジダ症

カンジダ・アルビカンスの寄生により発症する疾患で，カンジダ性指間びらん症，カンジダ性間擦疹，カンジダ性口角びらん症，口腔カンジダ症，カンジダ性爪囲炎，爪カンジダ症などがある。カンジダはもともと口腔や陰部の粘膜の常在真菌であるが，糖尿病などの基礎疾患に伴って免疫能が低下し発症してくることが多い。

3 癜風（くろなまず）

皮膚の常在真菌である癜風菌（マラセチア）による感染症で，成人の体幹への多発がみられる，爪甲大程度の境界明瞭な粃糠様落屑を伴う紅斑ないし褐色斑で，夏季に好発する。

17.　ウイルス性疾患

1 単純性疱疹（単純ヘルペス）

● **原因・症状**　**単純性疱疹（単純ヘルペス）ウイルス**によるもので，初感染では発熱などの全身症状を伴い，歯肉口内炎や外陰腟炎などの形で発症することが多く，小水疱，びらんを急速に生じリンパ節の腫脹を伴う。キスや性交で感染する。既感染者では口唇，口囲，外陰部などに再発性に発症し，紅斑，小水疱，びらんを生じ，1 〜 2 週間で治癒する。寒冷，紫外線曝露，感冒などが誘発因子となる。

●**治療**　アシクロビル，ビダラビンなどの抗ウイルス薬の外用や内服，重症例では点滴を行う。

2　カポジ水痘様発疹症

　単純性疱疹ウイルスによるものであるが，アトピー性皮膚炎などの皮膚疾患が基礎にあり，そこにウイルスが感染して発症する。しばしば再発性である。

3　水痘（みずぼうそう）

●**原因・症状**　**水痘・帯状疱疹ウイルス**の初感染により生じる。約2週間の潜伏期の後，発熱とともに全身に数mmの紅斑を生じ，すぐに小水疱となり，やがて痂皮となる。結膜炎，口腔内病変，リンパ節腫脹を伴う。多くは約2週間の経過で治癒するが，成人では重症化しやすい。まれに脳炎，肺炎を合併する。2014（平成26）年に水痘ワクチンが定期接種化された後，水痘症患者数は激減した。

●**治療**　安静を保たせ，重症例ではアシクロビルなどの内服または点滴を行う。

4　帯状疱疹（図2-7）

●**原因**　水痘と同じく，**水痘・帯状疱疹ウイルス**によって引き起こされる疾患である。本ウイルスに初感染した場合は水痘として発症するが，その後ウイルスが神経節に潜伏し，何らかの原因を契機にウイルスが活性化されて活動を開始し，帯状疱疹として発症する。本疾患は免疫能力が低下した場合に発症しやすいことが知られており，過労，悪性腫瘍，膠原病などに合併することが多い。水痘患者が減少した一方で，帯状疱疹患者は増加傾向にある。

●**症状**　通常1つの神経の支配領域に片側性に生じるが，好発部位は顔面，胸部，背部である。神経痛様疼痛が先行し，やや遅れて皮疹が出現する。浮腫性紅斑，小水疱，膿疱が帯状に配列してみられ，びらん，潰瘍化する。2週間前後で治癒するが，時に瘢痕を残す。治癒後神経痛が続くことがあり，帯状疱疹後神経痛とよばれ，高齢者に頻度が高い。

●**治療**　アシクロビル，バラシクロビル塩酸塩，ファムシクロビル，アメナメビル，ビダラビンなどの抗ウイルス薬の点滴，あるいは内服，外用を行う。

5　疣贅（いぼ）

●**原因**　**ヒト乳頭腫ウイルス**の感染によるもので，尋常性疣贅（図2-8），青年性扁平疣贅，尖圭コンジローマなどに分類される。

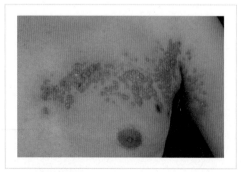

図2-7 ● 帯状疱疹

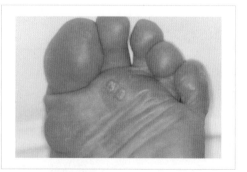

図2-8 ● 尋常性疣贅

●**治療**　液体窒素凍結療法や電気焼灼法を行う。尖圭コンジローマには抗ウイルス外用薬であるイミキモドも用いられる。

6　伝染性軟属腫（みずいぼ）

●**原因・症状**　伝染性軟属腫ウイルスによるもので多くは小児に生じ，アトピー性皮膚炎などの基礎疾患を有する者に多い。光沢を有する径数mmまでの半球状に隆起した丘疹で，大きいものは中央部がやや陥凹し，中に粥状物質が充満する。

●**治療**　自然治癒するが鑷子でつまみ取るほうが治癒が早い。

●**生活指導**　プールの水を介して感染はしないので，ビート板，タオル，浮き輪などの共用を避ければプールに入ってもかまわない。

7　その他のウイルス性疾患

- 手足口病：コクサッキーA16，エンテロウイルス71などによる。
- 麻疹（はしか）：麻疹ウイルスによる。
- 風疹（三日ばしか）：風疹ウイルスによる。
- 伝染性紅斑（りんご病）：ヒトパルボウイルスB19による。
- 突発性発疹：ヒトヘルペスウイルス6型による。
- 伝染性単核球症：EBウイルスによる。

18.　動物寄生性疾患

1　疥癬

●**原因・症状**　疥癬虫（図2-9）の皮膚角質層内の寄生によるもので，性交や不潔な寝具などを介してヒトからヒトへ感染する。しばしば老人介護施設などでの集団発生が問題となる。指間，肘窩，腋窩，下腹，殿部，外陰部などに小丘疹，小水疱を生じ，瘙痒感が非常に強い。診断確定のためには皮膚を削り取り，苛性カリ法にて虫体ないし虫卵を検出する。

●**治療**　イベルメクチン内服，フェノトリン外用などを行う。クロタミトン外用も認められている。

2　シラミ症

●**原因・症状**　頭ジラミは児童に多く，学校や保育所などで集団発生する。毛髪に卵

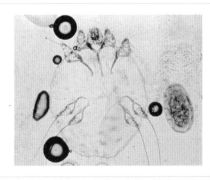
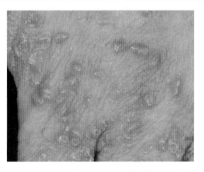

図2-9●疥癬虫（左）と手背の症状（右）

が付着し瘙痒感を伴う。毛ジラミは陰毛に寄生するもので性交により感染する。

●治療　除毛，フェノトリンパウダーの散布を行う。

3 つつが虫病

●原因・症状　つつが虫病リケッチアを保有するツツガムシの幼虫に刺されることにより発症する。虫刺され後10日前後に頭痛，高熱，全身倦怠感，関節痛などの全身症状とともに紅斑と丘疹が多発し，リンパ節腫脹を伴う。刺し口（多くは被覆部）に黒色痂皮が付着した潰瘍があり，診断の決め手となる。

●治療　テトラサイクリン系抗菌薬が著効を示すが，治療が遅れると死亡することもある。

4 ライム病

●原因・症状　スピロヘータの一種であるボレリア・ブルグドルフェリを保有するマダニに刺されて感染し，発症する。欧米に多く夏に好発する。虫刺され後1〜2週間で慢性遊走性紅斑とよばれる遠心性に拡大する紅斑を生じ，発熱，関節痛，筋痛を伴い，進行すると髄膜炎などの神経症状や心筋炎などの心症状を生じる。

●治療　テトラサイクリン，ペニシリン系抗菌薬の投与が有効である。

19. 性感染症（STI）―梅毒

1) **梅毒の経過と臨床**

- **第1期梅毒**：感染後約3週間の潜伏期（**第1潜伏期**）の後，感染部位に初期硬結を生じる。次いで所属リンパ節が無痛性に腫脹する（無痛性横痃）。初期硬結はやがて潰瘍化するが疼痛はない。これを**硬性下疳**という。これらの病変は3〜4週間で自然に軽快し**第2潜伏期**に入る。従来，初期硬結ができる時期はまだ血清反応が陰性のことが多いとされていたが，最近の検査法は感度が上昇し陽性となることがほとんどである。

- **第2期梅毒**：感染約3か月後に発熱や関節痛，全身のリンパ節腫脹とともに皮膚や粘膜に梅毒疹が次々と生じてくる。**梅毒疹**は，梅毒性ばら疹，梅毒性乾癬，扁平コンジローマのほか，膿疱，白斑，色素斑，脱毛，爪の変化，粘膜疹など多彩である。扁平コンジローマは肛門周囲，外陰部に生じる湿潤した扁平丘疹で，多量の梅毒トレポネーマ（TP）が存在し感染性が強い。梅毒疹は出没を繰り返し，第2期は平均約3年間続く。

- **第3期梅毒**：感染3年以上経つと第3期梅毒に入り，**結節性梅毒**や**ゴム腫**という発疹を生じ，治療しても瘢痕を残す。感染の危険性は少ない。

- **第4期梅毒**：心血管系（大動脈瘤，大動脈炎），神経系（脊髄癆，進行麻痺）の病変をきたすようになる。

2) **血清学的診断**

　リン脂質であるカルジオリピンを抗原としたSTS（serological test for syphilis）法には，RPR（rapid plasma reagin）法，凝集法などがあるが，最近では自動分析装置によるRPR法が一般的である。

　STS法はTP抗原法よりも早期に検出でき，またその定量法による抗体価は病勢ともよく並行するので，治療上の指標として重要である。ただし，菌体そのものとの反応でないため，実際は梅毒でないのに陽性と出ることがあり，**生物学的偽陽性**（BFP）とよばれる。BFPはSLEなどの膠原病，肝疾患，妊娠，悪性腫瘍などの場合にみられる。TPの菌体やその抽出物を抗原とするTP抗原法にはTPHA法やFTA-ABS法がある。TP抗原法が陽性の場合はTPに感染したことが確実であるが，治癒後の梅毒で感染性がない場合も陽性と出るので注意が必要である。通常は，STS法とTP抗原法を組み合わせてスクリーニング検査することが多い。

3）　梅毒の治療（駆梅療法）

　通常ペニシリンの内服で十分である。古い梅毒では治癒後もSTSが陰性化しないが，むやみに長期間抗菌薬を続ける必要はない。

20.　そのほかの皮膚感染症

1　皮膚結核症

　病巣から結核菌が検出されるものを**真性皮膚結核**といい，菌の毒素または菌に対するアレルギー反応により生じた病変で病巣から菌が検出されないものを**結核疹**という。**尋常性狼瘡**は真性皮膚結核の一つで顔面に黄褐色の結節を生じ，瘢痕，萎縮を残す。**バザン硬結性紅斑**は成人女子の下腿に生じる硬結を伴う紅斑で，潰瘍化することがあり，結核疹の一つであると考えられてきたが，結核を伴わない症例もあることからその関連性については議論中である。

2　ハンセン病

　らい菌によって起こる慢性疾患で感染から発症まで10年以上の長い潜伏期がある。臨床症状から類結核型，らい腫型，両者の中間にある境界型，病初期で病型が不明な未定群に分けられる。

> **学習の手引き**
>
> 1.　治療に用いられる薬剤を記憶し，その目的，使用法を知っておこう。
> 2.　皮膚科における保存療法の種類と，その適応について整理しておこう。
> 3.　主な皮膚疾患の原因，症状，治療を理解しておこう。

第2章のふりかえりチェック

次の文章の空欄を埋めてみよう。

1　副腎皮質ステロイド外用薬

優れた　[1]　作用をもち，効力の強いものほど副作用も強く，[2]　の外用や　[3]　使用法による副作用も懸念されるため，安全に用いる。副腎皮質ステロイド外用薬は　[4]　の順から5段階に分けられている。

2　液体窒素凍結療法

凍結により組織を[5]し，[6]させることを目的とする。

3　アトピー性皮膚炎

アトピー性皮膚炎の治療では，[7]や[8]を使用し，[9]を併用する。

4　脂漏性湿疹

主に[10]によくみられる脂漏部位（[11]，[12]，[13]，[14]など）に好発する湿疹。

5　蕁麻疹

一過性に出現する皮膚の[15]を伴う限局性の[16]。皮膚症状は，突然出現する境界明瞭な類円形のやや隆起した[17]で，拡大，融合し[18]を呈する。

6　熱傷

第1度熱傷は[19]，[20]をきたすが水疱はつくらない。第2度熱傷は[21]に及び，水疱をつくる。第3度熱傷は[22]に達し，白色調で水疱はみられず疼痛を欠き，その後壊死に陥り深い[23]となり治癒が遷延して[24]を形成する。

7　膠原病

膠原病の皮膚筋炎では，両眼瞼に暗紫色調の[25]（[26]）がみられる。

8　帯状疱疹

帯状疱疹は，[27]によって引き起こされる。好発部位は，[28]，[29]，[30]である。症状は，[31]が先行し，やや遅れて[32]が出現する。

■ 皮膚疾患患者の看護

第 **3** 章 皮膚疾患看護の基本

▶**学習の目標**　　●皮膚疾患患者の特性と看護の役割を理解する。

　皮膚疾患は，性別や年齢を問わず多岐にわたって発症する。その多くは寛解（かんかい）と増悪を繰り返して慢性化するため，身体的問題や精神的・社会的問題から，生活の質（QOL）の低下を招きやすい。皮膚疾患患者の看護では，疾患の特徴を理解するとともに，患者の生活にどのような影響をもたらしているのかを十分に把握する。

1. 皮膚疾患の特徴の理解

①皮膚の病的変化により，症状を直接，目で見て触れることができる。

②かゆみや痛みなどの自覚症状を伴うことが多い。

③寛解と増悪を繰り返し慢性の経過をたどることが多い。

④予後は良好な疾患が多い。

⑤治療方法は疾患の原因によって異なる。

⑥疾患の原因は外的要因と内的要因がある（表3-1）。

2. 患者の把握

1) 身体的問題の把握

①皮膚疾患症状（瘙痒（そうよう），痛み，落屑（らくせつ）や分泌物（ぶんぴつぶつ）とそれに伴う臭気など）の有無や程度。

②皮膚疾患の症状から日常生活（活動，睡眠，食事など）への影響。

③疾患の原因や誘発因子を理解し，患者の状態を把握する。

④皮膚を搔破（そうは）することによる感染リスクを把握する。

表3-1 ● 皮膚に影響を及ぼす要因（外的要因と内的要因）

外的要因	内的要因
1. 環境：温度，湿度，紫外線，季節的変化，職場環境など	1. 加齢
2. アレルゲン：ダニ，ハウスダスト，食物，動物など	2. 遺伝的素因：アトピー性皮膚炎，尋常性魚鱗癬（じんじょうせいぎょりんせん），尋常性乾癬など
3. 微生物：ウイルス，細菌，真菌など	3. 内臓疾患：糖尿病，腎臓病，肝炎・肝硬変，悪性腫瘍（がん）など
4. 外的な刺激：機械的刺激（圧迫，摩擦，ずれ）　物理的刺激（寒冷，温熱，日光）　化学的刺激（薬品，酸・アルカリ）	4. 自己免疫疾患：膠原病など

2)　心理社会的問題の把握

①皮膚病変に伴う外見上の変化が患者に与える心理社会的影響。

②治療や処置に伴う精神的ストレスや経済的問題。

3)　そのほか

①疾患や治療に対する理解度を確認する。

②患者の生活様式や習慣，家族歴，既往歴を確認する。

③患者の考え，思い，価値観を確認する。

④患者のセルフケア能力を確認する。

3．看護の実践

●**症状や苦痛を緩和する**　皮膚疾患は瘙痒や痛み，鱗屑，分泌物など様々な症状が生じる。特に瘙痒は夜間の不眠を招き，精神的ないら立ちから悪化するという悪循環につながる。症状の原因や誘発因子をできるだけ除去し，症状や苦痛の緩和に努める。

●**治療や処置を援助し，自己管理を促す**

①治療の中心は外用療法であるが，症状が軽減すると自己判断で中止し，悪化することがあるため，疾患や治療に対する理解度を把握し，患者個々に応じた指導を行う。患者自らが治療や処置を継続できるように援助することが重要である。

②皮膚の状態を良好に保つことができるように，症状を誘発している生活習慣や環境を一緒に見直し，生活面や皮膚の自己管理（スキンケア，外用療法，感染予防など）について具体的に指導する。

●**精神的な援助を行う**　皮膚疾患は外見上の問題や長期化する治療により精神的ストレスが大きい。患者が抱えている問題を把握し，少しでも軽減できるように援助する。

●**家族を援助する**　家族は第2の患者である。不安や困っていることはないか，家族のみで問題を抱えこんでいないかなど家族の状況を十分に把握する。長期療養に伴う介護や経済的問題に関しては，必要時，社会資源の活用やソーシャルサポートについて情報提供を行い，ソーシャルワーカーを紹介する。

> **学習の手引き**
> **1.** 皮膚疾患の特徴を理解して，看護の実践についてまとめてみよう。

第3章のふりかえりチェック

次の文章の空欄を埋めてみよう。

1 治療の援助

　治療の中心は　①　であるが，症状が軽減すると患者が　②　で中止してしまい，悪化することがある。患者自らが治療や処置を継続できるように援助する。

■ 皮膚疾患患者の看護

第 **4** 章　皮膚疾患患者の看護

▶**学習の目標**　●皮膚疾患患者の急性期・回復期・慢性期・終末期の看護について学ぶ。
●皮膚疾患でみられる主な症状に対する看護について学ぶ。
●皮膚疾患の検査・治療・処置に伴う看護ついて学ぶ。
●主な皮膚疾患について，患者の看護のポイントを学ぶ。

Ⅰ　経過別看護

1．急性期の看護

　皮膚疾患の急性期は，重度の熱傷や中毒疹，蜂巣炎（ほうそうえん）など生命の危機をもたらす状態と，アトピー性皮膚炎や乾癬などの慢性疾患の過程で急性増悪する状態がある。いずれにしても，早急に症状の軽減と苦痛の緩和に努める必要がある。

●**生命維持への援助**

①生命の危機をもたらす疾患の場合は，皮膚病変の観察だけでなく，バイタルサインや検査データに基づき，体液・電解質のバランスやショック症状に注意して全身状態の管理を行う。

②皮膚病変からの感染や合併症を併発する場合もあるため，栄養補給を行い脱水や感染の予防に努める。

●**苦痛の緩和への援助**

①病変部の状態により痛みの程度は様々であるが，鎮痛薬や鎮静薬を使用したり，患部の安静保持のための体位を工夫したりして苦痛の緩和に努める。

②瘙痒に対しては，皮膚の搔破（そうは）を予防するため，病変部をガーゼや包帯で保護する。強い瘙痒がある場合は，医師の指示により止痒薬を使用することもある。

●**不安の軽減への援助**　急性期は，死への恐怖，疾患や治療への不安，社会復帰への不安，治療後の容姿の変化など精神的苦痛は大きい。患者が抱えている不安や苦痛に耳を傾け，少しでも精神的安定が図れるように援助することが大切である。

2．回復期の看護

　　皮膚疾患では，手術後の回復過程の時期と慢性疾患における寛解の時期がある。

●**機能回復への援助**　安静保持による筋力低下や皮膚損傷による機能障害が生じやすいため，患部の安静が解除された後は，回復に向けたリハビリテーションを行う。また，看護師は日常生活動作（ADL）のなかで行うリハビリテーションを計画し支援する。

●**精神的回復への援助**　回復期は症状が安定に向かう一方，治療後に直面する後遺症や機能障害に対する精神的衝撃を受ける時期でもある。患者にとって，不安やつらさを受け止めてくれる看護師の存在は大きい。特に皮膚疾患は容姿に影響を及ぼすため，**ボディイメージの変化**による自分らしさの喪失，人間関係の変化への不安など，精神的苦痛を伴うことが多い。この時期は回復過程における患者の精神状態を理解し，「その人らしく過ごせる」方法を一緒に考えていくことが重要である。

●**社会的回復への援助**　外見上の変化により，患者は人目を気にして周囲の状況に適応できずに孤独感を抱くことがある。また，人間関係や就労問題など社会生活に様々な支障が生じてくる。看護師は外見上の変化を和らげる方法を情報提供したり，患者と共に考えるなどして社会的適応を促進するように援助する。

3．慢性期の看護

　　皮膚疾患は発症後に寛解と増悪を繰り返しながら慢性の経過をたどる場合が多い。慢性期の看護では，適切な自己管理のもとに，治療を継続して症状コントロールができるように支援していくことが重要である。

●**悪化予防のための指導**

①アレルゲンを除去するなど，生活習慣を見直し，無理のない範囲で実践できるようにする。また，皮膚に影響を与える機械的刺激や物理的刺激，化学的刺激を避けるように指導する。

②皮膚の保清は，症状の悪化予防につながる。患者の生活背景や状況に合わせて，適切なスキンケアを継続し症状コントロールができるように支援する。

③精神的ストレスは症状の悪化を招くため，自分なりのストレス解消法を見つけるなど，ストレスを上手にコントロールできるように支援する。

4．終末期の看護

　　皮膚疾患の終末期に関連する疾患は，皮膚悪性腫瘍（皮膚がん）や皮膚悪性リンパ腫などである。がんそのものや転移による疼痛，病変部の増大や滲出液による臭気など身体的な苦痛だけでなく，死へ恐怖や不安など精神的苦痛を伴う。これらの苦痛は患者のQOLを低下させる。終末期の看護では，特に苦痛症状を緩和し，患者や家族のQOLを維持・向上させることが重要である。

1
皮膚疾患の
基本的知識

2
主な疾患と
その治療

3
皮膚疾患看護の
基本

4
皮膚疾患患者の
看護

●**苦痛症状の緩和への援助**

①WHO除痛ラダーに沿った鎮痛薬や鎮痛補助薬を用いて，適切な疼痛管理のもと疼痛コントロールを行う。

②終末期は疼痛以外に，全身倦怠感（けんたいかん）や食欲不振，浮腫（ふしゅ），咳嗽（がいそう），呼吸困難，ADLの低下など多くの症状が複合的に生じてくる。安楽な体位の工夫やマッサージなどを実施し，苦痛症状の緩和を図る。

③皮膚病変部の変化に対しては衛生材料を用いて外観を整える工夫をする。また，臭気に対しては皮膚の清潔を保つことで，苦痛の軽減を図る。

●**精神面への援助**　終末期は，身体症状に加えて不安や恐怖，いら立ち，抑うつなど様々な精神症状がみられ，自分らしさを保つことが難しくなる時期である。患者が体験している症状や苦痛に耳を傾け，日常生活やQOLに与えている影響を理解することが必要である。残された時間をどのように過ごしたいかなど患者の考え，思い，価値観を知り，患者を尊重した意思決定支援が重要である。

Ⅱ 在宅看護・地域との連携

　社会復帰後も継続して外用療法や内服治療を自己管理しなければならない患者が多い。退院後は仕事や学業などの影響から生活リズムが乱れやすい。また，副腎皮質ステロイド薬の長期使用に抵抗を抱く患者も多く，自己判断で治療を中断し治療の継続が難しくなる場合がある。療養継続のための援助では，患者個々の生活背景や治療に対する思いを知り，治療継続の弊害になっている要因を理解する必要がある。

Ⅲ 生活への援助

●**治療継続の指導**　皮膚疾患は慢性化することが多く，治療を継続しながら病気と付き合っていかなければならない。患者自身がどのように疾患や治療を理解しているのかを把握したうえで，無理のない範囲で治療を継続できるように援助する。

●**外用療法の注意点**　外用療法は皮膚疾患特有の中心的な治療法であり，外用薬の副作用を予防して効果を最大限に発揮できる援助が求められる。外用療法は長期的に継続した処置を必要とする患者が多いため，看護師は外用療法を熟知し，患者自らが治療に取り組んでいけるように援助していくことが必要である。

●**瘙痒対策**　瘙痒（そうよう）対策のポイントは，原疾患の治療だけでなく，瘙痒の誘発・増悪因子を除去し，瘙痒を予防・軽減することである。

●**皮膚の清潔**　皮膚の健康を維持するためには，皮膚の保清が重要である。皮膚の保清は，本来の皮膚の機能を取り戻すだけでなく，瘙痒などの症状緩和や，外用薬の効果を最大限に発揮することにつながる。

●**感染予防**　瘙痒によって搔破した皮膚や，びらん・潰瘍化した皮膚はバリア機能が低下するため，感染リスクが高い。感染予防の基本は皮膚を清潔に保ち，病変部の保護と搔破対策に努めて，2次感染を予防することである。

●**生活環境**　皮膚疾患の原因となり得る因子は，ダニやカビ，花粉や雑草，気候（日光，温度，湿度）などのアレルゲンである。特に，じゅうたん，畳，布団，ぬいぐるみ，ペットはアレルゲンとなることが多い。これらのアレルゲンにより皮膚疾患が生じている場合は，可能な限りアレルゲンを除去する。アレルゲンを除去するためには，じゅうたんを敷くことを避ける，布団や枕に日光を当て，その後に表面を掃除機で吸い取る，室内の換気や掃除をこまめに行う，花粉が多い時期は洗濯物を室内に干す，あるいは乾燥機を利用することが望ましい。

●**食事**　栄養バランスの良い食事の摂取が基本である。しかし，皮膚疾患を悪化させる食べ物もあるため，患者の症状や食物アレルギーの有無を把握し，食事指導を行う場合もある。また，アルコールや香辛料などの刺激物は，からだが温まりかゆみを誘発し，症状を増強させるため注意するように説明する。

●**衣類・寝具**　皮膚に直接触れる肌着や洋服，寝具類は，吸湿性の優れた木綿が適している。軟膏が付着した肌着や落屑物が付着した寝具は，細菌の繁殖や不快感を伴うため，可能な範囲で毎日交換して清潔なものを使用することを勧める。衣類のタグや縫い目などによる刺激を避けるため，裏返しに着用するなどの工夫をする。からだが温まると瘙痒が増強するため，室温の調整とともに寝衣や寝具の調整も行う。

●**家族への援助**　寛解と増悪を繰り返す過程では，家族も同様にストレスを抱える。患者が治療を継続していけるように，家族背景やサポート態勢を把握したうえで，社会資源の活用やソーシャルサポートに関する情報提供などを行う。

●**スキンケア**　皮膚を健やかに保つために皮膚障害の発生リスクを軽減したり，健康な皮膚を回復するための環境を整えたり，原因を取り除いたりするケアである。スキンケアには，皮膚の健康を維持・増進させる予防的スキンケアと，皮膚の健康を取り戻す治療的ケアがある。

・**目的**：洗浄・清潔，保湿，保護を基本に，皮膚の生理機能を正常に保つ。

・**洗浄（清潔保持）**：皮膚の洗浄は，清潔保持に必要なケアである。皮膚の表面の汚れは，皮膚の代謝によって生じる皮脂，汗，角質と，外界からのほこり，砂，花粉，軟膏などが混ざり合ったもので，それらは，垢やふけになる。洗浄によって汚れを取り除くが，過剰な洗浄は皮膚のバリア機能を損なう場合もある。汚れは，水または微温湯（38〜40℃）で流した後，よく泡立てた洗浄剤で汚れを包みこむように洗浄する。その後，洗浄剤が残らないように水または微温湯で十分に洗い流す。

・**保湿**：皮膚の保湿は，低下したバリア機能を回復させるためのスキンケアであ

Ⅲ　生活への援助　**141**

1 皮膚疾患の
基本的知識

2 主な疾患と
その治療

3 皮膚疾患看護の
基本

4 皮膚疾患患者の
看護

る。皮膚のバリア機能とは，体内の水分の蒸発を防ぎ，外界からの刺激やアレルゲンの侵入を防ぐ機能のことである。皮膚の乾燥は，角質水分量が減少した状態であり，皮膚表面のひび割れからアレルゲンや病原微生物が侵入しやすくなる。そのため，角質層に適度な水分を保持しなければならない。皮膚の水分は，①皮脂（皮膚表面に皮脂膜を形成する），②細胞間皮脂成分（セラミドなどから成り，角質細胞の隙間を埋め強固なバリアを形成する），③天然保湿因子（アミノ酸や尿酸から成り，角質細胞自体を潤わせ肌を保湿する）の３つの成分の働きでコントロールされている。

　そのため，シャワー浴後や入浴後は，保湿剤や外用薬によって失われた成分を補う必要がある。シャワー浴・入浴後は，柔らかいタオルで皮膚をそっと押さえるようにして水分を拭き取る。保湿剤と外用薬は，皮膚がまだ湿っている間に塗布すると，保湿・保温効果が高い。

• **紫外線防御**：紫外線は皮膚障害を引き起こす外的要因の一つである。皮膚に影響を与える紫外線には，UVA（長波長紫外線）とUVB（中波長紫外線）の２つがある（図4-1）。UVAは真皮まで届き，深いしわやたるみ，しみ（光老化）などを引き起こす。UVBは表皮に作用し，しみ，そばかす，皮膚がんの原因になる。このため，紫外線から皮膚を保護することは重要である。

　紫外線防御のスキンケアについては以下のとおりである。

①直接，紫外線を浴びる機会を少なくする。日差しの強いときは外出を避ける。また，曇りでも紫外線防御は必要である。

②外出時は，帽子や日傘，サングラスを利用する。

③適切なサンスクリーン剤（日焼け止め）を選択し使用する（図4-2）。

　サンスクリーン剤には紫外線防御効果の目安として，UVBの防止効果を示すSPFと，UVAの防止効果を示すPAが用いられる。サンスクリーン剤は皮膚を刺激するので，外出の目的に合わせて選ぶ。塗り直しの頻度は，汗などでサンスクリーン剤が落ちた際に塗布し直すか，紫外線の強い時間帯には

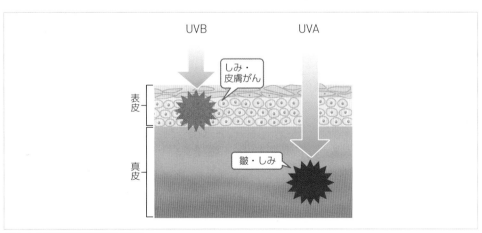

図4-1 ● 紫外線の種類と症状

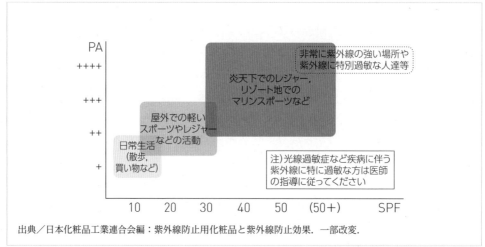

PA
++++
+++
++
+

非常に紫外線の強い場所や
紫外線に特別過敏な人達等

炎天下でのレジャー，
リゾート地での
マリンスポーツなど

屋外での軽い
スポーツやレジャー
などの活動

日常生活
（散歩，
買い物など）

注）光線過敏症など疾病に伴う
紫外線に特に過敏な方は医師
の指導に従ってください

10　20　30　40　50　(50+)　SPF

出典／日本化粧品工業連合会編：紫外線防止用化粧品と紫外線防止効果．一部改変．

図4-2 ● サンスクリーン剤の選び方

　２～３時間ごとに塗り直すことが勧められる。

- **メンタルヘルスケア（ストレスマネジメント）**：皮膚疾患患者は，皮膚病変による外見上の変化・瘙痒・病状の変化などに伴うストレス，長期的な治療へのストレスなどを抱えている。さらに，それらのストレスによって皮膚症状が悪化するといった悪循環が生じる。患者がどのような悩みやストレスを抱えているかを理解し，少しでもストレスの原因を取り除けるような身体的・精神的な支援が必要である。また，家族が患者をサポートできるように援助していくことが大切である。

- **毛髪**：頭皮は皮脂腺や汗腺が多く存在する。頭皮の臭気や瘙痒の原因は，皮脂が分解されてできた遊離脂肪酸である。遊離脂肪酸は，ふけの発生や細菌の繁殖を助長する。そのため，頭皮や頭髪を清潔に保ち，頭皮の機能を高めることが大切である。洗髪による温熱刺激や頭皮マッサージは血液循環を促進し，毛髪に栄養を与え成長を助ける働きがある。洗髪後はドライヤーでしっかり乾燥させ，細菌の増殖を予防する。

- **高齢者**：高齢者は老化により新陳代謝が低下し，水分保持能力や皮脂分泌機能も衰えて皮膚が硬くなる。高齢者の皮膚は脆弱であることに加え，ADLの低下，栄養状態の低下，るいそう（やせ）などにより，褥瘡の発生リスクが高くなる。そのため日頃より皮膚の観察に努め，適切なスキンケアが必要である。特に圧迫・摩擦・ずれから保護することや，尿・便失禁による汚染に留意する。

Ⅳ 主な症状と看護

1．発疹（皮疹）

　寒冷や熱傷，薬品，摩擦，圧迫，ストレスなど様々な刺激によって生じる。

1）観察のポイント

①視診と触診による皮膚病変の分布や配列，部位，色調，形態，硬さなど。

②瘙痒や疼痛，熱感などの自覚症状の有無と程度。

③基礎疾患の有無。

④発疹による日常生活への影響。

⑤精神状態。

2）看護の要点（生活指導，精神面への援助）

（1）生活指導

①肌着は吸湿性に優れた木綿が適しているが，乾きにくいため発汗時は着替えが必要である。一方，ポリエステルなどの化学繊維は通気性に優れているが，皮膚への刺激があるため，発疹（皮疹）がある場合は避ける。

②入浴時は熱い湯は避ける。発疹（皮疹）に刺激を与えないように，石けんはよく泡立てて優しく洗い，清潔を保つ。

③香辛料やアルコールなどの刺激物を避ける。

④ストレスをためず，規則正しい生活習慣を心がけるようにする。

（2）精神面への援助

①患者が疾患や治療に対する悩みや不安を表出できるようにかかわる。

②外見上の変化に対する患者の思いを理解し，一緒に対処方法を考える。

2．瘙痒

　瘙痒は皮膚疾患の主要な症状の一つである。掻破を引き起こし，発疹の悪化や皮膚の損傷，2次感染などに発展する。瘙痒の悪化は夜間睡眠に影響し，そのストレスが瘙痒を増強させるといった悪循環に陥り，QOLの低下につながる。主な原因は，皮膚の乾燥（ドライスキン），湿疹，蕁麻疹，薬疹，虫刺され（蚊，ダニなど），衣類や寝具，おむつ，食品，薬品，金属，植物，糖尿病，肝障害，腎障害，アレルギー性疾患，不安，興奮，緊張などがある。

1）観察のポイント

①瘙痒の部位，程度，性質，持続時間，時期。

②皮膚症状：皮疹の有無，形態，分布部位，皮膚の乾燥状態。

③掻破に伴う表皮剝離，出血斑の有無，皮膚感染の有無と程度。

④瘙痒の原因・誘発因子：衣類（寝具や衣類の素材，しわ，縫い目，タグなど），

食事（瘙痒を増強させる食品の摂取状況），室温や湿度，原疾患の有無。

⑤精神状態（表情，瘙痒に伴ういらいら感など）。

⑥睡眠への影響。

⑦検査データ（アレルギー反応，炎症反応など）。

2)　**看護の要点（生活指導，精神面への援助）**

　(1)　**生活指導**

　　①皮膚の保清・保湿・保護を基本とする。皮膚の表面に付着したアレルゲン，変性した外用薬，痂皮など瘙痒感を誘発する因子を取り除く。洗浄後はしっかり保湿して乾燥を防ぐ。瘙痒感が強い場合は，搔破予防のため皮膚を包帯などで保護する。日常的に爪を短く整え，手指の清潔に努める。また，患部に直接触れるときは手袋を使用するなど工夫する。

　　②生活環境を整備し誘発因子を除去する。体温の上昇により，皮膚が乾燥し瘙痒が誘発される。室温や湿度の調整，衣類や寝具の調整を行う。衣類や寝具は通気性の良い木綿が適しており，しわや縫い目，ゴムなど機械的刺激を除去する。そのほか，発汗，熱い湯や長時間の入浴，アルコール，コーヒー，香辛料などの刺激物は瘙痒を増強させるため注意する。

　　③冷罨法や患部を軽く叩くことでも瘙痒感を軽減することができる。冷罨法では，冷却しすぎても瘙痒を引き起こすことがあるため，氷枕や冷却剤はタオルなどで包んで使用し，長時間の冷却に配慮する。

　(2)　**精神面への援助**

　瘙痒は精神的ストレスを増大させ，夜間不眠により日常生活に支障をきたす。患者の訴えに耳を傾け，精神状態を理解する。また，テレビを見る，散歩するなど気分転換の方法を提案し精神的安定が図れるように援助する。

3．疼痛

　疼痛は主観的なものであり，痛みの程度は看護師が決めるのではなく，患者の訴えをありのまま受け入れることが大切である。主な原因は，①外傷や手術，熱傷など皮膚損傷，②帯状疱疹，③皮膚疾患の急性増悪など皮膚の炎症や菲薄化，乾燥，④皮膚がんによるほかの臓器への転移などがある。

1)　**観察のポイント**

①疼痛の部位と程度，種類，持続時間や周期。

②皮膚症状：発疹（皮疹）の有無，形態と分布部位，滲出液の有無と程度。

③バイタルサイン，発汗，顔色，悪心など。

④疼痛による日常生活への影響（食事，睡眠，活動など）。

⑤精神状態（顔色，表情，言動など）。

2)　**看護の要点（生活指導，精神面への援助）**

　(1)　**生活指導**

　　①疼痛の緩和方法には，薬物療法，冷罨法や温罨法，マッサージなどがある。た

とえば、熱傷の急性期は冷罨法を行い患部の安静を保持する。帯状疱疹後神経痛は温罨法を行い、痛みを軽減する。痛みが強い場合は、消炎鎮痛薬や神経ブロックなどが使用される。手術後や悪性腫瘍による疼痛は、WHO三段階除痛ラダーに沿った鎮痛薬や鎮痛補助薬を用いて適切な管理のもとに疼痛コントロールを行う。

②患部の圧迫や摩擦、ドレッシング材の除去や軟膏塗布など外的刺激によっても疼痛が生じる。ガーゼが患部に固着している場合は、生理食塩水や微温湯で十分に湿らせてからガーゼを除去する。また、患部にガーゼが直接当たらないように油性軟膏などで十分に覆って乾燥を防ぐようにする。

（2）精神面への援助

　患者の表情や言動をよく観察し痛みの背景となるものを確認して、共感的態度でかかわる。疼痛は身体的側面だけではなく、精神的・社会的・実存的な問題が関連し合っていることを理解して援助することが大切である。気分転換を図れるように環境の調整を行い、少しでも安楽に過ごせるように援助する。

4．分泌物

　びらんや潰瘍がある皮疹は分泌物を伴い、患者は分泌物そのものや臭気により羞恥心やストレスを抱きやすい。また、2次感染を起こしやすいため、適切な対処が必要である。瘙痒により皮膚の搔破を繰り返すことで皮疹が悪化し、びらんとなり分泌物が生じる。また感染症や熱傷、褥瘡、天疱瘡の皮膚疾患でも分泌物がよくみられる。

1）観察のポイント

①発疹（皮疹）の部位と範囲、びらんや潰瘍の有無と範囲、瘙痒や搔破の有無と程度、分泌物の量と性状、衣類や寝具の汚染状況、臭気の有無と程度。
②2次感染の有無とリスク。
③原疾患。
④検査データ（白血球数、炎症反応、総たんぱく質、アルブミンなど）。
⑤精神状態。

2）感染予防

　皮膚、患部の保清と保護を行う。分泌物による感染を予防するために、シャワー浴を行い皮膚の清潔を保つ。分泌物は衛生材料で保護して吸収させ、寝具などへの汚染や感染を防ぐ。分泌物で汚染された寝具類は取り扱いに注意する。

3）看護の要点（生活指導，精神面への援助）

（1）生活指導

　皮膚、患部の保清と保護を行うほか、分泌物が多い場合は低たんぱく血症をきたすこともあるため、栄養管理を必要とする。

（2）精神面への援助

　患者は寝衣や寝具の汚染と臭気により羞恥心やストレスを抱きやすい。適宜ガー

ぜや寝衣・寝具類の交換を行い，精神的ストレスを緩和するように援助する。

5．鱗屑・落屑

鱗屑<small>りんせつ</small>は，遺伝性角化症や炎症性角化症（乾癬<small>かんせん</small>など）により，角質層の剥離が遅延して，角化細胞の増殖が亢進し不完全な角質細胞が大量に産生される。

1）　観察のポイント

①皮疹の有無と程度（鱗屑と落屑の程度，膿疱<small>のうほう</small>の有無と程度），皮疹の発生部位と範囲。

②精神状態（外見の変化に対する受け止め方など）。

2）　看護の要点（生活指導，精神面への援助）

（1）　生活指導

鱗屑は，衣類への付着が目立つため，見た目を気にする患者が多い。そのため，衣類は黒い色調よりも薄い色のほうが目立ちにくいことを説明する。また，鱗屑は衣類の表面だけでなく，皮膚と接触する袖口や襟元，すそ回りに蓄積するため，鱗屑が落ちないように，袖口などが締まったものを着用する工夫もある。入浴時は，鱗屑を剥がしたり，こすらずに，よく泡立てた洗浄剤でやさしく洗い流す。鱗屑は自然に脱落するのを待つ。

（2）　精神面への援助

鱗屑はトイレ時や更衣など日常的動作に伴って自覚することが多く，精神的ストレスが高い。日常生活での対処法に関する情報提供や患者会の紹介など，身体的のみならず精神的・社会的なサポート態勢が必要である。

6．びらん，潰瘍

びらんは，掻破<small>そうは</small>による皮膚損傷，熱傷などで水疱<small>すいほう</small>や膿疱が破れて形成される場合が多い。潰瘍<small>かいよう</small>は，うっ血性皮膚炎，膠原病<small>こうげんびょう</small>，血管炎，感染症，悪性腫瘍<small>しゅよう</small>などに引き続いて生じやすい。

1）　観察のポイント

①びらんや潰瘍の部位，大きさと深さ，色調，輪郭。

②分泌物の有無と量，性状，臭気の有無。

③2次感染の有無とリスク。

④疼痛<small>とうつう</small>の有無と程度。

⑤精神状態。

⑥原疾患。

2）　看護の要点（生活指導，精神面への援助）

（1）　生活指導

①びらんや潰瘍のある皮膚は，ガーゼ交換時に痛みを伴うことがあるため，ガーゼが直接患部にあたらないよう油性軟膏<small>なんこう</small>などを塗布し，乾燥を防ぐ工夫をする。

②分泌物がある場合は，シャワー浴で患部を洗浄し清潔を保ち感染予防に努める。

　　分泌物の量が多い場合は，上層部のガーゼが汚染する前にこまめにガーゼ交換を行う。

（2）精神面への援助
　患者は寝衣や寝具の汚染と臭気により羞恥心（しゅうちしん）やストレスを抱きやすい。適宜ガーゼや寝衣・寝具類の交換を行い，精神的ストレスを緩和するよう援助する。

Ⅴ 検査・治療・処置に伴う看護

1．パッチテスト（貼布試験）

●**検査前の説明**　検査の目的と必要性，検査方法を説明して理解と同意を得る。場合によっては，検査前より抗アレルギー薬や副腎皮質ステロイド薬の使用を中止することもある。

●**検査の物品準備**
　①検査物質（原因と予測される物質。化学物質，化粧品成分，薬剤など）。
　②パッチテスト用の絆創膏（ばんそうこう）。

●**検査時の援助**　検査中は，貼付（ちょうふ）部位が刺激されないように注意する必要がある。そのため，①入浴をしない，②絆創膏貼布部位のかゆみを増強することがあるので激しい運動で汗をかかないようにする，③検査部位を締め付けるような衣類の着用を避ける，④強いかゆみを感じたり，水疱（か）を生じたりすることがあるが，掻きむしったり，絆創膏を剝がしたりしないように説明する。反応が強く出てかゆみなどの異常を感じたときは，速やかに主治医に連絡することを伝える。

●**検査後の注意**　陽性の場合は，貼付部位に一致して紅斑（こうはん），浮腫（ふしゅ），小水疱などが生じる。検査後は，しばらく症状が持続する場合もあることを説明する。

2．真菌検査（ピルツ）

　真菌検査（ピルツ）は，白癬（はくせん）などの真菌を検出する検査である。

●**検査前の説明**　検査の目的と必要性，検査方法を説明して理解と同意を得る。

●**検査の物品準備**
　①顕微鏡，スライドガラス，カバーガラス。
　②10〜30％水酸化カリウム液。

●**検査時の援助**　被検材料（鱗屑，小水疱蓋（がい），毛髪，爪など）を採取する際は，患部を動かさないように説明する。

●**検査後の注意**　真菌が検出された場合は，患部を清潔に保ち乾燥させ，1日2回真菌薬を塗布することを説明する。靴下は通気性が良い木綿や麻素材のものが望ましい。足白癬（みずむし）の場合は，指の間にガーゼをはさむか5本指の靴下を使用

し，足が蒸れないようにする。また，感染予防の観点から爪切り，足拭きマットやスリッパ，タオルを他者と共用しないように説明する。

3．液体窒素凍結療法

●**治療前の説明**　検査の目的と必要性，検査方法を説明して理解と同意を得る。治療時と治療後は強い痛みと皮膚の変化を伴うため，事前に説明し不安の軽減を行う。

●**治療時の援助**　液体窒素（－196℃），綿棒，軟膏（ゲンタマイシン硫酸塩），ガーゼ，絆創膏を用意する。治療時の痛みにより，患部を動かさないように説明する。特に小児の場合は，親の協力を得て，抱きかかえるなどして安全に努める。

●**治療後の注意**　治療後は軟膏を付けたガーゼを当てて，夜には取るように説明するが，水疱が形成された場合は無理に潰さず，清潔なガーゼで保護し感染予防に努めるように説明する。治療を中断しないで根気強く続けるように十分な説明が必要である。また，感染予防として足拭きマットやスリッパ，タオルは他者と共用しないように説明する。

4．外用療法（軟膏処置）

　外用療法は皮膚疾患の中心的な治療法であり，長期間の外用薬の塗布が必要になる。そのため，効果を最大限に発揮させるには，患者自身が薬剤の作用と副作用，使用方法を十分に理解したうえで，自己管理をしていく必要がある。看護師は，患者が自己管理を適切かつ継続的に行えるように援助することが大切である。

●**治療前の説明**　外用薬の使用目的，薬効と副作用，使用方法について説明する。

●**治療時の援助**　外用薬，ディスポーザブル手袋，舌圧子（軟膏ベラ），衛生材料（ガーゼ，リント布，脱脂綿，伸縮性包帯，チューブ式ネット包帯），はさみを用意する。

①環境調整に努める

　皮膚疾患では，体温調整が困難な患者が多いため室温に配慮する。25℃前後が望ましいが，全裸で処置を行う場合やシャワー浴・入浴後は，患者に合わせた室温調整を行う。また，臭気のある場合は換気に注意する。

②プライバシーを保護する

　処置時は，全裸になって全身の処置を行うことが多いため，カーテンやスクリーンなどでプライバシーを保護する。

③適切な外用薬の塗り方

　塗布する部位や病変の状態によって外用薬が異なったり，塗り方が違ったりするため注意する。外用薬を塗布する際は，可能であれば，朝夕シャワー浴の後に，古い軟膏や汗，痂皮などを石けんで洗浄してから，新しい外用薬を塗布する。基本的な外用薬の塗り方は，薬を指腹や，また広範囲のときには手のひら全体で塗る。外用薬の使用量の目安は，皮膚がしっとりする程度とされ，軟膏の場合は**フィンガーティップユニット（FTU）**という単位を用いて説明するとわかりやすい。1FTUとは，大人の人さし指の第1関節に乗せた量であり，25〜50gチューブの場合で

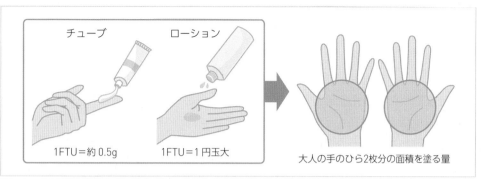

図4-3 ● 外用薬の使用量の目安

（チューブ／ローション）
1FTU＝約0.5g　1FTU＝1円玉大
大人の手のひら2枚分の面積を塗る量

約0.5gに相当し，大人の手のひら2枚分の面積（体表面積の約2％）に塗るのに適した分量である。ローションタイプの場合は1円玉大が1FTUの目安となる（図4-3）。外用薬の使用量については，付け過ぎや不足に注意するよう説明する。

● **治療後の注意**
①外用薬の塗布後は，薬の吸収を高めるために衛生材料を用いて保護を行う。衛生材料は，皮膚の保護だけでなく，分泌物の吸収，落屑の軽減，患部の固定，掻破予防に役立つ。
②外用薬は自己管理が大切である。患者の年齢や生活背景に見合った方法を一緒に考え，治療が継続できるように援助することが重要である。特に，副腎皮質ステロイド外用薬は薬効の強さにレベルがあり，副作用に注意する必要がある。患者によっては副作用への不安から，治療を自己判断で中断することもあるため，適切な情報提供を行い，不安や疑問へ対応することが重要である。

5．内服療法

　皮膚疾患の多くは慢性の経過をたどることが多く，内服薬の管理が難しい。特に高齢者の場合は，飲み忘れや飲み間違いがないように，内服管理表やパンフレットを用いた説明など，年齢や性格，生活背景，疾患の特徴を考慮して対応する必要がある。場合によっては，医師の指示のもと薬剤部に依頼して1日分の内服薬を一包化してもらうこともある。粉薬の場合は，むせこみやつまりを予防するために，服薬補助ゼリーやオブラートの紹介も行う。

● **治療前の説明**　処方された内服薬の目的，薬効と副作用，内服方法や注意点について説明する。

● **治療中の援助**　皮膚疾患に用いられる内服薬では，副作用に注意するよう説明する。
①**抗アレルギー薬など**：瘙痒感を伴う皮膚疾患に用いられ，眠気やめまい，倦怠感などの副作用がある。服用中は，自動車の運転に注意を要する。
②**抗菌薬や抗真菌薬，抗ウイルス薬など**：感染症に対する治療に用いられ，内服量や服薬時間を守るように説明する。
③**副腎皮質ステロイド薬**：膠原病や紫斑病などの自己免疫疾患に用いられ，長期的

に内服しなければならないため，副作用に注意が必要である。服用中は感染しやすいため，手洗い，含嗽（うがい），マスク着用，人混みを避けるなどの対応が必要である。患者が副作用への不安から服薬を中止したり，量を変更したりしないように，不安や疑問を聞いて治療が継続できるように支援する。

④**免疫抑制薬，角化症治療薬**：重症の乾癬の場合は，免疫抑制薬（シクロスポリン）や角化症治療薬（エトレチナート）などを内服することがあり，指示された服薬量を守るように十分に説明する。免疫抑制薬は，血圧上昇や腎障害などの副作用があり，併用薬剤との相互作用にも注意が必要である。また，納豆やグレープフルーツは血中濃度への影響があることから，禁忌食品にも注意する。角化症治療薬は，胎児の催奇形性の発現率が高いことから，服用中および服用中止後少なくとも女性は2年間，男性は6か月間は避妊することを説明する。

6．密封療法（ODT）

ODTは，尋常性乾癬やアトピー性皮膚炎などの疾患で角化浸潤の強い病変に対して，外用薬の皮膚吸収を促進することを目的に行う。外用薬を塗布した後に，食品用のラップを用いて患部を密封し，温熱効果も併せて薬剤の吸収率を高める。副作用も出現しやすいため，半日程度を限度とすることを説明する。

7．紫外線療法

紫外線療法は一般に**光線療法**ともよばれ，UVA（PUVA療法）やUVB（ナローバンドUVB療法）を全身または局所の病変部に当てて，免疫反応や細胞の増殖を抑える治療法である。

●**治療時の注意点**　白内障を予防するためサングラスをして目の保護を行うこと，陰部の皮膚は吸収率が高いためタオルで覆うとともに，プライバシーへ配慮する。

●**治療後の注意点**　日焼けのような症状（熱感，ピリピリした痛みなど）が出ることがあるため，衣類の刺激やシャワー浴・入浴時の湯の温度の調整について説明する。

8．レーザー照射

太田母斑，ホクロ，老人性疣贅，雀卵斑（そばかす）などの治療に用いられる。

●**治療前の説明**　照射時と照射後にピリピリとした痛みを伴うため事前に説明し協力を得るとともに，不安の軽減に努める。痛みの緩和を目的として，治療1時間前にリドカインテープを貼付またはリドカイン軟膏を塗布する場合もある。

●**治療時の援助**　レーザー，レーザー光防護用のゴーグル，眼球コンタクトシェル，ベタメタゾン吉草酸エステル・ゲンタマイシン硫酸塩軟膏，ガーゼを用意する。
①患者はゴーグルを装着し，目を閉じて光を見ないように説明する。
②照射部位を露出し準備する。
③治療中の患者の反応や状態について観察する。

●**治療後の注意**

①照射直後は周囲が赤くなったり，少し腫れたりするので，数分冷やす。

②照射部位に軟膏を塗布し，ガーゼで保護する。顔など外見が目立つ部位は，肌色の絆創膏などを使用しボディイメージに配慮する。

③1週間程度，軟膏を塗布すること，紫外線をできるだけ避けることが重要であるため，サンスクリーン剤を常用するように説明する。

④入浴や洗顔は当日から可能であり，照射部位は石けんを泡立てて優しく洗うように説明する。また，化粧は通常どおりでよいことを説明する。

9. 手術（植皮術，形成術）

植皮術は身体の他部位から皮膚を採取して，皮膚が欠損している部位に移植することである。形成術は傷痕やケロイドなどの創部を再建することである。

●**治療前の援助**　手術の必要性や内容，方法について医師より説明が行われる。看護師は手術前オリエンテーション（手術前後の処置やケアの流れ）を行うとともに，患者の不安を緩和できるよう努める。

①患者の基礎情報（既往歴や現病歴，感染症やアレルギーの有無，使用中の薬剤），手術に関する情報，植皮術の種類と採皮部などを確認する。

②手術当日は患者のバイタルサインなど全身状態，排泄状態を確認する。

●**治療時の援助**　手術時間が長時間に及ぶ場合は，同一体位による褥瘡，末梢神経障害，深部静脈血栓などに注意する。手術中から適切なポジショニングに配慮し，間欠的空気圧迫装置による間欠的圧迫などで予防に努める。

●**治療後の注意**

①手術後は定期的にバイタルサインや症状の観察を行い，状態変化に注意する。

②手術後は，適切に痛みの評価を行い疼痛管理に努める。

③植皮片生着までは安静が必要になる。安静に伴う苦痛への援助を行う。

④創部感染を予防する。

⑤手術後に生じるボディイメージの変化に対する援助を行う。植皮後の皮膚は色素沈着を起こしやすいため，紫外線を避ける工夫をする。また，採皮部のケロイドを予防するため，圧迫包帯を用いて固定する。

10. 皮膚病理組織学的検査

病理組織学的検査の多くは外来で行われ，病変部やリンパ節などの組織を外科的に採取して生検を行い診断の手がかりを得る。

●**検査前の援助**　手術用のパンフレットを用いて説明し，検査に伴う痛みが生じるため，不安の軽減に努める。

●**検査時の援助**　皮膚科手術器械セット，注射器，針，ディスポーザブルメス，電気メス，局所麻酔薬，固定液などを用意する。

疾患によっては，特殊な固定液が使われることがあるので，事前に医師の指示を

受ける。

①カーテンやドア，室温などの環境調整を行い，患部を露出させる準備を行う。

②生検は無菌操作で検査の介助を行う。

③生検後は出血や疼痛の有無を観察して，検体は固定液（ホルマリンなど）に保管
する。その際，検体の取り間違えがないように，検体に患者氏名，採取日，採取
部位を明記する。

●**検査後の注意**　生検後の処置法や注意点について説明を行う。病理組織学的検査の
結果が出たら医師から説明があることを伝えるとともに，精神面への援助を行う。

Ⅵ 主な疾患患者の看護

1．アトピー性皮膚炎患者の看護

　　アトピー性皮膚炎は，年齢により好発部位が異なり，湿疹病変は左右対称性に分
布するのが特徴的である。強い瘙痒があるため掻破を繰り返すことで皮疹が悪化す
る。特に成人期は慢性の経過をたどり，**苔癬化（皮膚が厚く硬くなった状態）**した
局面が拡大し重症化しやすい。皮膚病変が広がると，外見上の変化から患者の精神
的ストレスは大きくなる。

1)　看護の視点

　　患者が疾患と治療に関する正しい知識をもち，適切に自己管理が行えるように援
助することが重要である。

2)　観察のポイント

①皮膚症状：皮膚の乾燥状態，皮疹の形態と分布部位，鱗屑の程度と部位。

②瘙痒の部位，程度，性質，持続時間，時期。

③掻破の有無，程度，部位。

④感染徴候（発赤，疼痛，熱感，腫脹，滲出液の量・色・臭気・粘稠度）の有無，
程度，リスク。

⑤睡眠状態。

⑥生活様式や習慣：衣類（寝具や衣類の素材，しわ，縫い目，タグなどの刺激），
食事（アレルゲンとなる食品や瘙痒を増強させる食品の摂取状況），住環境（じ
ゅうたんや畳の使用，ダニ繁殖の原因となるものの有無，室温や湿度など），入
浴時などの温熱刺激，過度の運動による発汗など。

⑦血液検査データ：好酸球の増加，血清総IgEの増加，アレルゲン特異的IgE抗体
の出現など。

⑧精神状態。

3）看護目標
①疾患および治療に対する正しい知識と日常生活上の留意点が理解できる。
②安定した皮膚状態が維持できるように，自己管理ができる。
③ボディイメージの変化を受け止めることができる。

4）看護の実際
　長期間にわたり継続的に薬物療法が行われるため，自己判断で中断することのないように，疾患と治療に対する正しい知識と生活指導が必要になる。

（1）薬物療法への援助
　主に副腎皮質ステロイド薬や保湿剤の外用，抗アレルギー薬の内服が行われる。副腎皮質ステロイド薬の使用に際しては，指示された用法を守り自己判断で中断することのないように，薬の作用や副作用についての患者の理解度を確認しながら説明を行う。特に外用薬の塗り方について具体的に指導し，定期的な外来受診を促す。

（2）生活指導
　住宅環境の整備，衣類の配慮，清潔の保持，瘙痒を緩和し搔破を予防するといったことを指導する。

（3）精神的援助
　ボディイメージの変化に伴うストレスは大きい。ストレスは瘙痒を誘発し悪循環を招く。患者が不安や悩みを表出できるように環境を調整し，ストレスの発散方法を一緒に考えるなど，精神面での援助を行う。

2．蕁麻疹患者の看護

1）看護の視点
　急性蕁麻疹は食物（サバ，カニなど），薬物，輸血などが原因となる。また慢性蕁麻疹は，寒冷，温熱，機械的外力（圧迫，摩擦）など物理的刺激によるものや心因性のもの，他疾患と関連するものなどがある。蕁麻疹の多くは瘙痒があるため，搔破により皮膚を損傷することで感染のリスクを伴うことから，瘙痒の緩和と搔破の予防に努める。

2）観察のポイント
①皮膚症状：蕁麻疹の部位，形態，広がり，色調，程度，時間的な変化。
②瘙痒の有無，程度。
③搔破の有無，感染のリスクと程度。
④そのほかの症状：下痢，発熱，喘息様症状，呼吸困難，嚥下困難，アナフィラキシー症状など。

3）看護目標
①瘙痒に対する対処方法を理解し実践することができる。
②蕁麻疹を誘発，悪化させないように生活習慣を見直すことができる。

4）看護の実際
（1）薬物療法への援助
　蕁麻疹の治療は，抗アレルギー薬の内服が主体になる。確実な服用管理を行うことと，副作用として眠気が生じるため，服用中は車の運転を行わないようにすることを説明する。

（2）生活指導
　①皮膚の清潔を保つ。
　②瘙痒を緩和するための方法について説明する。
　③蕁麻疹の誘発因子が特定できれば，それを避ける。
　④ストレスや過労は蕁麻疹を悪化させる要因となるため，日常生活を見直して，ストレスを緩和できるようにする。
　⑤瘙痒以外に，下痢，発熱，喘息様症状，呼吸困難，嚥下困難，アナフィラキシー症状などが出現した場合は，速やかに医療機関を受診するよう伝える。

（3）精神的援助
　①患者の不安が表出できるようにかかわる。
　②日常生活で蕁麻疹を誘発，悪化させている原因について，患者と一緒に振り返る機会をつくり，ストレスが緩和できるように支援する。

3．尋常性乾癬患者の看護

1）看護の視点
　①尋常性乾癬が起こる体質は変わらないが，生活習慣の改善や治療により症状のコントロールが可能な疾患であり，皮膚を正常な状態に回復させ，その状態を維持することができる。つまり，患者自身の治療への理解と生活習慣の改善が重要である。
　②乾癬は鱗屑の多さ，外見上の変化，「感染」との誤解により，偏見に苦しむことがある。このような精神的問題に対する援助が必要である。

2）観察のポイント
　①皮膚症状：乾癬の部位や程度，特徴的な現象（**アウスピッツ現象**や**ケブネル現象**），乾燥状態，鱗屑の程度，瘙痒の有無と程度，膿疱の有無，疼痛の有無と程度。
　②感染のリスクと程度。
　③爪の状態。関節痛の有無。
　④生活習慣：喫煙・アルコールなどの嗜好品，食生活，不眠，過労など。
　⑤精神状態。

3）看護目標
　①疾患および治療に対する正しい知識と日常生活上の留意点について理解する。
　②安定した皮膚状態が維持できるよう自己管理ができる。
　③ボディイメージの変化を受け止めることができる。

4）看護の実際
（1）治療継続への援助
①外用療法：主にビタミンD₃外用薬と副腎皮質ステロイド外用薬の併用が一般的である。特に副腎皮質ステロイド外用薬の長期使用により，皮膚の菲薄化と紫斑の副作用が出現する。急に中止すると乾癬の症状が悪化するため，注意を要する。いずれも副作用の問題から使用量に制限があり，適切な外用薬の塗り方を指導する。

②紫外線療法：皮膚の状態を観察し，光線皮膚炎の徴候と程度を確認する。本章-Ⅴ-7「紫外線療法」参照。

③内服療法：服用にあたっては副作用に注意し，指示された用量を厳重に守るよう指導する。

④注射療法：抵抗力が低下するため感染に注意する。また，治療費が高額であるため，高額医療費制度について情報提供を行う。

（2）生活指導
①日光浴：紫外線療法以外に，日光浴は乾癬の症状緩和，皮膚の新陳代謝抑制作用がある。紫外線にはビタミンDを体内で生成する作用があり，皮膚を正常に戻す働きがある。しかし，強い日差しは乾癬の症状を悪化させる可能性もあるため，医師と相談のもとに行う。

②感染症予防：感冒などの感染症は乾癬の症状を悪化させることがある。日頃より規則正しい生活を心がけ，感染症の予防に努める。

③皮膚への刺激を避ける：ふだんから皮膚への刺激を少なくするように注意することで，乾癬の発症や悪化を予防できる。本章-Ⅲ「●衣類・寝具」参照。

④食事や嗜好品に気を付ける：本章-Ⅲ「●食事」参照。

⑤ストレスの発散：ストレスが多いと治療もさぼりがちになり，それにより症状が悪化して，悪循環に陥る。自分なりにストレスを発散する方法を見つけられるように援助する。

（3）精神的援助
鱗屑の多さや外見上の変化，長期間にわたる治療に対し，精神的苦痛を抱きやすいため，患者のつらさや悩みに耳を傾け，一緒に対処方法を考えてQOLが高められるように支援していくことが大切である。

4．帯状疱疹および単純性疱疹患者の看護

1）看護の視点
①帯状疱疹後神経痛が残ることがあるため，患者の苦痛への対応が重要である。

②痛みや再発への不安，皮疹に対するボディイメージの変化など精神的ストレスが大きいため，精神面への援助が必要である。

2）観察のポイント
①全身状態：発熱や倦怠感，神経痛，リンパ節の腫脹などの症状や程度。

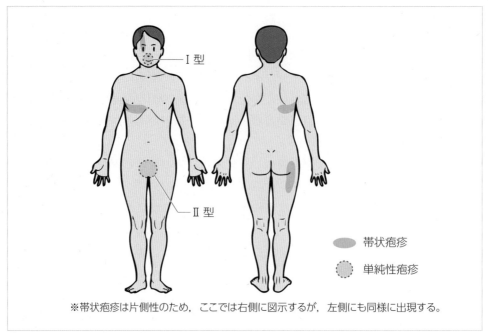

※帯状疱疹は片側性のため，ここでは右側に図示するが，左側にも同様に出現する。

図4-4 ● 帯状疱疹と単純性疱疹の好発部位

②皮疹の発生部位（図4-4）と程度，水疱，膿疱，びらんなどの皮膚の状態。

③随伴症状の有無と程度：頭痛，耳鳴りなど。

④検査データ：白血球，肝機能，ウイルス抗体価，炎症反応など。

⑤症状による生活への影響：不眠，食欲など。

⑥精神状態。

3)　看護目標

①疼痛が緩和される。

②誘発因子を理解し疾患の悪化を防ぐことができる。

③２次感染の予防ができる。

④不安が軽減される。

⑤ボディイメージの変化を受け止めることができる。

4)　看護の実際

（1）　痛みの緩和

　　強い痛みがある場合は，鎮痛薬の投与が行われることもあるが，多くの場合は入院し抗ウイルス薬の点滴治療により安静を保持する。帯状疱疹後神経痛に対しては，温罨法が効果的であるが，ペインクリニックでの診療となる場合もある。

（2）　安静保持

①皮疹の出現から炎症が沈静化するまでは，安静にする。

②過労による疲労やストレスは症状を誘発させ，悪化につながる。そのため，疲労を避け可能な限りストレスを軽減する。十分な睡眠を確保し安静を保持するように指導する。

1 皮膚疾患の
基本的知識

2 主な疾患と
その治療

3 皮膚疾患看護の
基本

4 皮膚疾患患者の
看護

（3）　患部の清潔保持，2次感染予防

　感染を予防するため清潔の保持が必要である。皮疹が乾燥するまで無菌操作を徹底する。皮疹が痂皮化する回復期では，瘙痒が生じ搔破による2次感染を起こすため，瘙痒への対策を指導する。

（4）　精神的援助

　皮疹に対するボディイメージの変化に伴うストレスを緩和する。そのほか，本章-Ⅳ-3「疼痛」参照。

5. 白癬および皮膚カンジダ症患者の看護

1）　看護の視点

　真菌による皮膚感染症は，誘因となる生活習慣を見直すことで，症状の改善や予防が可能な疾患である。主な治療は抗真菌薬の外用であるが，継続的な治療と患部の清潔保持などの自己管理が大切である。

2）　観察のポイント

①部位，および発赤，びらん，浸軟，小水疱，小丘疹，鱗屑，爪の混濁や肥厚，剝離などの症状と程度。

②瘙痒や疼痛の有無と程度。

③発汗が多い，足が蒸れやすいなどの生活背景。

④基礎疾患の有無と治療状況。

3）　看護目標

①疾患および治療に対する正しい知識を得て，日常生活上の留意点が理解できる。

②発症の誘因となる生活習慣を見直し症状の改善や予防ができる。

③他者への感染を予防できる。

4）　看護の実際

（1）　生活指導

①患部の清潔保持と乾燥：患部の清潔を保つ，通気性が良い衣類を着用する，同じ靴を毎日履かないなどである。真菌は湿度が高いところを好んで繁殖するため，患部を乾燥状態に保つことは重要である。足白癬であれば，木綿素材の5本指靴下は趾間の水分を吸収するので望ましい。

②感染の予防：他者への感染を防止するため，バスマット，スリッパ，タオル，衣類の共用を避ける。また銭湯は避ける。

③瘙痒を緩和する。

（2）　外用療法継続の支援

　体部白癬や股部白癬の場合は，抗真菌薬の外用を2週間程度継続すると改善がみられる。自覚症状が消失，軽減しても，再発しやすいため，自己判断で治療を中断しないように指導する。特に，足白癬は最低4週間の治療を継続しないと治らないため，根気よく治療を続けられるように支援する。

(3)　精神的援助

　仕事で1日靴を履く，ブーツを履く習慣があるなどの理由で，若年女性においても足白癬が増えている。疾患に伴う羞恥心など精神的苦痛は大きいため，説明や処置を行う際はプライバシーへ配慮する。

6．熱傷患者の看護

1)　看護の視点

　熱傷患者においては，熱傷の重症度や経過に応じた看護が必要である。軽症熱傷では外用療法で治癒するが，重症熱傷では集中治療下での全身管理を必要とする。回復期では，皮膚の損傷による機能障害に対するリハビリテーションや植皮術後のケアとボディイメージの変化に対する支援，社会復帰に向けた支援など，経過によって観察するポイントや必要な看護が異なる。

2)　観察のポイント

①皮膚の状態：熱傷部位（気道熱傷の有無），熱傷面積，熱傷深度，滲出液の有無と程度，性状。

②熱傷の原因，熱傷の時間と温度。

③ショック症状の有無：意識レベル，バイタルサイン，水分出納など。

④疼痛の有無と程度：熱傷深度が第Ⅲ度では，皮下熱傷による知覚神経の損傷のため痛みを感じない。

⑤合併症や感染の有無と程度。

⑥検査データ：白血球，炎症反応，総たんぱく質，血液尿素窒素など。

⑦精神状態。

⑧年齢，性別，既往歴など。

3)　看護目標

①循環動態が維持されることで，ショック期から離脱することができる。

②良好な酸素化を保つことができる。

③創部感染が起こらない。

④疼痛が緩和される。

⑤不安や恐怖など精神的苦痛を表出することができる。

4)　看護の実際

(1)　受傷部位を冷却する

　受傷直後は熱傷部位を流水で冷却する必要がある。冷却は，深部熱傷の進行を防ぎ，創部の疼痛や浮腫を軽減することができる。ただし，広範囲熱傷の場合は，冷却によって低体温症を引き起こす可能性があるため行わない。そのほか，受傷時の処置として，表皮剥離を防ぐために受傷部位の着衣は無理に取り除かない。また，受傷後は浮腫が生じるため，身に着けているアクセサリー類ははずす。

(2)　呼吸と循環の管理

①**気道熱傷**が疑われる場合は，受傷直後から2〜3時間は上気道の浮腫性狭窄が

1
皮膚疾患の
基本的知識

2
主な疾患と
その治療

3
皮膚疾患看護の
基本

4
皮膚疾患患者の
看護

起こりやすいため，気道を確保し救命処置に備える。

②重症熱傷では，体液の喪失により循環血液量が低下し**ショック状態**に陥る危険性がある。バイタルサインをはじめ，尿量，出血量，滲出液の量と輸液量の観察により水分出納の確認をして輸液管理を行う。

(3)　栄養の管理

重症熱傷の場合は，受傷部より多量に滲出液が生じるため，脱水や低たんぱく血症になりやすい。輸液管理に基づいて，十分な栄養補給と電解質の補充を行う。

(4)　感染の予防

熱傷部位は皮膚の防御機能が失われるため，感染リスクが高い。患部の処置では無菌操作を厳重に行う。包帯交換時は，滲出液の量や色調，臭気に注意する。重症熱傷患者は免疫機能も低下するため，受傷部のほか，尿路，血管留置カテーテル，呼吸器などの観察も行い，感染予防のため，**標準予防策（スタンダードプリコーション）**を徹底する。

(5)　疼痛の緩和

疼痛に対しては，効果的に鎮痛薬や鎮静薬を使用する。特に，受傷部の包帯交換時に疼痛を伴うことが多いため，処置前に投与して疼痛と不安の緩和に努める。

(6)　機能障害の予防と回復に向けた援助を行う

急性期を過ぎたら，可能な範囲で他動，自動運動を実施し，受傷部の関節拘縮や筋力低下の予防に努める。

(7)　植皮部の安静

植皮術を行った場合は感染を予防し，植皮部が生着するまで安静を保つように説明する。熱傷部位や植皮部に対して，適切に自己管理ができるように援助する。

(8)　精神的援助

患者は生命の危機に直面し，精神的動揺や不安を抱いている。侵襲的治療に伴う痛みやボディイメージの変化，機能障害など長期的に苦痛を体験する。回復過程に応じた精神状態を十分に理解し，不安や恐怖感を和らげる。

7．凍傷患者の看護

1)　看護の視点

凍傷は熱傷と同様に，重症例では皮膚の萎縮や脱落，色調の変化，壊死を起こすことがあるため，治療後にリハビリテーションが必要となったり，外見上の変化により精神的苦痛が生じたりする。看護者は急性期から長期的な視野を見据えて看護を行う。

2)　観察のポイント

本節-6「熱傷患者の看護」に準じる。

3)　看護目標

①低体温を起こさない。

②合併症や2次感染を起こさない。

③不安を表出でき，精神的苦痛が緩和される。

④ボディイメージの変化を受け止めることができる。

4) 看護の実際

①受傷直後は段階的に加温し，保温に努める。

②受傷部位は無菌的に処置を行い，感染予防に努める。

③受傷部位はもろく弱いため，圧迫や過度なマッサージ，摩擦は避ける。

8. 褥瘡のある患者の看護

　褥瘡の好発部位は，皮下脂肪組織が少なく骨が突出している部分に一致している（図4-5）。体位や姿勢によって圧迫される部位は変化するため，どの体位でどの部位がどのくらいの時間，圧迫されているのかを確認することが大切である。

1) 看護の視点

　褥瘡は予防が重要である。褥瘡発生の要因を十分に理解し，患者個々の発生リスクを確認し，リスク状態に応じた予防的ケアを実施する。褥瘡の危険因子の評価には，**褥瘡発生予測スケール（日本語版ブレーデンスケール）** が用いられる。また，褥瘡の状態（重症度や治癒過程）の評価には，**DESIGN-R®** が使用される。

2) 観察のポイント

①危険因子（ブレーデンスケールなどを活用する）：日常生活自立度，基本的動作能力，病的骨突出，関節拘縮，栄養状態，皮膚湿潤（多汗，尿失禁，便失禁，おむつ着用の有無など），浮腫，摩擦とずれ，知覚の認知など。

②基礎疾患。

③褥瘡の状態：DESIGN-R®では創の深さ，滲出液，大きさ，炎症／感染，肉芽組織，壊死組織，ポケットの項目から重症化を分類でき，治療過程を数量化できる。

④感染徴候（発赤，疼痛，熱感，腫脹，滲出液の量・色・臭気・粘稠度）の有無，

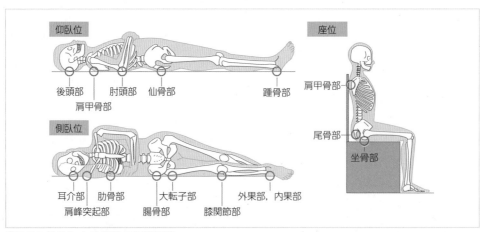

図4-5 ● 体位による褥瘡の好発部位

　程度，リスク。

3）**看護目標**

　①必要な栄養を摂取し，褥瘡の予防や改善を図ることができる。

　②迅速な処置やケアを受けることができる。

　③感染を起こさない。

4）**看護の実際**

（1）　**皮膚の圧迫やずれの排除**

　①適切な体位変換とポジショニングを行う。

　②適切な体圧分散寝具を選択し活用する。

（2）　**適切なスキンケア**

　①褥瘡予防：圧迫や摩擦，ずれの影響を受けやすい皮膚を保護する。骨突出部にはポリウレタンフィルム材を貼付し摩擦力を低減する。履き口がゆるめの靴下の着用や，皮膚の乾燥を防ぐため保湿剤を塗布する。汗や排泄物（尿や便）による汚染や蒸れから皮膚を守り，清潔を保持し通気性を良くする。

　②褥瘡発生時：褥瘡の状態を適切に評価する。褥瘡および周辺皮膚の摩擦，ずれ，圧迫，浸軟を避ける。ドレッシング材は創よりも広く薄く当てて局所的に圧がかからないようにする。滲出液が多い場合は，吸収力のあるドレッシング材を使用し適宜，交換する。

（3）　**感染の予防**

　皮膚や創部の清潔を保ち，感染を予防する。

（4）　**栄養状態を改善できるよう援助する**

　高たんぱく質の食事を摂取し，創部の回復を促進する。

9．悪性腫瘍患者の看護

1）**看護の視点**

　予後は病期により大きく異なるが，皮膚がんと診断された患者は，がんという言葉に死を連想し精神的衝撃は大きい。また，治療後のボディイメージの問題，治療費などの経済的問題なども重なり，精神面での援助は極めて重要である。

2）**観察のポイント**

　①皮膚症状：病変部の色調・大きさ・形態・硬さの変化，びらん・潰瘍の有無，出血の有無，臭気の有無，爪の変化。

　②がんの病期（進行度）。

　③治療に伴う合併症・2次感染，**有害事象**の有無と程度。

　④疾患や治療の受け止め方，精神状態。

3）**看護目標**

　①疾患，検査，入院，治療，予後に伴う不安を軽減することができる。

　②がん治療による合併症や有害事象が緩和され，2次感染を起こさない。

　③皮膚症状のセルフケアができる。

④ボディイメージの変化を受け止めることができる。

4）看護の実際

（1）手術療法による合併症の緩和

　手術によって皮膚の欠損や四肢の切断を行う場合は，切除後の外見の変化や機能障害の可能性について，手術前から十分な説明を行う。鼠径部や腋窩の**リンパ節郭清**を伴う手術では，リンパ浮腫やしびれが生じる可能性について説明を行う。頸部の場合には，一時的に顔面神経麻痺が生じるが，徐々に回復することを説明する。

（2）化学療法や放射線療法の有害事象の緩和

　化学療法の有害事象は，食欲不振，悪心・嘔吐などの消化器症状，骨髄抑制，脱毛など，使用する抗がん剤の種類によって症状や程度は多様である。放射線療法では，照射部位の発赤，水疱，びらん，潰瘍，かゆみ，色素沈着や関節の拘縮，手足のむくみなどが生じることがある。出現する症状を予測し苦痛の緩和に努める。

（3）感染予防

　手術療法では創部感染を予防するため，創部の処置は無菌操作で行う。化学療法に伴う骨髄抑制がある場合は，手洗いやうがいの励行を指導し，患者が自己管理して感染を予防できるように援助する。

（4）精神的援助

　がんであることの衝撃をはじめ，治療や予後に対する不安・恐怖など，患者と家族が抱える精神的苦痛は計り知れない。患者・家族の不安を表出できる環境を整え，共感的・受容的な態度で接することが大切である。

学習の手引き

1. 経過別の看護について，それぞれ患者の苦痛緩和・精神面への援助・社会的回復の視点からまとめてみよう。
2. 皮膚疾患患者に対する生活への援助について話し合ってみよう。
3. 皮膚疾患患者の主な症状とその看護のポイントについて説明してみよう。
4. 主な皮膚疾患患者の看護のポイントについてまとめてみよう。

第4章のふりかえりチェック

次の文章の空欄を埋めてみよう。

1 瘙痒の看護

瘙痒の看護は，皮膚の ［ 1 ］，［ 2 ］，［ 3 ］を基本とする。皮膚の表面に付着した ［ 4 ］，［ 5 ］，［ 6 ］など瘙痒を誘発する因子を取り除く。

2 疼痛への生活指導

疼痛の緩和方法には，［ 7 ］，［ 8 ］や ［ 9 ］，［ 10 ］などがある。熱傷の急性期は ［ 8 ］を行い患部の安静を保持する。帯状疱疹後神経痛は ［ 9 ］を行い，痛みを軽減する。

3 びらん，潰瘍

びらんや潰瘍のある皮膚は，ガーゼが直接患部にあたらないよう ［ 11 ］などを塗布し，［ 12 ］を防ぐ工夫をする。

4 外用療法

外用薬の使用量の目安は，軟膏の場合は ［ 13 ］（［ 14 ］）という単位を用いて患者に説明するとわかりやすい。1 ［ 14 ］とは，大人の人さし指の第一関節に乗せた量で，25～50gチューブの場合で約0.5gに相当する。

5 植皮術，形成術後の注意

- ［ 15 ］に努める。
- 植皮片生着まで ［ 16 ］が必要になる。
- ［ 17 ］を予防する。
- 手術後に生じる ［ 18 ］の変化に対する援助を行う。

6 尋常性乾癬患者

尋常性乾癬患者の皮膚症状では，特徴的な現象（［ 19 ］，［ 20 ］），乾燥状態，鱗屑の程度，瘙痒・疼痛の有無と程度，膿疱の有無を観察する。

成人看護Ⅲ

眼疾患患者の看護

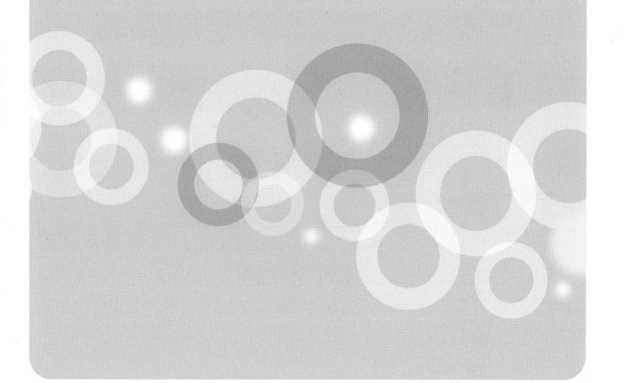

■ 眼疾患患者の看護

第 1 章 眼疾患の基本的知識

▶**学習の目標**　●眼の構造と機能を理解する。
●眼疾患の主な症状と病態生理を理解する。
●眼の主な検査と治療法を学ぶ。

Ⅰ 構造と機能

1. 眼の構造

　眼は眼球，視神経，眼球付属器から構成される。眼球付属器には眼瞼，外眼筋，涙器（涙腺，涙小管，涙囊，鼻涙管）が含まれる。

●**眼球**（図1-1）

・**角膜**：最も外界に接し，眼球内に入る光はすべて角膜を通過する。大きさは成人で12～13mm程度であり，眼球を保護する。レンズとしての働きもある。

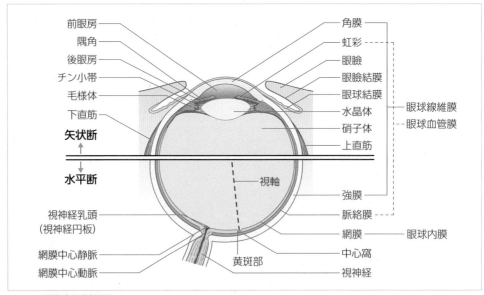

図1-1 ● 眼球の断面図

- **結膜・強膜**：結膜は白目とよばれ，その下のテノン囊とよばれる綿状の組織とともに眼球を保護している。眼球運動を円滑にする役割がある。テノン囊の下にある強膜は眼球を形成する硬い組織である。
- **ぶどう膜**：虹彩，毛様体，脈絡膜の総称である。虹彩は血管が多く，瞳孔散大筋と瞳孔括約筋が分布している。毛様体は房水を産生し，無血管組織の角膜や水晶体に栄養を補給している。脈絡膜は網膜の下に位置して，網膜の代謝や栄養補給に関連している。
- **水晶体**：ピント調整の役割を果たすレンズである。毛様体筋の収縮や弛緩で水晶体の厚みが変化してピント調整が行われる。加齢で弾性が低下するとピント調節機能が落ちてくる。特に，手元が見えづらくなることを老視（老眼）という。
- **硝子体**：眼球内にあり，眼球の形態を保つ透明なゼリー状の組織である。加齢に伴って硝子体の液化が始まり，これが飛蚊症の原因となり得る。
- **網膜**：眼球の一番後ろに位置する。入ってきた光情報を電気信号に変え，視神経を介してその電気信号が脳へと伝達される。光受容細胞は視細胞（桿体および錐体）である。
- **視神経**：第二脳神経である。視神経乳頭部で1本の束となり，眼球とつながっている。電気信号は視神経管を通った後，視神経交叉で左右の視神経に分かれる。視神経の半分は交叉するが，残りの半分は交叉しない（次項「●視路」参照）。

●**視路** 視神経交叉から視索，外側膝状体，視放線とたどり，最後に大脳皮質の後頭野に電気信号が伝達される（図1-2）。この一連の経路を視路という。したがって，脳梗塞

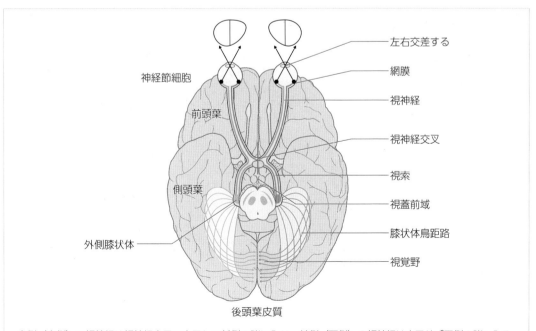

左右交差する
網膜
視神経
視神経交叉
視索
視蓋前域
膝状体鳥距路
視覚野
神経節細胞
前頭葉
側頭葉
外側膝状体
後頭葉皮質

内側（鼻側）の視神経は視神経交叉で交叉して対側の脳に入り，外側（耳側）の視神経は交叉せず同側の脳へ入る。

図1-2 ● 視路

や脳出血で視路の一部が障害されると，その部位に対応して見えない部分が生じる。

●**眼球付属器**

- **眼瞼**：一般にいう瞼のこと。眼球の保護以外にも，角膜に油分を補給し眼球の乾燥を防ぐ役割を担っている。眼の開閉は眼瞼挙筋や眼輪筋の働きによる。
- **外眼筋**：上直筋，下直筋，外直筋，内直筋の4本の直筋，上斜筋，下斜筋の2本の斜筋が眼球に付着している。外直筋は外転神経支配，上斜筋は滑車神経支配，残りの筋肉は動眼神経支配である。
- **涙器**：涙腺，涙小管，涙嚢，鼻涙管の総称である（図1-3）。涙液（涙）は，涙腺で作られ，角膜や結膜を潤し，眼を乾燥から防ぎ，異物を取り除く役割がある。角結膜を潤した後，上下の涙小管，涙嚢，鼻涙管という順番で流れていき，最終的に下鼻道（鼻腔）に流れる。泣くと鼻水が多く出るのはこのためである。

2．眼の機能

●**視力**　物を見る力のこと。5m離れた視力表（ランドルト環［図1-4］）の輪の切れ目の向きを答える分別能検査を行って測定する。眼鏡やコンタクトレンズなどで矯正していない視力を裸眼視力，矯正した視力を矯正視力という。

●**視野**　物が見える範囲のこと。通常はまっすぐに向いた状態で上60°，下70°，鼻側60°，耳側100°の範囲まで見ることができる。

●**色覚**　錐体細胞の働きで光の波長を感じ，大脳に信号が伝わって色を認識すること。

●**光覚**　光の明るさの差を認識する能力のこと。明順応（錐体細胞）と暗順応（桿体細胞）がある。

●**屈折**　眼に入った光が網膜に結像するために曲がること。主に角膜と水晶体がその大部分の働きを担い，特に，水晶体はピント調節において重要である。網膜よりも手前で像が結ぶ場合は近視，奥で像が結ぶ場合は遠視，どこにも結ばない場合は乱

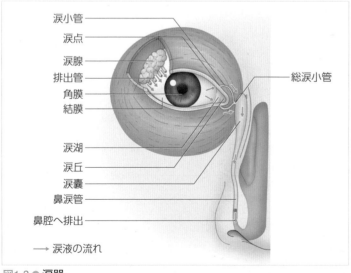

涙小管
涙点
涙腺
排出管
角膜
結膜
総涙小管
涙湖
涙丘
涙嚢
鼻涙管
鼻腔へ排出
→ 涙液の流れ

図1-3 ● 涙器

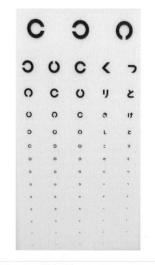

図1-4 ● 視力表

1 眼疾患の
基本的知識

2 主な疾患と
その治療

3 眼疾患看護の
基本

4 眼疾患患者の
看護

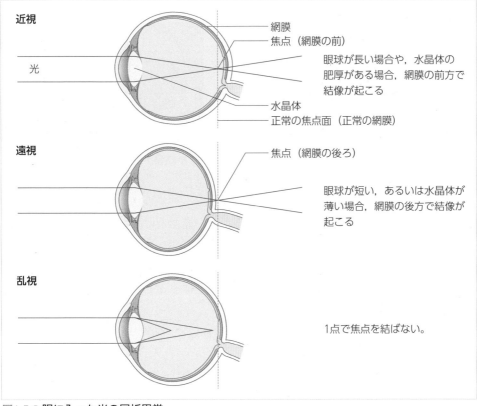

近視

網膜
焦点（網膜の前）

光

眼球が長い場合や，水晶体の
肥厚がある場合，網膜の前方で
結像が起こる

水晶体
正常の焦点面（正常の網膜）

遠視

焦点（網膜の後ろ）

眼球が短い，あるいは水晶体が
薄い場合，網膜の後方で結像が
起こる

乱視

1点で焦点を結ばない。

図1-5 ● 眼に入った光の屈折異常

視という（図1-5）。

● **眼位**　眼の位置のこと。通常は正面視で両眼の角膜中央部に光の反射がある（正位）
が，斜視の場合はその位置がずれる。

● **眼球運動**　眼の動きのこと。6つの外眼筋の作用で左右の眼における協調運動が可
能となり，手元を見るときは輻輳（ふくそう）（寄り目）し，遠くを見るときは開散する。

● **瞳孔運動**　明所では瞳孔（どうこう）は小さくなり（縮瞳（しゅくどう）），反対に暗所では瞳孔は大きくなる（散
瞳）こと。また，興奮すると瞳孔は大きくなり，安静時はその逆となる。

● **眼圧**　眼球自体の圧力のこと。角膜の上から測定する方法で，正常眼圧は10〜
21mmHgである。

Ⅱ　主な症状と病態生理

1．外眼部，前眼部，そのほかの疾患に伴う症状

● **充血**　結膜（白目）が赤くなること。角膜に近い充血を毛様充血とよぶ。結膜炎な

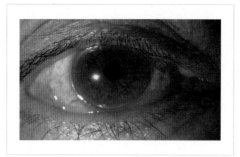

図1-6 ● 結膜充血

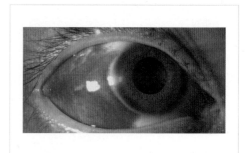

図1-7 ● 結膜下出血

どが原因となる（図1-6）。

●**結膜下出血**　結膜の微細な血管が切れること。充血とは異なり，べったりとした赤みを呈する。治療は必要なく，徐々に軽快する（図1-7）。

●**眼脂**　眼からの分泌物や老廃物のこと。結膜炎では充血や流涙を伴うことが多い。

●**流涙**　涙が眼からあふれること。充血や眼脂を伴うことが多い。結膜炎や鼻涙管閉塞症などが原因となり得る。

●**異物感**　眼がゴロゴロすること。原因は多岐にわたるが，異物の場合や感染，炎症などが多い。

●**瘙痒感**　眼がかゆいこと。アレルギー性結膜炎の代表的症状である。

●**眼痛**　眼球内部に問題がある場合（感染，眼圧上昇，炎症など）は深部痛として自覚され，眼球外部（角膜異物，麦粒腫，鼻涙管閉塞症など）が原因の場合は表層痛として自覚される。

●**羞明**　明るいところで強いまぶしさを感じること。角膜疾患や初発白内障で起こりやすい。

●**眼球突出**　眼球が前方に突出すること。甲状腺眼症（バセドウ病）や眼窩腫瘍の症状の一つとして認められることが多い。

●**眼球陥凹**　眼球が後方にくぼむこと。眼窩の脂肪減少や眼球摘出後で認められる。

2．視機能障害を伴う症状

●**視力障害**　角膜，水晶体，硝子体，網膜，視神経のうち，どれが損傷されても視力低下は起こる。また，眼球以外にも頭部疾患などで視路や視覚野が障害されても視力障害は起こる。中途失明原因の第1位は緑内障，第2位は糖尿病網膜症であり，網膜色素変性症，加齢黄斑変性がそれに続く。

●**視野障害**　視野が欠損する代表的疾患は緑内障であるが，網膜色素変性症，視神経疾患，頭部疾患（脳卒中など）でも起こる。緑内障や網膜色素変性症では視野狭窄や暗点を認めることが多く（図1-8），頭部疾患では半盲を呈することが多い（図1-9）。

●**色覚異常**　色の区別がつきにくい疾患である。先天色覚異常（遺伝などが原因）と，後天色覚異常（視神経や網膜などの病気が原因）の2つに分けられる。先天色覚異

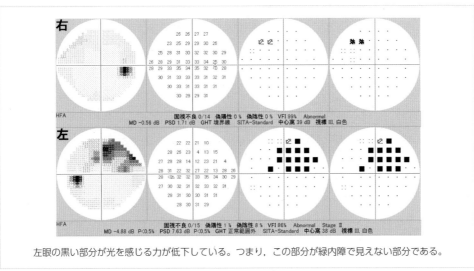

左眼の黒い部分が光を感じる力が低下している。つまり，この部分が緑内障で見えない部分である。

図1-8 ● 緑内障の暗点

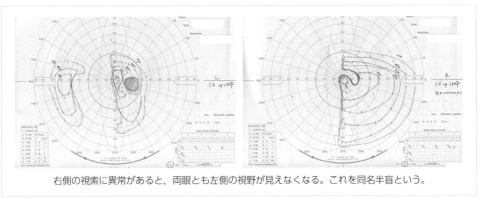

右側の視索に異常があると，両眼とも左側の視野が見えなくなる。これを同名半盲という。

図1-9 ● 頭部疾患による同名半盲

常は日本人男性の20人に１人（５%），女性の500人に１人（0.2%）に生じるといわれている。

● **夜盲**　暗いところで物が見えづらい状態であり，代表的な疾患は網膜色素変性症である。

● **変視症**　物がゆがんで見えたり，大きく見えたり（大視症），逆に小さく見えたり（小視症）すること。黄斑変性症や網膜疾患が原因で起こる。

● **飛蚊症**　硝子体に濁りが生じた結果，視野に浮遊物が見えるようになること。多くは加齢の変化であり病的な意味はない（生理的飛蚊症）が，網膜裂孔や網膜剝離，硝子体出血などの疾患が原因で起こることもある。

● **光視症**　視界の中に光が見えること。網膜と硝子体の癒着がはずれるときに起きやすいとされる。

● **複視**　両眼で物を見たときにだぶってみえること。左右にだぶったり，上下にだぶったりする。眼球運動障害が原因である。片眼で二重に見える場合は，乱視や白内

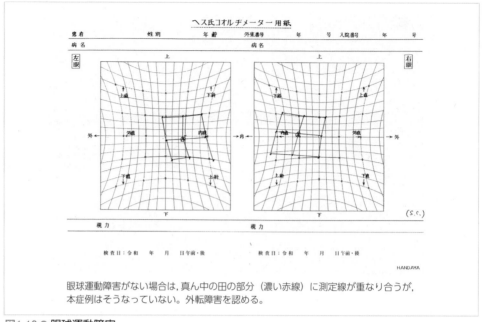

眼球運動障害がない場合は，真ん中の田の部分（濃い赤線）に測定線が重なり合うが，本症例はそうなっていない。外転障害を認める。

図1-10 ● 眼球運動障害

障が原因であることが多い。

●**眼球運動障害**　外眼筋の物理的な損傷や，外眼筋を支配する神経障害で眼球運動が制限されること。複視の原因となる（図1-10）。

●**眼精疲労**　ピントを合わせる調整機能が一時的に低下すること。一般的には休息により回復する。

III　主な検査

1　問診，視診

　内科と同様に，まずは主訴を聞き，発症転機（時期），性状や強さ，部位，随伴症状，時間経過を聞く。それに付随して，既往歴，アレルギーの有無，家族歴，入院歴を中心に問診をとる。視診では，眼周囲の状態，上下眼瞼の状態，眼位，眼球運動を確認する。

2　視力検査

　眼科の最も基本的な検査である。視力が1.0とは，外径7.5mm，太さ1.5mm，切れ目1.5mmのランドルト環の切れ目を5m離れた状態で，正しく読み取ることができることを意味する。一番上の大きな指標を読み取れれば視力0.1であるが，それも見えない場合は，指標を手で持って近づけながら環の切れ目を判定してもらう。50cmまで近づいても切れ目が読み取れない場合は視力0.01未満となり，それ

1
眼疾患の
基本的知識

2
その治療
主な疾患と

3
基本
眼疾患看護の

4
看護
眼疾患者の

　以下は，目の前に出した指の本数を数えてもらう指数弁，指の動きがわかる手動弁，光の点滅がわかる光覚弁となる。光を当ててもまったくわからない場合は視力なし（光覚弁なし）である。なお，子どもではランドルト環指標を読み取ることが難しいため，字ひとつ視力表が使用される。

　視力は裸眼視力と矯正視力に大別される。眼科での視力は，遠視や近視，乱視を補正した矯正視力を意味する。遠視補正は，最も良い視力が得られる最も強い凸レンズ（球面レンズ）が選択され，近視補正は最も良い視力が得られる最も弱い凹レンズ（球面レンズ）が選択される。乱視を入れるときは，円柱レンズで乱視度数と乱視軸を合わせる必要がある。

3　屈折検査

　オートレフラクトメーターで測定する（図1-11）。遠視・近視・乱視，および乱視軸が数字として自動的に出る。調節が入りやすい子どもでは，正確な検査を行うため，調節麻痺薬を点眼した状態で測定することもある。同時に角膜の曲率半径（角膜の曲がり具合）も測定される。

4　眼底検査

　網膜，黄斑部，網膜血管，視神経乳頭を直接眼で見て観察する。眼底検査を行う場合，通常は散瞳薬が使用される。眼底鏡には直像鏡と倒像鏡（＋集光凸レンズ）があり，それぞれ見える範囲が異なる。眼底の広い範囲を観察する場合は倒像鏡（単眼もしくは双眼）が使用され，一般的に眼底検査といえばこちらを指す。最近は眼底写真がデジタルできれいに撮影でき，かつ，その撮影範囲も広くなってきている（図1-12）。

5　細隙灯顕微鏡検査（スリットランプ検査）

　眼科では必ず行う検査であり，前眼部（角膜～水晶体）を拡大して観察することができる（図1-13）。視軸と光軸を分けることができ，光源から光（スリット光）

```
[レフ値]
<R> SPH   CYL  Axis    <L> SPH   CYL  Axis
 1 +2.25 -1.00  71 8    1 +1.00 -0.50  89 7
 2 +2.25 -1.00  72 8    2 +1.25 -0.75  91 8
 3 +2.25 -1.25  73 9    3 +1.25 -0.75  90 8
 < +2.25 -1.00  72  >   < +1.25 -0.75  90  >
AVG                    AVG
[ケラト値]
<代表値>
<R>    mm     D   deg   <L>    mm     D   deg
 R1  7.49  45.00  46    R1  7.32  46.00  24
 R2  7.36  45.75 136    R2  7.30  46.25 114
 AVG 7.43  45.50        AVG 7.31  46.25
 CYL       -0.75  46    CYL       -0.25  24
<平均値>
<R>    mm     D   deg   <L>    mm     D   deg
 R1                     R1
 R2                     R2
 AVG                    AVG
 CYL                    CYL
[PD値] 遠用PD = 53.0
```

SPHが球面度数，CYLは円柱度数（乱視），Axisは軸である。
ケラト値は角膜曲率半径と屈折をそれぞれ示している。

図1-11 ● オートレフラクトメーターの測定結果

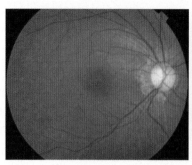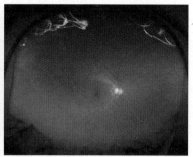

図1-12 ● 通常の眼底写真（左）と広角眼底写真（右）

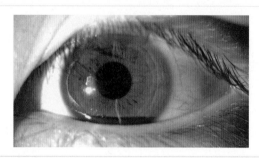

図1-13 ● 細隙灯顕微鏡検査

が出るため，やや斜めから光を当てることで眼球を立体的に把握することが可能となる。細隙灯顕微鏡にはゴールドマン眼圧計も付属している。また，接触レンズや前置レンズを用いることで，隅角や眼底を検査することも可能である。

6 視野の測定

頭蓋内疾患などで視野全体を把握したい場合はゴールドマン動的視野計を用いるが，定量的な評価を行うことは難しい。一方，ハンフリー静的視野計はプログラミングされた検査で用いるため，定量的に評価することができ，長期の経過観察に適している（図1-14）。緑内障では静的視野を進行評価に使用することが多い。

7 眼圧測定

眼圧とは眼球内圧のことであるが，眼球内圧は直接測定できないため，眼球の外からプローブを当てて内圧を測定する。細隙灯顕微鏡に付属している圧平眼圧計が最も信頼できる接触型眼圧計である（図1-15）が，空気で測定する非接触式眼圧計もスクリーニングとして広く活用されている。

8 色覚検査

先天色覚異常のほとんどは1型，2型のタイプであり，赤と緑の区別がしづらい場合である。仮性同色表の代表である石原®色覚検査表はスクリーニング検査として簡便であり，検出率が高い（図1-16）。異常と判定された場合は，そのタイプを調べていくことになるが，パネルD-15テストという色相配列検査やアノマロスコープという特殊な器械で診断を行うことになる。

1
眼疾患の
基本的知識

2
主な疾患と
その治療

3
眼疾患看護の
基本

4
眼疾患者の
看護

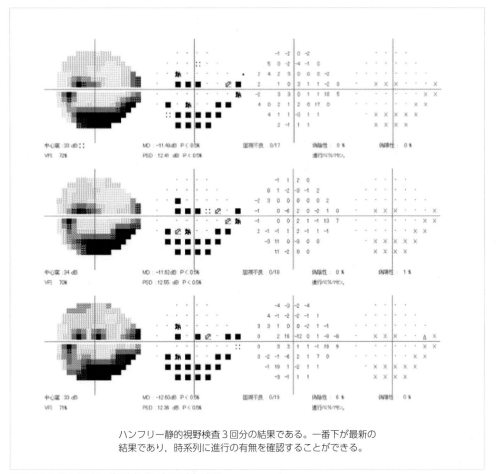

ハンフリー静的視野検査３回分の結果である。一番下が最新の
結果であり，時系列に進行の有無を確認することができる。

図1-14 ● ハンフリー静的視野計の測定結果

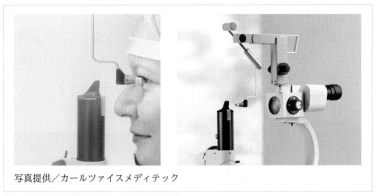

写真提供／カールツァイスメディテック

図1-15 ● 圧平眼圧計による眼圧測定

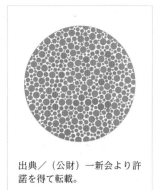

出典／（公財）一新会より許
諾を得て転載。

図1-16 ● 石原®色覚検査表

9　眼位検査

　　両眼の位置を調べる検査であるが，両眼にペンライトを当てて角膜頂点反射の位
置を見る方法が最も簡便である。角膜中央部に光の反射を認める場合が正常（正位）
であるが，左右どちらかの眼の反射が中央部に当たっていない場合は斜視の疑いが
ある。また，片眼を隠す遮閉試験（プリズム検査）で眼位ずれの程度を調べる。立

体感覚（両眼視機能）の見え方などを精査するためシノプトフォア（大型弱視鏡）も活用される。

10 眼球運動検査

　診察室では，指の先などを上下左右，斜め上や斜め下に動かして，患者に目で追ってもらい両方の眼球の動きを定性的に確認する。その後，ヘス赤緑試験を行って定量的な評価を行う（図1-10参照）。

11 そのほかの検査

●**角膜形状解析装置**　角膜全体の形状（ゆがみ）をカラーマップで把握することができる検査である。乱視の把握，円錐角膜の確認などに使用される。

●**涙液検査（シルマーテスト）**　試験紙を下眼瞼に挟み，5分間でどれほど涙が出るかを調べる検査である。正常は10mm以上であるが，ドライアイでは5mm以下しか濡れない。

●**視覚誘発電位（VEP）**　視覚刺激を与え，大脳皮質視覚野に発生する電位を測定する。視神経より先の神経回路の働きを調べる検査である。

●**眼電位図（EOG）**　眼球運動に伴う電位を検出する検査である。眼球周りに電極を貼り，電位差を測定する。

●**光干渉断層計（optic coherence tomography：OCT）**　網膜や視神経乳頭の断層画像を描出することができ，眼底疾患（網膜前膜，黄斑円孔，網膜浮腫，網膜剥離，緑内障など）の診断において重要な役割を果たしている（図1-17）。近年は角膜，前房隅角や毛様体の描出も行うことが可能となっている（図1-18）。細隙灯顕微鏡では観察することができない部分を，短時間に非侵襲的に検査することができるOCTは，現在の眼科診察では必要不可欠な検査機械となっている。

●**角膜内皮撮影（スペキュラーマイクロスコープ）**　角膜の内側にある内皮細胞密度を測定する検査である（図1-19）。内皮細胞は角膜の透明性を保つために重要であり，内眼手術（白内障手術や緑内障など）前には必ず測定を行い，角膜が手術に耐えられるか否かを判定する必要がある。内皮細胞が少ない場合は，術後に水疱性角膜症のリスクが上がる。

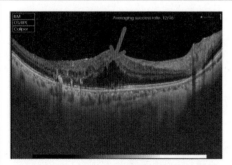

眼底OCT検査で，黄斑部の網膜浮腫（↓）が簡単に確認することができるようになった。

図1-17 ● 光干渉断層計による眼底部画像

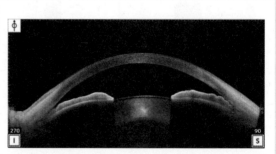

前眼部OCT検査で，角膜・前房・隅角・水晶体の状態を簡便にかつ定量的に把握することができるようになった。

図1-18 ● 前眼部光干渉断層計による前眼部画像

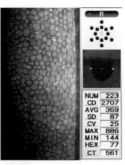

角膜内皮細胞密度はCD（cell density）として表され，
2000以上あるのが正常である。本症例は2707である。

図1-19 ● 角膜内皮細胞密度

眼軸長	前房深度	水晶体厚	Post K		Pre Ref	Post Ref
23.06mm	**2.69**mm	**4.62**	Pre K1		S	
			Pre K2		C	
K1(Φ2.5)	K2(Φ2.5)	乱視軸角度 期待眼屈折力			VD	
43.72D	**45.92**D	**89**deg　**0.00**D	(KI=1.3375)			

計算式	SRK/T		SRK/T		SRK/T		SRK/T		フィッティング
メーカー	Alcon		SANTEN		SANTEN		HOYA		Immersion
モデル	SN60WF		ETN[uni]		NX-60		XY1		角膜径
レンズ定数	119.10		119.60		119.40		118.90		
パワー	21.43D		22.10D		21.83D		21.18D		mm
	IOL	Ref	IOL	Ref	IOL	Ref	IOL	Ref	
	18.00	2.19	18.50	2.24	18.50	2.10	17.50	2.36	
	18.50	1.88	19.00	1.94	19.00	1.79	18.00	2.05	
	19.00	1.57	19.50	1.63	19.50	1.48	18.50	1.74	
	19.50	1.25	20.00	1.33	20.00	1.17	19.00	1.42	
	20.00	0.94	20.50	1.02	20.50	0.86	19.50	1.10	
	20.50	0.61	21.00	0.70	21.00	0.54	20.00	0.78	挿入IOL
	21.00	0.29	21.50	0.39	21.50	0.21	20.50	0.45	メーカー
	21.50	-0.04	22.00	0.07	22.00	-0.11	21.00	0.12	モデル
	22.00	-0.38	22.50	-0.26	22.50	-0.44	21.50	-0.22	屈折力
	22.50	-0.72	23.00	-0.59	23.00	-0.77	22.00	-0.56	
	23.00	-1.06	23.50	-0.92	23.50	-1.11	22.50	-0.90	術後屈折力
	23.50	-1.40	24.00	-1.25	24.00	-1.45	23.00	-1.25	
	24.00	-1.75	24.50	-1.59	24.50	-1.80	23.50	-1.60	
	24.50	-2.11	25.00	-1.94	25.00	-2.15	24.00	-1.95	
	25.00	-2.46	25.50	-2.29	25.50	-2.50	24.50	-2.31	

図1-20 ● 眼軸長測定結果

● **眼軸長測定**　超音波で眼の長さを測定していた時期もあったが，近年は光学的に測定を行っている。一番活用される場面としては，白内障の手術前検査であり，角膜曲率半径と併せて挿入予定の眼内レンズの度数決めを行うために用いられる（図1-20）。

● **超音波検査**　硝子体混濁や硝子体出血（しょうしたいこんだく）などが原因で，眼底鏡で眼底が見えない場合に用いられる。また，後部硝子体剥離（はくり）の有無や，網膜剥離（もうまく）の状態，眼窩腫瘍（がんかしゅよう）などを検査する場合にも利用される（図1-21）。

● **蛍光眼底造影検査**　フルオレセイン，インドシアニングリーンを点滴注射して，時間経過とともに眼底血管造影検査を行う。フルオレセインを用いる疾患としては，糖尿病網膜症，血管閉塞症が代表的であり，早期像，後期像と併せて血管からの色素の染み出しの範囲や無血管領域などを確認する（図1-22）。インドシアニングリーンは加齢黄斑変性症（おうはん）が代表的疾患であり，点滴注射後に脈絡膜血管（みゃくらくまく）の撮影を行う。

● **網膜電図**　網膜に光刺激を当てて，網膜から発生する電気的な反応を角膜上に設置

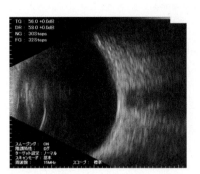
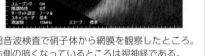

超音波検査で硝子体から網膜を観察したところ。
右側の暗くなっているところは視神経である。

図1-21 ● 眼球超音波検査

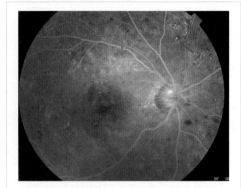

右眼の糖尿病網膜症で，血管からの血液成分の漏出
（→）や毛細血管瘤（→）を認める。

図1-22 ● 糖尿病網膜症の蛍光眼底造影検査

した電極で拾う検査である。網膜色素変性症や遺伝性黄斑疾患などで活用される。

Ⅳ 主な治療・処置

1．屈折矯正

　屈折異常に対しては眼鏡もしくはコンタクトレンズで矯正する。近視補正では球面レンズ（凹レンズ），遠視補正では球面レンズ（凸レンズ）が用いられる。それぞれ最良の視力が得られる最も弱い凹レンズと，最も強い凸レンズが選択される。乱視補正は円柱レンズ（凹レンズ，凸レンズ）が用いられ，乱視が強い軸に直交させるような向きにレンズを入れる。

2．弱視・斜視治療

　弱視とは視力の発達が障害されて生じる低視力のことで，眼鏡補正でも視力が出づらい状態である。弱視治療として，視力が良いほうの眼を意図的に遮閉させて，視力が悪い眼（弱視眼）を中心に生活させる（健眼遮閉）。斜視も弱視の原因の一つになり得るが，斜視の場合は，まずは屈折異常を矯正する眼鏡を処方し，また同時にプリズム眼鏡で眼位を調節する。

3．薬物療法

1 点眼薬

　いわゆる目薬は，眼局所治療の最も一般的な方法である。角結膜に点眼された液は，一部はそのまま角結膜上にとどまり，一部は角膜上皮を透過して眼内に入る。強膜側から眼内へ浸透する経路もある。感染症治療薬（細菌，ウイルス，真菌），

眼内炎症治療薬（副腎皮質ステロイド薬），緑内障治療薬，角膜上皮障害治療薬，アレルギー性結膜炎治療薬，白内障治療薬，眼精疲労治療薬，検査用治療薬など様々な用途の点眼薬がある。眼軟膏（抗菌薬，副腎皮質ステロイド薬）もあり，局所に長時間とどまり薬効を発揮する。

2 内服治療

点眼のみでは効果が弱い場合には，内服薬も併用される。抗感染症薬（細菌，ウイルス，真菌），副腎皮質ステロイド薬，免疫抑制剤，血管拡張薬，ビタミン剤，止血薬などが用いられる。緑内障治療において，高眼圧治療薬としてアセタゾラミドの内服を行うこともあるが，全身的副作用が出やすい。

3 注射治療

眼局所の注射としては，結膜下注射，前房内注射，硝子体注射，球後注射，テノン嚢下注射がある。結膜下注射は，眼球結膜下に抗菌薬や副腎皮質ステロイド薬を注射することで，早期の効果が期待できる。感染症予防のための前房内や硝子体内への抗菌薬投与，滲出性加齢黄斑変性症の治療は，硝子体注射で薬液を眼内へ入れる。点滴治療では，自己免疫疾患に対するインフリキシマブの投与，高眼圧に対する高浸透圧薬の投与，また炎症性疾患に対する副腎皮質ステロイド薬や，感染防止のための抗菌薬の投与などが行われている。球後注射は局所麻酔手術で行われる。テノン嚢下注射では，テノン嚢に鈍針を入れ，麻酔薬や副腎皮質ステロイド薬を注射する。

4．処置，小手術

細隙灯顕微鏡（診察室内）で行うことができる簡単な処置としては，角膜結膜の異物除去，霰粒腫の穿刺，鼻涙管ブジー，睫毛抜去などである。また，緑内障手術後のニードリング（眼圧を下げるための処置）や外傷などで起こる結膜裂傷であれば，クリーンルームを使用しないでも診察室で十分に対処可能である。そのほか，涙道洗浄や涙道ブジー，眼軟膏塗布や眼帯の着用なども診察室で行われる。

5．手術療法

1 レーザー手術

●**アルゴンレーザー**　代表的な眼科レーザーである。アルゴンレーザーは気体（ガス）レーザーである。治療対象となる眼底疾患は，糖尿病網膜症，網膜血管閉塞症，網膜裂孔などである。細隙灯顕微鏡にレーザー装置が付いており，患者の角膜上にレーザー専用のコンタクトレンズを載せ，細隙灯顕微鏡で眼底を見ながら病変を直接熱凝固（網膜光凝固）させる（図1-23）。

●**Nd：YAGレーザー**　YAGとは，Y（イットリウム）・A（アルミニウム）・G（ガーネット）といわれる結晶構造をもつ固体で，この結晶にNd（ネオジウムイオン）といわれる発光素子をドーピングしたのがYAGレーザーである。閉塞隅角眼における虹彩切開術や後発白内障の後嚢切開に使用される。

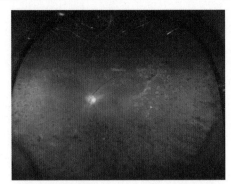

黒くなっている部分がレーザーを打った部位である。

図1-23 ● 眼底への直接熱凝固

● **光線力学療法（PDT）**　滲出性加齢黄斑変性症の治療で用いられるレーザーである。ベルテポルフィン（ビスダイン®）を静脈内注射した後でPDTを用いて黄斑病変部を照射し，脈絡膜新生血管の活動性を抑制する。

● **エキシマレーザー**　眼科領域では，エキシマレーザー角膜屈折矯正手術（レーシック［LASIK］）が有名である。また，角膜上皮混濁を有する疾患（帯状角膜変性，角膜ジストロフィーなど）に対しては，エキシマレーザー治療的表層角膜切除術（PTK）が行われている。

● **経瞳孔温熱療法**　加齢黄斑変性に対する治療法の一つで，網膜への侵襲が少ないように低エネルギーのレーザーを長時間照射する治療法である。

2 観血的手術

　眼科では局所麻酔での手術がほとんどを占め，全身麻酔で行う症例はごく一部（小児患者，認知症患者，侵襲が大きい手術など）に限られる。ほとんどの眼科手術は，視機能向上や維持を目的として行われる。最も代表的な手術は白内障手術であり，日本では年間100万件以上行われている。白内障手術の機械装置の進歩とともに，低侵襲（小切開手術，手術時間の短縮）に手術が行えるようになってきており，術後の回復も早く，日帰り手術が可能となっている。また，白内障以外の眼科手術も低侵襲手術が主流となってきている。たとえば緑内障手術では，結膜切開が不要で手術時間も大幅に短縮された術式が行われている。また，網膜硝子体手術も結膜切開が不要な手術が大半を占め，眼内に入れる器械の太さも以前のものと比較してかなり細くなっている。そのほか，眼瞼手術，斜視手術，涙道手術，眼窩手術，結膜手術，角膜手術など眼と周辺付属器に対する手術が行われている。

3 必要装置

　眼科手術のほとんどは手術用顕微鏡を用いた手術（マイクロサージャリー）である。

● **白内障手術**　水晶体を除去する機器として超音波乳化吸引装置が使用されている。ハンドピースの先に超音波チップが付いており，水晶体を粉砕しつつ，その脇から還流と吸引が同時に行える機械である（図1-24）。核硬化がかなり進んだ白内障でも，

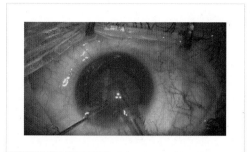

図1-24 ● 白内障手術

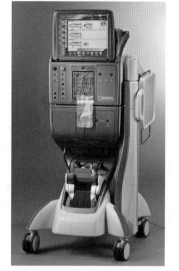

写真提供／日本アルコン株式会社

図1-25 ● 白内障・硝子体手術装置

この装置で手術することが可能となっている。

● **網膜硝子体手術**　硝子体カッター，ライドガイド，眼球内圧を調節する還流ポートが付属された硝子体手術装置を使用する（図1-25）。硝子体カッターのカットスピードは飛躍的に向上しており，25G（約0.5mm）の細いカッターでも幅広い網膜硝子体疾患に対して手術が可能となっている。

● **冷凍凝固装置**　網膜剝離〔はくり〕の手術で使用する機械である。眼球の外からプローブを当てて人工的に凍傷〔とうしょう〕の状態をつくり，剝がれている網膜を脈絡膜と強固に癒着〔ゆちゃく〕させる。網膜剝離の予防的治療にも用いられる。

───

学習の手引き

1. 眼の構造，機能などについて復習しておこう。
2. 眼疾患の主な症状について説明してみよう。
3. 眼科診療での検査の種類とそれぞれの目的について覚えておこう。
4. 眼疾患の主な治療法について復習しておこう。

第1章のふりかえりチェック

次の文章の空欄を埋めてみよう。

1　眼球の構造
- 水晶体は，　[1]　の役割を果たすレンズである。
- 硝子体は，眼球の　[2]　を保つ透明なゼリー状の組織である。
- 網膜は，入ってきた光情報を電気信号に変え，　[3]　を介してその電気信号が　[4]　へと伝達される。

2　眼疾患の主な症状
- 眼脂は，眼からの　[5]　や　[6]　のこと。
- 羞明は，明るいところで強い　[7]　を感じること。
- 眼球陥凹は，眼球が　[8]　にくぼむこと。

3　検査
- 視力が1.0とは，外径7.5mm，太さ1.5mm，切れ目1.5mmのランドルト環の切れ目を　[9]　m離れた状態で読み取ることができることを意味する。
- 屈折検査は，　[10]　で測定する。
- 眼底検査では，　[11]，　[12]，　[13]，　[14]　を観察する。

4　屈折矯正
　屈折異常に対しては　[15]　もしくは　[16]　で矯正する。近視補正では球面レンズ（　[17]　），遠視補正では球面レンズ（　[18]　）が用いられる。

5　弱視・斜視治療
　弱視治療では視力の良いほうの目を意図的に　[19]　させて，視力が悪い眼（弱視眼）を中心に生活させる（　[20]　）。斜視では，まず　[21]　を矯正する眼鏡を処方し，また同時にプリズム眼鏡で　[22]　を調節する。

6　レーザー手術
　アルゴンレーザーは気体（ガス）レーザーである。治療対象となる眼底疾患は　[23]，　[24]，　[25]　などである。

1
眼疾患の
基本的知識

2
主な疾患と
その治療

3
眼疾患看護の
基本

4
看護
眼疾患患者の

■ 眼疾患患者の看護

第 2 章 主な疾患とその治療

▶ **学習の目標**　●主な眼疾患の原因・症状・治療の概要を理解する。

1. 屈折異常

　遠くからの平行光線が，レンズの役割をする角膜・水晶体で屈折し，網膜の上で（もうまく）1つの像を結ぶことで，物を鮮明に見ることができる。この状態を正視という。角膜や水晶体で光を屈折する力と，目の長さ（眼軸）とのバランスが合わないと，網膜面上の像がぼやける。これを屈折異常という（図1-5参照）。

1 近視

●**概念**　屈折力が眼軸に対して強い，あるいは屈折力に対して眼軸が長い場合，平行光線は網膜面よりも手前で像を結ぶ。

●**症状**　遠くは焦点が合わず，ぼやけて見にくいが，近くは眼鏡なしでも見える。

●**治療**　適正な球面レンズ（凹レンズ）を用いた眼鏡，コンタクトレンズで矯正する。（きょうせい）そのほか，就寝中に特殊なハードコンタクトレンズを装用するオルソケラトロジー，エキシマレーザーで角膜を削る屈折矯正手術（レーシック［LASIK］），角膜と水晶体の間にフェイキック（有水晶体）眼内レンズを挿入する手術などもある。

2 遠視

●**概念**　屈折力が眼軸に対して弱い，あるいは屈折力に対して眼軸が短い場合，調節力を働かせていない状態で，平行光線は網膜面よりも後ろで像を結ぶ。

●**症状**　調節力を働かせないと，遠くも近くもはっきりと見ることができない。眼精疲労を起こしやすい。

●**治療**　適正な球面レンズ（凸レンズ）の眼鏡，コンタクトレンズで矯正する。

3 乱視

●**概念**　角膜や水晶体のゆがみや混濁が原因である。平行光線が網膜の1点で像を結（こんだく）ばない。

●**症状**　ぼやけたり，ぶれて見える。

●**治療**　通常の乱視に対しては，適正な円柱レンズの眼鏡，コンタクトレンズで矯正する。角膜疾患が原因の不正乱視は，ハードコンタクトレンズで矯正する。場合により，角膜移植やエキシマレーザーによる治療が行われることもある。

2．調節異常

1 老視

●**概念**　加齢に伴い，調節力が低下した状態をいう。

●**症状**　近くの細かい物を見るときに目が疲れる，物から目を離さないと見えない。距離の違う物にピントを合わせるのに時間がかかる。

●**治療**　近用眼鏡（老眼鏡）を使用する。近用専用の眼鏡，遠近両用眼鏡（レンズの上方で遠くを，下方で近くを見る）などがある。

2 調節麻痺

●**概念**　老視以外の病的原因で，調節力が低下した状態をいう。毛様体筋単独の麻痺（動眼神経麻痺）と瞳孔括約筋の麻痺（散瞳）を伴う場合とがある。

●**原因**　先天異常，薬剤，感染症，脳幹の疾患，緑内障，糖尿病，外傷などによる。

●**治療**　原疾患がわかれば治療を行う。近用眼鏡を使用する。

3 調節緊張・調節痙攣

●**概念**　過度に調節力が働いている状態をいう。毛様体が持続的に収縮しており，近視化している。調節麻痺薬を点眼すると，近視が弱くなり（遠視化），裸眼視力が良くなる。

●**治療**　適切な遠視用の眼鏡をかける。調節緩和のため調節麻痺薬を点眼する。

3．斜視，弱視

1 斜視

●**概念**　目の位置（眼位）が異常な状態をいう。両眼で正面の物を見るとき，片眼が正常な位置にあるが，もう片眼が内側を向いているのが内斜視，外側を向いているのが外斜視である。

●**症状**　視線が合わない。物が2つに見える(複視)，立体視を含めた両眼視機能低下，弱視などの視力低下，眼精疲労などがみられる。

●**治療**　眼球や全身疾患が原因の場合，原疾患の治療をまず行う。調節性内斜視では，遠視の眼鏡での屈折矯正を行う。プリズム眼鏡の使用や外眼筋に対する手術（斜視手術）が必要となる場合もある。

2 弱視

●**概念**　眼鏡をかけても良い視力が得られない状態をいう。

●**原因**　斜視弱視，両眼の強い遠視などによる屈折異常弱視，屈折異常の左右差が強いために起こる不同視弱視，先天性白内障や角膜混濁などにより片眼を使わなかったことなど，幼少期に視力の発達が障害されることによる。

●**治療**　原疾患があれば治療を行う。眼鏡での屈折矯正を行う。健眼遮閉（視力が良いほうの眼を一定時間隠して，視力が悪いほうの眼の能力を上げる）を行う。

4．眼球運動障害

● **概念**　外眼筋やその支配神経の障害の結果，眼球の運動が障害された状態をいう。
● **原因**　動眼神経麻痺や外転神経麻痺などの脳神経障害，甲状腺眼症や眼筋型重症筋
無力症などの外眼筋疾患による。
● **症状**　左右の眼が同じ方向を見ないため，物が２つに見える（複視）。
● **治療**　原疾患の治療を行う。そのほか，プリズム眼鏡の使用や外眼筋に対する手術
を行う。

5．眼振

● **概念**　眼球が無意識に規則的に動いたり，揺れたりする状態をいう。
● **原因**　眼の先天異常，脳の障害，耳の障害，薬物，そのほかの全身疾患による。
● **症状**　めまい，物が揺れて見える。先天眼振では自覚症状はない。
● **治療**　原疾患の治療を行う。

6．色覚異常

● **概念**　正常とされるほかの大勢の人とは色が異なって見える状態をいう。遺伝的な
先天性色覚異常は，日本人では男性の約5％，女性の0.2％にみられる。後天性色覚
異常は，白内障や網膜疾患などの眼疾患や脳疾患の一症状として出る。
● **症状**　色の区別がつきにくい。
● **検査**　石原®色覚検査表やパネルD-15検査などを行う。
● **治療**　先天性では治療法はない。区別がつきにくい色の組み合わせを認識し，色だ
けでなく形なども合わせて判別するようにする。就職時に制限がある職業がある。
後天性では原疾患の治療を行う。

7．眼瞼・眼窩疾患

1 麦粒腫

● **原因**　眼瞼縁にある脂を出す腺や汗を出す腺に，細菌感染が起こることによる急性
化膿性炎症である。原因菌は，ブドウ球菌などの常在菌が多い。
● **症状・診断**　眼瞼の腫脹，発赤，圧痛がある（図2-1）。
● **治療**　抗菌薬の点眼，内服を行う。膿点が明らかな場合，針で穿刺するか，メスで
切開して排膿する。

2 霰粒腫

● **原因**　眼瞼にあるマイボーム腺（涙の脂を分泌する腺）の出口が詰まって，炎症が
起きることによる。細菌感染を伴わない無菌性の慢性肉芽腫性炎症である。
● **症状・診断**　眼瞼の腫瘤や異物感を認める。典型例では圧痛はない（図2-2）。急性
炎症を起こし，痛みや発赤を伴う場合，麦粒腫との鑑別が困難なことがある。
● **治療**　温罨法や眼瞼清拭，点眼や軟膏による保存的治療を行う。もしくは，副腎皮

1
眼疾患の
基本的知識

2
主な疾患と
その治療

3
眼疾患看護の
基本

4
眼疾患患者の
看護

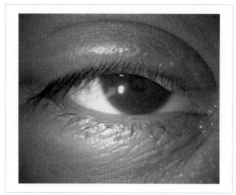

図2-1 ● 麦粒腫

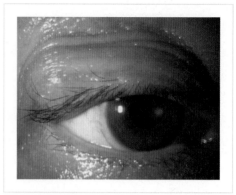

図2-2 ● 霰粒腫

質ステロイド薬の注射や，切開して内容を掻破する手術治療が行われる。高齢者では悪性腫瘍との鑑別が必要である。

3 眼瞼炎

● **概念**　眼瞼周囲の充血，浮腫，熱感を伴う炎症をいう。

● **分類**　眼瞼縁炎と眼瞼皮膚炎に分けられる。眼瞼縁炎は，睫毛を境に皮膚側の前部眼瞼縁炎（ブドウ球菌性眼瞼炎などの感染性），眼球側の後部眼瞼縁炎（マイボーム腺機能不全，非感染性）がある。眼瞼皮膚炎は，アトピー性皮膚炎や接触性皮膚炎などがある。

● **治療**　感染には，眼瞼清拭，抗菌薬の点眼や軟膏の塗布，時に内服を行う。アレルギー性の場合は副腎皮質ステロイド軟膏薬の塗布や原因除去を行う。マイボーム腺機能不全には温罨法，眼瞼清拭を行う。

4 眼瞼内反，睫毛内反，睫毛乱生

● **概念**　眼瞼内反は，加齢により眼瞼全体が内側を向いている状態をいう。睫毛内反は，多くは先天性で，眼瞼の向きは正常だが，広い範囲の睫毛が眼球に向かって生えている状態をいう。睫毛乱生は，一部の睫毛が眼球に向かって生えている状態をいう。

● **症状**　睫毛が角膜や結膜に当たり，異物感，痛み，充血，眼脂，流涙などを生じる。

● **治療**　軽症では睫毛抜去を行い，角膜の傷に対しては点眼薬を用いる。先天性睫毛内反は自然軽快することがあるので経過観察する。眼瞼内反や睫毛内反の根本治療は，眼瞼の手術である。重症の睫毛乱生で，睫毛電気分解，冷凍凝固，毛根切除を行うことがある。

5 眼瞼外反

● **概念**　眼瞼が外側にめくれてしまう状態をいう。

● **原因**　加齢，顔面神経麻痺，手術や外傷などによる。

● **症状**　充血，異物感，乾燥感，角膜障害による眼痛などが生じる。

● **治療**　軽症では，点眼や軟膏で乾燥を防ぐ。重症では眼瞼の手術を行う。

6 兎眼

● **概念**　眼瞼を完全に閉じることができない状態をいう。眼球結膜や角膜の一部が露

出し，点状表層角膜症や角膜混濁（こんだく），結膜の上皮障害を生じる。

● **原因**　顔面神経麻痺により，眼を閉じる働きをする眼輪筋が麻痺したことによる。甲状腺眼症などで，眼球が突出することが原因となることもある。

● **症状**　眼の強い乾き，ごろつき感，痛みが生じる。

● **治療**　原疾患の治療を行う。軽症では，角膜保護点眼薬，眼軟膏を使用する。眼帯やテープで眼を閉じる。

7 眼瞼下垂

● **原因**　先天性では，眼瞼を上げる筋肉の発育が不良なことによる。後天性では，加齢，動眼神経麻痺や重症筋無力症，外傷，コンタクトレンズ装用などによる。

● **症状**　上眼瞼が下がって開けづらい，見づらい，疲労がみられる。小児では，上眼瞼が瞳孔領をふさいでしまうと弱視の原因になる。

● **治療**　眼瞼の手術を行う。後天性で全身疾患が原因の場合は，原疾患の治療を行う。

8 眼瞼後退

● **概念**　甲状腺眼症の一症状で，上眼瞼の筋肉が収縮し，瞼裂（けんれつ）が開大する。

● **原因**　甲状腺機能亢進症（バセドウ病）や低下症（橋本病）に伴う眼窩（がんか）組織の自己免疫性炎症である。

● **症状**　上眼瞼がつり上がる。下を向いたときに白目が大きく見える。

● **治療**　甲状腺機能の正常化を図る内科的治療を行う。眼瞼後退に対して副腎皮質ステロイド薬の局所注射，全身投与を行う。筋肉を緩めるボツリヌス毒素の注射を行う。重症の甲状腺眼症に対し，放射線治療や手術が行われる場合もある。

9 眼窩蜂巣炎（眼窩蜂窩織炎）（ほうそうえん）（ほうかしきえん）

● **概念**　眼窩内の炎症を伴う重症細菌感染症である。

● **原因**　基礎疾患として，副鼻腔炎を高率に合併する。

● **症状**　眼球突出，眼球運動障害，結膜浮腫（ふしゅ），眼瞼の炎症と腫脹（しゅちょう）がみられる。

● **治療**　入院のうえ，抗菌薬を全身投与する。膿瘍（のうよう）をきたした場合，排膿手術が行われることがある。

8. 結膜疾患

1 流行性角結膜炎，咽頭結膜熱（プール熱）

● **概念**　アデノウイルスによる急性濾胞性結膜炎（ろほうせい）（図2-3）をいう。非常に感染力が強い。流行性角結膜炎は眼症状のみで，咽頭結膜熱（いんとう）は眼症状に咽頭炎と発熱などの全身症状が合併する。流行性角結膜炎の潜伏期間は1～2週間で，2～3週間で軽快する。

● **症状**　強い充血，多量の眼脂，涙目，異物感，眼痛，眼瞼腫脹を生じる。

● **検査・診断**　小型の結膜濾胞，耳前リンパ節腫脹，多発性角膜上皮下浸潤（しんじゅん）などの角膜病変が特徴的である。重症例では，偽膜を生じることがある（図2-4）。迅速にアデノウイルス抗原検査を行う。

● **治療**　有効な薬剤はない。患者の眼脂，涙から感染するので，接触感染予防のため

1 眼疾患の基本的知識

2 主な疾患とその治療

3 眼疾患看護の基本

4 眼疾患患者の看護

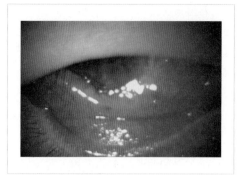

図2-3 ● 流行性角結膜炎

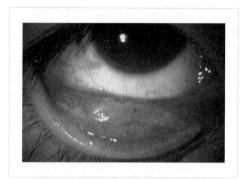

図2-4 ● 流行性角結膜炎に生じた偽膜

手洗い・消毒を十分に行う。学校感染症に指定されており，罹患者は出席停止となる。2次細菌感染予防に抗菌薬点眼薬，炎症を抑えるため非ステロイド性抗炎症薬（NSAIDs）や副腎皮質ステロイド点眼薬が使用されることがある。

2 急性出血性結膜炎

● **概念**　エンテロウイルスとコクサッキーウイルスによる結膜炎である。潜伏期間は1日で，3～4日で軽快する。

● **症状・診断**　ほぼ両眼同時に急性に発症する。結膜下点状出血が典型的で，充血，多量の眼脂，眼瞼腫脹，流涙などがみられる。

● **治療**　流行性角結膜炎と同様に対応する。

3 アレルギー性結膜炎

● **概念**　結膜に起きるアレルギー疾患の総称。季節性では，スギによる花粉症が最も多い。通年性ではハウスダスト，ダニが多い。ほかに，アトピー性角結膜炎，春季カタル，コンタクトレンズ装用などによる巨大乳頭結膜炎がある。春季カタルは重症で，上眼瞼の裏に巨大な乳頭がみられ（図2-5），角膜病変も伴うことがある。

● **症状**　眼や眼瞼のかゆみ，充血，結膜浮腫，異物感，眼脂，流涙などが生じる。

● **検査・診断**　充血，かゆみなどの症状と結膜乳頭浮腫などから診断する。採血で抗原に対するIgE抗体濃度を測定する。

● **治療**　抗原がわかれば回避，除去する。抗アレルギー薬点眼，副腎皮質ステロイド点眼薬，眼軟膏を使用する。春季カタルでは，免疫抑制剤点眼を併用する。

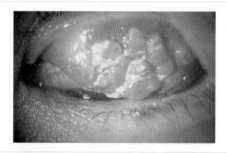

図2-5 ● 春季カタルの巨大乳頭結膜炎

4 細菌性結膜炎

- ●**概念** 細菌感染による結膜炎である。
- ●**原因** ブドウ球菌，肺炎球菌，インフルエンザ菌，モラクセラ菌，淋菌（りんきん）などによる。
- ●**症状** 充血，黄色膿性の眼脂，異物感，眼痛などが生じる。
- ●**治療** 抗菌薬点眼を行う。重症例では全身投与も行う。細菌学的検査（眼脂の塗抹（とまつ）や培養）の結果が出たら，原因菌に応じた抗菌薬を投与する。

5 トラコーマ

- ●**概念** クラミジア・トラコマチスによるクラミジア結膜炎のうち，発展途上国で流行し，失明原因となる重症の結膜炎である。接触感染する。
- ●**症状** 急性期には充血，眼脂，大型の結膜濾胞（ろほう）がみられる。慢性期には上眼瞼結膜の強い瘢痕（はんこん）から睫毛乱生（しょうもう），角膜表層血管侵入，角膜混濁（こんだく）をきたし，視力の低下がみられる。
- ●**治療** 抗菌薬点眼，眼軟膏，内服を行う。適切な治療が行われれば治癒する。

6 翼状片

- ●**概念** 結膜の一部が角膜表面に侵入した状態をいう。目尻よりも目頭側に多い。
- ●**原因** 原因不明だが，紫外線や慢性的な刺激が関与している。悪性ではない。
- ●**症状** 充血や異物感が出ることがある。翼状片が角膜の中央に近づくと乱視で見づらくなる。
- ●**治療** 軽症では経過観察とする。進行例では，手術で切除し正常な結膜を移動させる。

7 結膜下出血

- ●**概念** 結膜の血管が破れて，結膜の下に出血が広がったものである。
- ●**原因** くしゃみ・咳，目をこする，結膜炎，眼外傷，眼手術・注射，動脈硬化，高血圧，血液疾患，抗凝固療法などがある。原因不明なことも多い。
- ●**症状** 出血のみであれば痛みは伴わない。軽度の違和感がある場合もある。
- ●**治療** 出血は自然吸収される。原疾患がある場合は治療を行う。

8 結膜結石

- ●**概念** 瞼結膜（けんけつまく）（眼瞼の裏側を覆う粘膜）の表面にできる小さな白色か黄色の小さな塊をいう。慢性炎症が関与している可能性がある。
- ●**症状** 無症状であることが多い。結膜表面に露出（ろしゅつ）すると，異物感や眼痛を生じる。
- ●**治療** 無症状であれば経過観察とする。露出して症状が出ていれば，結石を除去する。

9．涙器疾患

眼の表面は，常に涙で覆われ，守られている。涙腺で作られた涙液は，目頭の涙小管，涙嚢（るいのう），鼻涙管を経て鼻腔（びくう）内へと流れる。

1 鼻涙管狭窄・閉塞

- ●**概念** 鼻涙管が狭くなるか，詰まって，涙の鼻腔への排出が障害された状態をいう。

●**原因**　先天性は形成異常である。後天性は炎症，感染，外傷などによる。

●**症状**　流涙，眼脂が生じる。涙による目尻のただれ，視界のぼやけがみられる。

●**治療**　先天性は自然治癒し得る。点眼，涙嚢マッサージを行うことがある。改善がなければ，涙道ブジーで鼻涙管を開通させる，あるいは涙道内視鏡検査を行う。後天性では涙道ブジー，涙管チューブ挿入術，涙嚢と鼻腔をつなぐ手術を行う。

2　涙嚢炎

●**概念**　涙嚢の細菌感染症である。涙嚢を圧迫すると膿が逆流する。

●**症状**　急性では，涙嚢の腫脹，発赤，圧痛がみられる。眼の充血，涙目，眼脂などが生じる。慢性では眼脂，流涙が持続する。

●**治療**　抗菌薬の点眼，内服，必要であれば点滴を行う。急性重症例では，穿刺し排膿することがある。慢性の場合，原因となっている鼻涙管閉塞の治療を行う。

3　涙点，涙小管閉塞

●**概念**　涙点，涙小管が詰まって，眼に涙がたまった状態をいう。

●**症状**　鼻涙管閉塞と同様。

●**治療**　涙点閉塞では涙点切開を行う。再閉塞する場合は涙管チューブ挿入術を行う。涙小管閉塞では涙道ブジー，涙管チューブ挿入術を行う。

4　ドライアイ

●**概念**　様々な要因により涙液層の安定性が低下する疾患であり，眼不快感や視機能異常を生じ，眼表面の障害を伴うことがある。

●**分類**　涙液減少型，蒸発亢進型，涙液層破壊時間（BUT）短縮型がある。

●**症状**　眼の乾き，異物感，眼痛，眼が重い，眼精疲労，不快感，充血，涙目，瘙痒感，眼脂，羞明，かすみ目などがみられる。

●**治療**　ヒアルロン酸ナトリウム，ジクアホソルナトリウム，レバミピド点眼薬や眼軟膏を使用する。涙液排出抑制のため涙点プラグを挿入する。温罨法や眼瞼清拭を行うこともある。

10. 角膜疾患

1　角膜潰瘍

●**概念**　角膜の傷が，上皮だけでなく実質にまで及んでいる状態をいう。フルオレセイン染色で染まる（図2-6, 7）。

●**原因**　感染（細菌，真菌，ウイルス，アメーバなど）が主である。免疫異常による炎症，ドライアイ，外傷，薬剤，アレルギー，眼瞼異常などでも起こる。

●**症状**　眼痛，充血，眼脂，羞明，流涙，視力低下などが生じる。

●**治療**　感染では，原因菌に対し抗菌薬，抗真菌薬，抗ウイルス薬などの点眼，軟膏，時に内服，点滴を行う。免疫異常では副腎皮質ステロイド薬を投与する。難治性や角膜穿孔をきたした場合，角膜移植を行うことがある。

2　ヘルペス性角膜炎

●**原因**　単純ヘルペスもしくは水痘・帯状疱疹ヘルペスウイルスによる角膜感染症。

1 眼疾患の
基本的知識

2 主な疾患と
その治療

3 眼疾患看護の
基本

4 眼疾患患者の
看護

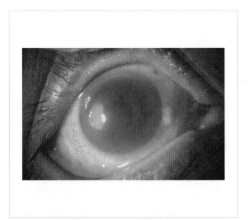

図2-6 ● 角膜潰瘍

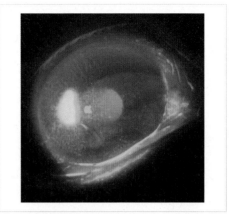

図2-7 ● 角膜潰瘍のフルオレセイン染色

● **所見**　単純ヘルペス角膜炎では樹枝状の角膜炎（上皮炎），帯状ヘルペス角膜炎では偽樹枝状角膜炎がみられる。より深い実質炎（円板状角膜炎）がみられることもある。再発を繰り返して，角膜混濁から視力低下に至ることがある。

● **治療**　上皮型にはアシクロビル眼軟膏を使用する。実質型には，副腎皮質ステロイド薬局所投与を併用する。重症例では，抗ヘルペスウイルス薬の内服や点滴を行う。

3 角膜上皮びらん

● **概念**　角膜のごく表層の上皮に傷がある状態。何度も再発を繰り返すものは，再発性角膜上皮びらんという。フルオレセイン染色で染まる。

● **原因**　コンタクトレンズ装用，異物，外傷，ドライアイ，角膜ジストロフィー，糖尿病などによる。

● **症状**　違和感，眼痛，流涙，充血がみられる。患部が角膜中央だと，羞明，見づらさなどが生じる。

● **治療**　角膜上皮の修復を早める点眼や眼軟膏を使用する。再発性では，治療用ソフトコンタクトレンズ装用や，レーザーによる治療的角膜切除術を行うことがある。

4 点状表層角膜症

● **概念**　角膜のごく表層の上皮に，多発性の点状の傷がある状態をいう。フルオレセイン染色で点状に染まる。

● **原因**　ドライアイ，コンタクトレンズ装用，感染症，睫毛疾患，眼瞼疾患，結膜疾患，異物，外傷，薬剤，糖尿病，紫外線など様々な原因がある。

● **症状**　異物感，眼痛，涙目，充血がみられる。軽症では無症状のこともある。

● **治療**　原因の治療を行う。角膜上皮の修復を早める点眼や眼軟膏を使用する。

5 円錐角膜

● **概念**　思春期に発症する，角膜が菲薄化・変形して突出してくる原因不明の疾患である。

● **症状**　視力低下，強い乱視による見づらさが生じる。

● **治療**　軽度であれば，ハードコンタクトレンズで矯正する。進行して変形や混濁が

強くなった場合, 角膜移植を行う。進行予防のためクロスリンキング（角膜形成術）などの治療が行われることがある。

6　水疱性角膜症

●**概念**　角膜内皮細胞が減少し, 角膜がむくみ, 透明性が保てなくなった状態をいう。

●**原因**　内眼手術やレーザー治療, 緑内障発作, 外傷, ぶどう膜炎, 先天性の角膜ジストロフィー, コンタクトレンズ装用などによる。

●**症状**　角膜にむくみが出ると, 霧視, 視力低下, 異物感が生じる。

●**治療**　軽症では高張食塩水の点眼, 眼痛があれば眼軟膏の使用や治療用ソフトコンタクトレンズを装用する。

7　老人環

●**概念**　加齢に伴い角膜周辺部にみられる白い混濁をいう。40歳以下でも同様の混濁を生じることがあり, 若年環といわれる。脂質異常症の可能性がある。

●**症状**　外見上の問題以外の自覚症状はない。角膜の周辺部なので視力への影響もない。

●**治療**　治療の必要はない。

8　角膜ジストロフィー

●**概念**　遺伝的に角膜混濁が徐々に進行していく病気の総称。原因遺伝子により, 様々な種類があり, 上皮, 実質, 内皮にそれぞれ典型的な病変がみられる。

●**症状**　初期にはあまり視力に影響しない。混濁が進行すると羞明や視力低下が生じる。角膜びらんや角膜浮腫をきたすものでは眼痛も生じ得る。

●**治療**　進行例では角膜移植やレーザーによる治療的角膜切除術を行う。

11.　強膜炎

●**概念**　強膜の深部に炎症がある状態をいう。前眼部に多く, びまん性, 結節性, 壊死性に分けられる。壊死性強膜炎の重症例では, 眼球穿孔および眼球喪失に至ることがある。強膜表層の炎症は上強膜炎といい, 強膜炎よりも軽症である。

●**原因**　強膜炎, 上強膜炎ともに, 関節リウマチ, 全身性エリテマトーデス（SLE）, 全身性血管炎などの膠原病, 眼部帯状ヘルペスや梅毒, 結核などの感染症に合併することがある。原因不明も多い。

●**症状**　強い眼痛, 羞明, 流涙が生じる。球結膜深部の強い青紫色の充血がみられる。

●**治療**　原疾患がわかればその治療を行う。副腎皮質ステロイド薬の点眼, 局所注射, 全身投与を行う。重症例では免疫抑制剤や生物学的製剤の投与を行う。

12.　ぶどう膜疾患

1　ぶどう膜炎

●**概念**　虹彩, 毛様体, 脈絡膜と隣接する組織に起こる炎症の総称。片眼だけのことも両眼のこともある。一度発症すると, 再発を繰り返すことも多い。

●**原因**　サルコイドーシス, フォークト（Vogt）-小柳-原田病, ベーチェット病, 脊椎関節炎など自己免疫性疾患に伴うもの, 細菌やヘルペスなどのウイルス, 真菌,

1
眼疾患の
基本的知識

2
主な疾患と
その治療

3
眼疾患看護の
基本

4
眼疾患患者の
看護

寄生虫による感染に伴うもの，強膜炎に伴うもの，外傷や悪性腫瘍などがある。

●**分類**　解剖学的に，前部ぶどう膜炎（虹彩炎，虹彩毛様体炎），後部ぶどう膜炎（硝子体の炎症，網膜炎，脈絡膜炎，視神経乳頭の炎症），汎ぶどう膜炎（前部から後部まで全体に生じる）に分けられる。炎症の状態（炎症により腫瘤を生じる肉芽腫性，腫瘤を生じない非肉芽腫性）などによっても分類される。

●**症状**　充血，眼痛，羞明，霧視，飛蚊症，視力低下，ゆがみ，視野狭窄，中心暗点など病状により異なる。全身疾患に伴う場合，皮膚粘膜症状，関節炎，不明熱，頭痛，腰痛，呼吸器症状，消化器症状などが起こることがある。

●**治療**　原疾患がわかっても，根治が困難なことが多く，炎症を抑えて視力障害につながる合併症を最小限にするのが目標となる。局所療法として副腎皮質ステロイド薬点眼，注射を行う。原因が感染であれば，抗菌薬や抗真菌薬，抗ウイルス薬を投与する。重症例では，副腎皮質ステロイド薬や免疫抑制剤，生物学的製剤の全身投与を行う。白内障，緑内障，硝子体混濁，網膜前膜，囊胞様黄斑浮腫などを合併した場合は，それに応じた治療を行う。

1)　虹彩毛様体炎（前部ぶどう膜炎）

眼の前のほうに位置する虹彩や毛様体の炎症をいう。毛様充血，羞明，霧視，眼痛がみられる。原因は，感染，免疫反応，全身疾患に伴うもの，内眼手術，外傷など様々である。急性前部ぶどう膜炎は，前房蓄膿や線維素析出を伴う強い前房炎症，毛様充血がみられる。

2)　サルコイドーシス

非感染性肉芽腫性汎ぶどう膜炎である。両眼性が多い。豚脂様角膜後面沈着物（図2-8）や虹彩結節，硝子体混濁がみられる。ぶどう膜炎のほか，皮膚，リンパ節，肺，心臓，脳，腎臓など，全身に肉芽腫ができる。胸部X線写真で両側肺門リンパ節腫脹がみられる。

3)　フォークト-小柳-原田病

メラノサイト（色素細胞）に対する自己免疫性疾患である。急激な両眼性のぶどう膜炎を起こし，網膜剝離で視力が低下する。後期には，夕焼け状眼底という赤い眼底になる。髄膜炎に伴う頭痛，内耳の炎症に伴う耳鳴り，めまい，難聴がみられる。

4)　交感性眼炎

穿孔性眼外傷もしくは内眼手術後に発生する，両眼の肉芽腫性ぶどう膜炎をいう。メラノサイトに対する自己免疫性疾患である。フォークト-小柳-原田病と同様の臨床症状がみられる。

5)　ベーチェット病

非感染性の非肉芽腫性汎ぶどう膜炎である。再発と寛解を繰り返し，難治性である。眼所見としては，前房蓄膿が特徴的である（図2-9）。ぶどう膜炎のほか，全身の皮膚や粘膜に発作性の炎症が繰り返し起こる病気で，口内炎，皮膚症状，外陰部潰瘍などを主な症状とする。

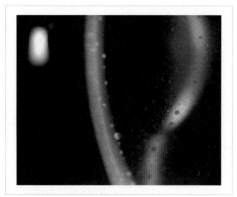

図2-8 ● 豚脂様角膜後面沈着物

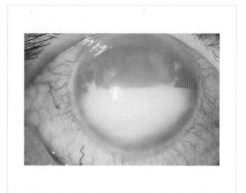

図2-9 ● ベーチェット病による前房蓄膿

2 ぶどう膜悪性黒色腫

● **概念**　虹彩，毛様体，脈絡膜に生じる悪性腫瘍をいう。ほとんどが脈絡膜に発生し，網膜下に褐色の隆起性病変がみられる。

● **症状**　初期症状はなく，進行すると，瞳孔変形，視力障害，視野欠損などをきたす。

● **治療**　腫瘍が小さければ，放射線治療による眼球温存治療を行う。進行した場合は，眼球摘出術を行う。眼球外への進展，再発，転移は極めて予後不良である。

3 ぶどう膜欠損

● **概念**　虹彩，毛様体，脈絡膜のいずれかが先天的に欠損したもの。欠損は常に下方に生じる。小眼球，小角膜，弱視，眼振を伴ったり，白内障，緑内障，網膜剝離をきたしたりすることがある。

● **症状**　虹彩欠損では羞明，毛様体欠損では屈折異常，脈絡膜欠損では上方視野障害や屈折異常がみられる。

● **治療**　有効な治療はない。脈絡膜欠損の場合，定期的な眼底検査を行い，網膜剝離を早期発見，治療する。

13. 網膜疾患

1 中心性漿液性脈絡網膜症

● **概念**　黄斑部に漿液性網膜剝離が生じる疾患である。

● **症状**　30歳代〜50歳代の男性に片眼性に好発する。視力低下，中心暗点，変視症などが出現する。

● **検査・診断**　眼底検査で黄斑部に漿液性網膜剝離がみられ，光干渉断層計（OCT）で色素上皮剝離や網膜剝離を確認する。蛍光眼底造影検査で漏出点を確認する。

● **治療**　自然寛解することも多い。遷延する場合は，蛍光眼底造影検査で確認した漏出点に局所網膜光凝固を行う。

2 高血圧眼底・網膜動脈硬化症

● **概念**　高血圧や動脈硬化を生じる全身疾患に伴い，網膜血管が動脈硬化をきたす疾患である。

● **分類**　高血圧および硬化性変化にシャイエ分類を用いる。

●**症状**　軽症例では自覚症状はないが，出血や血管閉塞性変化（へいそくせい）が生じると視野障害や視力低下などを伴う。

●**検査・診断**　初期には動脈血柱反射（けっちゅう）の増強，動静脈交叉現象，動脈の狭細化がみられ，進行すると網膜出血，白斑（はくはん），乳頭浮腫（ふしゅ），銅線・銀線動脈などが出現する。

●**治療**　内科での全身疾患のコントロールが必要である。眼科では定期的な眼底検査を行う。

3　網膜静脈閉塞症

●**概念**　網膜静脈が閉塞し血流がうっ滞することで静脈圧が上昇し，出血，網膜浮腫が生じる疾患である。

●**分類**　閉塞部位により，網膜中心静脈閉塞症と網膜静脈分枝閉塞症に分類される。

●**症状**　網膜中心静脈閉塞症（図2-10）では，急な視力低下や視野欠損が生じる。いずれの型でも，黄斑浮腫を合併すると視力低下や変視症などが強くなる。

●**検査・診断**　眼底検査では網膜血管の拡張，蛇行（だこう），出血，網膜浮腫がみられる。OCTで黄斑浮腫の有無，蛍光眼底造影検査で虚血領域や新生血管について評価する。

●**治療**　軽症例では経過観察とする。黄斑浮腫の合併例では，抗血管内皮増殖因子（VEGF）薬の硝子体注射を行う。広範な虚血領域が存在する場合は，汎網膜光凝固を行う。

4　網膜動脈閉塞症

●**概念**　網膜動脈が塞栓（そくせん）などにより閉塞し，網膜虚血を生じる疾患である。

●**分類**　閉塞部位により，網膜中心動脈閉塞症と網膜動脈分枝（ぶんし）閉塞症に分類される。

●**症状**　網膜中心動脈閉塞症（図2-11）では片眼性の急激な視力低下を生じる。網膜動脈分枝閉塞症では閉塞領域の視野障害が出現する。

●**検査・診断**　初期の眼底には網膜血管の狭小化や網膜内層の白濁化に加え，網膜中心動脈閉塞症では桜実紅斑（おうじつ）（cherry-red spot）が出現する。蛍光眼底造影検査で網膜血管の途絶や造影遅延を確認する。

●**治療**　網膜の虚血状態が1時間ほど続くと不可逆的となるため，速やかに眼球マッ

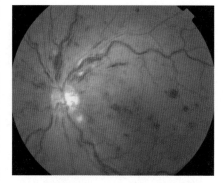

全体的な血管蛇行，出血，軟性白斑の所見。

図2-10 ● 網膜中心静脈閉塞症

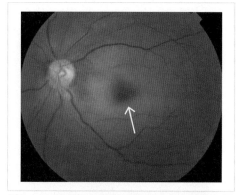

図2-11 ● 網膜中心動脈閉塞症による網膜虚血

サージ，前房穿刺，アセタゾラミド静注などを行い，血流を改善させる。

5 糖尿病網膜症

●**概念** 糖尿病により網膜血管が障害される疾患である（図2-12）。糖尿病の3大合併症の一つで，中途失明の原因の上位である。

●**分類** 単純網膜症，増殖前網膜症，増殖網膜症に分類される（改変Davis分類）。

●**症状** 初期は無症状だが，進行すると視力低下，視野障害，飛蚊症が出現する。

●**検査・診断** 眼底検査で初期には網膜出血，硬性白斑，軟性白斑がみられ，進行すると新生血管，硝子体出血，牽引性網膜剥離が出現する。糖尿病黄斑浮腫はいずれの病期にも合併し得る。蛍光眼底造影検査で，虚血領域や新生血管について評価する。

●**治療** 内科での血糖コントロールが必要である。眼科では定期的な眼底検査を行い，進行すれば網膜光凝固や硝子体手術を行う。糖尿病黄斑浮腫には抗VEGF薬の硝子体注射などを行う。

6 黄斑円孔

●**概念** 黄斑部に円孔が生じる疾患である。

●**分類** 原因により，硝子体牽引による特発性黄斑円孔と，外傷による外傷性黄斑円孔に分類される。

●**症状** 進行すると視力低下，変視症，中心暗点が出現する。

●**検査・診断** OCTで黄斑円孔の程度を評価する。

●**治療** 硝子体手術を行う。

7 黄斑上膜

●**概念** 黄斑部に膜が形成される疾患である。

●**分類** 特発性と続発性に分類される。

●**症状** 初期には無症状であるが，進行すると変視症や視力低下が出現する。

●**検査・診断** 黄斑部にセロファン状の膜があり，OCTでその程度を評価する。

●**治療** 初期には経過観察とし，進行すれば硝子体手術を行う。

8 加齢黄斑変性

●**概念** 加齢により黄斑部に萎縮や血管新生が生じる疾患である（図2-13）。

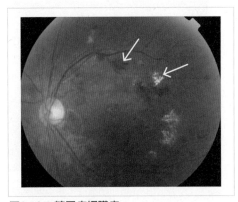

図2-12 ● 糖尿病網膜症

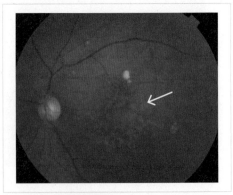

図2-13 ● 加齢黄斑変性

- **分類**　滲出型と萎縮型に分類される。
- **症状**　視力低下，変視症，中心暗点が出現する。
- **検査・診断**　滲出型では黄斑部に網膜浮腫，出血，網膜剥離などを生じる。OCT
や蛍光眼底造影検査を行い，治療方針を決定する。萎縮型では黄斑部に網脈絡膜萎
縮を認める。
- **治療**　滲出型では抗VEGF薬の硝子体注射や光線力学療法（PDT）を行う。萎縮
型では経過観察とする。

9 未熟児網膜症

- **概念**　網膜血管が未発達な早産児における，異常血管の増殖疾患である。
- **分類**　厚生省分類では活動期と瘢痕期に分類される。国際分類は，主に活動期の分
類である。
- **症状**　緩徐に眼底周辺部の有血管領域と無血管領域の境界に新生血管が出現して進
行する病型と，急激に後極部から悪化する病型がある。いずれも進行例では網膜剥
離を生じて失明することがある。
- **検査・診断**　眼底検査や広角眼底カメラによる蛍光眼底造影検査で病期や治療方針
を決定する。
- **治療**　網膜光凝固を行う。重症例では強膜バックリングや硝子体手術を行う。

10 網膜色素変性症

- **概念**　杆体機能が優位に障害される網脈絡膜疾患である。
- **分類**　原因により，遺伝性と続発性に分類される。
- **症状**　杆体機能の障害により夜盲や視野狭窄が出現するが，進行して錐体機能も障
害されると，羞明や視力低下も出現する。
- **検査・診断**　典型例では視野検査で輪状暗点を呈し，眼底検査で骨小体様色素沈着
や血管狭小化を認め，全視野網膜電図で消失型となる。
- **治療**　有効な治療法はない。

11 網膜剥離

- **概念**　神経網膜と網膜色素上皮とが剥離する疾患である（図2-14）。
- **分類**　裂孔原性（外傷，近視など），漿液性（中心性漿液性脈絡網膜症など），牽引

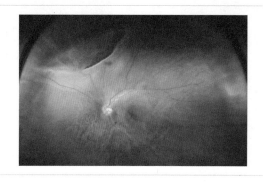

図2-14 ● 網膜剥離

性（糖尿病網膜症など）に分類される。

●**症状**　飛蚊症や剥離した領域の視野障害のほか，変視症や視力低下が出現する。

●**検査・診断**　眼底検査で網膜剥離を確認する。原因により網膜裂孔や格子状変性（裂孔原性網膜剥離），増殖膜や血管新生（牽引性網膜剥離）などを伴う。

●**治療**　網膜剥離の範囲が狭いときは網膜光凝固を行うが，広いときは強膜バックリングや硝子体手術が必要となる。

14. 視神経疾患，視路の障害

1 乳頭浮腫

●**概念**　視神経乳頭周囲が腫脹した状態である。脳腫瘍，脳静脈血栓症，水頭症など頭蓋内圧亢進による乳頭浮腫はうっ血乳頭という（図2-15）。

●**症状**　両眼性で視力は良好であることが多く，視野検査ではマリオット盲点の拡大がみられる。

●**検査・診断**　眼底検査で視神経乳頭の腫脹を認める。原因検索のため頭部CTやMRIを行う。

●**治療**　原疾患の治療を行う。

2 視神経炎

●**概念**　視神経に炎症を生じる疾患である。

●**分類**　原因不明の特発性視神経炎，全身の脱髄性疾患である多発性硬化症，抗アクアポリン4抗体陽性視神経炎などの自己免疫疾患によるものなどがある。

●**症状**　急性に片眼性に重度の視力低下が出現する。

●**検査・診断**　相対的瞳孔求心路障害（RAPD）陽性，視野検査では中心暗点を呈する。眼底検査で視神経乳頭浮腫型では乳頭腫脹がみられる（球後型では乳頭腫脹はみられない）。

●**治療**　原疾患の治療とステロイドパルス療法を行うことが多い。

3 視神経萎縮

●**概念**　視神経乳頭が蒼白化した状態である（図2-16）。緑内障，視神経炎，視神経

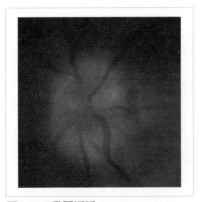

図2-15 ● 乳頭浮腫

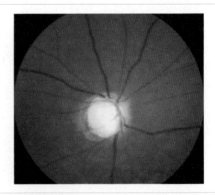

図2-16 ● 視神経萎縮

の外傷や圧迫などの後に生じる。

- **分類**　単性萎縮（球後の障害による）と炎性萎縮（網膜や視神経乳頭の障害による）がある。
- **症状**　視力低下，視野障害がみられる。
- **検査・診断**　眼底検査で視神経乳頭の蒼白化がみられる。
- **治療**　有効な治療法はない。

4　視路の障害

- **概念**　網膜から視神経，視神経交叉，視索，外側膝状体，視放線，大脳皮質に至る視路が障害された状態である。
- **症状**　視力低下，視野障害が生じる。
- **検査・診断**　視野障害のパターンから障害部位を推定し，眼底検査では視神経乳頭の変化を確認する。頭部（眼窩）MRIが必要となる。
- **治療**　原疾患の治療を行う。

15.　水晶体疾患

1　白内障

- **概念**　水晶体が混濁した状態である（図2-17）。原因は加齢性が最も多いが，先天白内障や，外傷性，ステロイド性，ぶどう膜炎などによる続発性白内障もある。
- **分類**　混濁部位により核白内障，皮質白内障，嚢下白内障，成熟白内障に分類される。
- **症状**　羞明や視力低下が生じる。先天白内障では瞳が白い，眼振，斜視などを機に受診する。
- **検査・診断**　視力検査，屈折検査，細隙灯顕微鏡で白内障の程度を確認する。
- **治療**　先天白内障では両眼性か片眼性か，混濁の程度，受診時年齢，合併症の有無など視力発達への影響を考えて手術適応を決定する。成人の場合は視力，混濁の程度，日常生活への不自由さなどを考慮して手術を行う。手術は超音波乳化吸引術と眼内レンズ挿入術が行われることが多い。

2　水晶体脱臼

- **概念**　水晶体嚢を支持するチン小帯の脆弱性や断裂により水晶体が正常な位置からずれた状態である。
- **分類**　水晶体偏位・亜脱臼と脱臼に分類される。先天的な水晶体偏位・亜脱臼はマルファン症候群などの遺伝性疾患により生じる。
- **症状**　視力低下や単眼複視のほか，完全に脱臼すると強度遠視となる。
- **検査・診断**　視力検査，屈折検査，眼圧測定を行い，細隙灯顕微鏡で水晶体を観察し診断する。
- **治療**　水晶体摘出術と眼内レンズ縫着術を行うことが多い。

16.　緑内障

　視神経障害（図2-18）により特徴的な視野障害（図1-8参照）が出現する疾患で

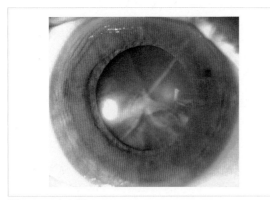

図2-17 ● 白内障

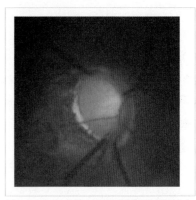

図2-18 ● 緑内障の視神経乳頭陥凹拡大

ある。原発緑内障（他の原因がないもの），続発緑内障（他の眼疾患や全身疾患，副腎皮質ステロイド薬などの薬物によるもの），小児緑内障（隅角発育異常などによるもの）に分類される。治療は点眼（プロスタグランジン関連薬，交感神経遮断薬，炭酸脱水酵素など）や内服，レーザー，手術により眼圧を下降させ視神経障害の進行を抑制する。

1 原発開放隅角緑内障（狭義）

●**概念**　広義の原発開放隅角緑内障のうち眼圧が正常値よりも高いものが狭義の原発開放隅角緑内障である。眼圧上昇が緑内障性視神経障害の発症に関与する。

●**症状**　初期は無症状だが進行すると視野障害や視力障害が出現する。

●**検査・診断**　眼圧は高値（22mmHg以上）で，特徴的な視野異常を呈し，眼底検査では視神経乳頭陥凹拡大や網膜神経線維層欠損を認める。

●**治療**　点眼による薬物治療が第一選択である。単剤点眼から開始し，効果が不十分な場合は多剤点眼とする。それでも不十分な場合はレーザーや手術を行う。

2 原発閉塞隅角緑内障

●**概念**　前眼部の形態変化（瞳孔ブロック，プラトー虹彩，水晶体因子など）により隅角が閉塞し，眼圧上昇や緑内障性視神経障害をきたした疾患である。

●**症状**　急性型では急激な眼圧上昇により，眼痛・頭痛，悪心・嘔吐，対光反射の消失，視力低下，霧視，虹視症が出現する。慢性型では自覚症状に乏しい。

●**検査・診断**　急性型では眼圧が40～80mmHgに上昇し，毛様充血，中等度瞳孔散大，角膜浮腫，浅前房を認める。

●**治療**　急性型では薬物治療（高張浸透圧薬の点滴静注，縮瞳薬の点眼）により眼圧を下降させ，レーザー虹彩切開術もしくは周辺部虹彩切除術，あるいは水晶体摘出術を行う。慢性型では白内障手術や閉塞している隅角を広げる手術が行われる。

3 正常眼圧緑内障

●**概念**　広義の原発開放隅角緑内障のうち眼圧が正常範囲内（21mmHg以下）であるもの。

●**症状・検査・診断・治療**　上記 **1**「原発開放隅角緑内障（狭義）」に準じる。

4 そのほかの緑内障

1）続発緑内障

● **概念** ほかの眼疾患（ぶどう膜炎など），全身疾患，薬物（副腎皮質ステロイド薬など），外傷により眼圧上昇が生じる疾患で，続発開放隅角緑内障と続発閉塞隅角緑内障に分類される。

● **治療** 原疾患の治療を行いつつ，眼圧下降薬の点眼・内服，手術を行う。

2）小児緑内障

● **概念** 原発性（隅角の形成異常による）と続発性（後天性要因による）に分類される。

● **症状** 原発小児緑内障では眼圧上昇による角膜混濁や眼球拡大（牛眼）がみられる。

● **治療** 原発小児緑内障における第一選択は手術である。

17. 硝子体疾患

1 硝子体混濁

● **概念** 加齢，ぶどう膜炎，悪性リンパ腫，硝子体出血などにより硝子体が混濁する状態をいう。

● **症状** 飛蚊症を自覚する。混濁の程度により視力低下が出現する。

● **検査・診断** エコーや眼底検査で硝子体混濁を認める。悪性リンパ腫では特殊な検査で硝子体液を調べる。

● **治療** 原疾患の治療を行う。加齢によるものは経過観察とする。

2 硝子体出血

● **概念** 硝子体が出血により混濁した状態をいう。

● **症状** 飛蚊症や視力低下が出現する。

● **検査・診断** エコーや眼底検査で硝子体出血を確認する。

● **治療** 原因疾患の治療を行う。出血が軽度であれば自然吸収を待つが，遷延する場合は硝子体手術を行う。

18. 眼の腫瘍

1 網膜芽細胞腫

● **概念** *RB1*遺伝子の異常による小児の網膜の悪性腫瘍である。

● **症状** 白色瞳孔で発見されることが多い。視力不良や斜視を伴うこともある。

● **検査・診断** 眼底検査で黄白色隆起と石灰化を認める。超音波断層検査では眼球内の腫瘍と石灰化が描出される。頭部画像検査では，CTは石灰化の描出に，MRIは腫瘍の浸潤範囲の評価に有用である。

● **治療** 両眼性か片眼性か，腫瘍の大きさや位置，転移の有無などを考慮し治療方針を決定する。視機能温存が期待できる場合はレーザー凝固，冷凍凝固，化学療法を行い眼球を温存する。進行例で視機能が期待できない場合は眼球摘出を行う。

2 眼窩腫瘍

● **概念** 眼窩（眼の奥）にできる腫瘍で，良性腫瘍と悪性腫瘍がある。

●**症状**　眼球圧迫による眼球突出，外眼筋の運動制限による眼球運動障害が出現する。視神経が圧迫されれば視力低下や視野異常も伴う。

●**検査・診断**　眼球運動検査，眼底検査で圧迫による網脈絡膜皺襞や視神経萎縮がみられることがある。また眼窩エコーやCT，MRI，病理学的検査を行う。

●**治療**　腫瘍を摘出する。全摘出が困難な場合は放射線治療や化学療法を行う。

19. 眼の外傷と応急処置

眼外傷には，鈍的眼外傷（眼球打撲），穿孔性眼外傷，眼異物，化学的損傷，熱傷などがある。

1) 鈍的眼外傷（眼球打撲）

スポーツ，けんか，事故などで鈍的なものにより生じた眼外傷をいう。

- **虹彩・毛様体**：断裂による前房出血や炎症がみられる。多くは自然吸収する。
- **水晶体**：水晶体脱臼が生じれば水晶体摘出術を行う。
- **網膜・硝子体**：軽度の打撲では網膜振盪がみられる。強度の打撲で外傷性網膜剥離やそれに伴う硝子体出血が生じれば硝子体手術を行う。
- **視神経**：視神経管骨折が生じると受傷直後から高度の視力障害や直接対光反応消失が出現し，晩期には視神経萎縮となる。
- **眼窩**：眼窩吹き抜け骨折では眼窩底（下壁）骨折により眼球運動障害（上転障害）が出現し複視を自覚する。

2) 穿孔性眼外傷

鋭利な物による眼外傷である。

- **眼瞼**：眼瞼裂傷で眼瞼皮膚が裂ければ止血・縫合する。
- **眼異物**：結膜異物はゴミ，砂，コンタクトレンズなどが結膜に付着した状態である。異物感や流涙などを自覚する。角膜異物は角膜に鉄粉などが付着した状態である。角膜ドリルなどで除去し，抗菌薬の点眼や軟膏を投与する。さらに眼球内異物では眼内の炎症，出血，感染，網膜剥離などが生じて重症となる。治療は異物の摘出を行う。
- **化学腐食**：酸性やアルカリ性など化学薬品による障害では，速やかに大量の水で洗眼する。特にアルカリ性は酸性より予後不良で，角膜輪部が広範に損傷されると角膜混濁により角膜移植が必要となることがある。

学習の手引き

1. 主な眼疾患の概念，症状，治療について整理しておこう。

1
眼疾患の
基本的知識

2
主な疾患と
その治療

3
眼疾患看護の
基本

4
眼疾患患者の
看護

第2章のふりかえりチェック

次の文章の空欄を埋めてみよう。

1 麦粒腫

眼瞼縁にある脂を出す腺や汗を出す腺に，ブドウ球菌などによる[1]が起こる急性化膿性炎症。治療は[2]の点眼，内服を行う。膿点が明らかな場合，穿刺するか切開して[3]する。

2 眼窩蜂巣炎

眼窩内の炎症を伴う重症[4]である。眼球突出，眼球運動障害，結膜浮腫，眼瞼の炎症と腫脹がみられる。入院のうえ，[5]を全身投与する。

3 アレルギー性結膜炎

季節性ではスギによる[6]が最も多く，通年性では[7]，[8]が多い。ほかにアトピー性角結膜炎，春季カタル，コンタクトレンズ装用などによる巨大乳頭結膜がある。

4 角膜潰瘍

角膜の傷が，上皮だけでなく[9]まで及んでいる状態。主に[10]によるが，[11]などでも起こる。感染では[12]，[13]，[14]などの点眼，軟膏，時に内服，点滴を行う。免疫異常では[15]を投与する。

5 網膜剝離

網膜剝離は，[16]と[17]とが剝離する疾患である。症状は，[18]や剝離した領域の[19]のほか，変視症や視力低下が出現する。

6 白内障

白内障は，[20]が混濁した状態である。手術は[21]と[22]が行われることが多い。

7 緑内障

視神経障害により特徴的な[23]が出現する疾患である。治療は，[24]や[25]，[26]，[27]により眼圧を下降させ，緑内障の進行を抑制する。

■ 眼疾患患者の看護

第 **3** 章 眼疾患看護の基本

▶**学習の目標**　　●眼疾患患者の特性と看護の役割を理解する。

　人は情報の多くを眼から得ているため，視機能の障害により情報量が著しく減少して生活に不自由をきたし，さらに転倒リスクを高めることで安全を脅かす。高齢社会では，高齢者が住み慣れた地域でできるかぎり自立して生活できるよう，視機能を良い状態に保ち，転倒のリスクを低下させることが重要である。

　眼科では，医療機関内で検査や治療が安全に不安なく受けられるようにすること，治療管理に関する教育，視覚障害者や見えにくさがある地域在住高齢者への支援など，様々な役割が期待されている。

1 「患者は見えていない」ということを前提にした対応

　視力の低下や視野障害があれば，周囲，特に足元が見えていない場合も多い。接触や転倒を防ぐため，物品の配置に気を付け，環境整備を日常的に行う。院内の掲示物は，見分けやすさを考慮した色使いとし，検査室やトイレなどの位置は案内表示をイラスト化したピクトグラムを使用する。移動時にはていねいに周囲の状況を説明し，誘導する。

2 検査，治療についての十分な説明

　患者の受診理由を確認し，検査の順番を適切に管理する。検査や治療内容に関する不明点を適宜確認する。事故防止として，患者には処置や検査の都度，処置をする眼の左右を確認する。手術や処置では，治療側の眉の下や頬に目印のシールを貼付するか，色付きのリストバンドを装着し，左右間違いの対策を強化する。

3 感染防止の徹底

　診察や処置を行う場合は，標準予防策（スタンダードプリコーション）を行い，医療者から感染を広げないよう，手指衛生を徹底する。また，診察後の診察台で患者が触れた部分や，接触型眼圧計のプローブは必ず消毒を行う。

4 糖尿病，高血圧など原疾患との関連性の認識

　内科系疾患がある場合は，原疾患のコントロールにより症状が左右されることが多い。受診状況を確認し，内科系疾患が眼の状態に影響を及ぼすことを伝え，体調管理を促す。

5 薬物療法の必要性の認識

眼科疾患の薬物療法は主に，点眼，内服，点滴である。薬の目的や使用方法だけでなく，自己判断で治療を中断しないよう説明する。高齢者や点眼に慣れていない場合は，点眼薬の管理や点眼手技を確認する。

6 医療チームにおける准看護師の役割

視機能を保つうえで，在宅での治療や通院の継続は重要である。患者の治療管理状況，セルフケア能力に加え，本人が治療管理できない場合はだれが支援するのかといったことも情報を収集する必要がある。把握した内容を適切に記録し，医療チーム内で共有できるようにすることは，チーム内の協働だけでなく地域の多職種との連携につながり，患者支援において大きな役割を果たす。

学習の手引き

1. 眼疾患患者の特徴を理解して，看護の基本事項をまとめてみよう。

第3章のふりかえりチェック

次の文章の空欄を埋めてみよう。

1 眼疾患看護の基本

- 接触や転倒を防ぐため，　①　に気を付け，　②　を日常的に行う。
- 検査・治療時の事故防止として，処置や検査の都度，患者には処置をする　③　を確認する。
- 点眼が処方された際，高齢者や点眼に慣れていない場合は，　④　や　⑤　を確認する。

2 感染防止

診察や処置の際は，　⑥　（　⑦　）を行う。　⑧　を徹底し，診察後の診察台や接触型眼圧計のプローブは必ず　⑨　を行う。

■ 眼疾患患者の看護

第 **4** 章　眼疾患患者の看護

▶ **学習の目標**　　●眼疾患の経過別看護を理解する。
　　　　　　　　　●眼疾患患者の主な症状と看護を理解する。
　　　　　　　　　●眼疾患患者の検査・治療・処置に伴う看護を理解する。
　　　　　　　　　●主な眼疾患患者の看護を理解する。

Ⅰ　経過別看護

1．急性期の看護

　　眼科の急性期は，眼外傷・緑内障発作などによる急激な視力低下や疼痛などの症状が出現する。患者は状況に困惑することも多いため，安心して治療に臨めるよう，身体症状への対応とともに，不安な気持ちを理解したかかわりが必要となる。

●**眼脂，充血を主訴とするもの**　多量の眼脂，強い充血はウイルス性感染症の疑いが強いため感染防止に注意する。

●**眼痛を主訴とするもの**　角膜障害の痛みは「ヒリヒリ」「チクチク」とした強い痛み，悪心・嘔吐を伴う眼の奥の痛みは緑内障発作であることが多い。患者の痛みの表現を医師へ正確に報告し，診察の緊急性について判断を仰ぐ。

●**緑内障発作**　強い眼痛，頭痛，悪心，充血などを伴うことが多く，速やかに処置を行う必要がある。医師の指示により濃グリセリン，マンニトールなどの点滴投与を行う。

●**視力障害・視野障害を主訴とするもの**　視力障害・視野障害の理由は様々である。患者の既往歴や見えにくさを感じた時期などを聴取して医師に情報を伝え，検査に関する諸説明を行う。

●**外傷（異物混入，打撲など）**　眼に異物が入った場合はこすらないことが基本で，異物を洗い流してから受診するように説明する。眼球周囲の打撲では自覚的には異常がなくても，骨折をしている可能性があるため，受診をするよう促す。

2．慢性期の看護

　治療を受けても期待どおりの視力回復が得られず，精神状態が不安定になる患者がいる一方で，状態の安定による気の緩みから，治療を中断する患者もいる。そのため，治療内容の理解や治療への取り組み状況を確認し，治療が継続されるよう支援する。さらに，眼科以外の診療科の受診状況を聴取し，糖尿病や高血圧などの内科的治療が継続できるよう，状況に応じて他科の医師との連携を図る。

　慢性期では在宅療養が基本となり，治療を続けながらの就業も可能である。治療を日常生活に組み込み，視機能に合わせた生活方法の再構築を目指し，視覚障害を有しながらも社会生活を自立して送れるよう支援する。症状を自覚しなくても，気づかないうちに視覚障害が進行する可能性があることから，症状の変化の有無にかかわらず定期健診を受けることの必要性を説明し，できる限り長期的に視機能が保たれるよう支援する。

3．予後不良患者の看護

　視機能の回復が期待できない場合は，患者の予後の理解と意向を確認する。患者のニードに合わせて，社会資源，補助具，デジタル機器の活用などの情報提供といったロービジョンケア（本章-Ⅳ-9「ロービジョンケア」参照）を行う。

Ⅱ　主な症状と看護

1．充血

　眼の充血はいつからか，充血以外の自覚症状（眼脂，流涙，かゆみ，見え方の異常，眼痛，悪心・嘔吐など）の有無を確認する。

●**感染症**　原因に応じて結膜下注射や病巣搔爬などの侵襲的な処置が必要となることもある。点眼前後の手洗い，指示された点眼方法，眼脂の取り扱いを指導する。流行性角結膜炎は感染性が強いので，感染予防に努める。

●**アレルギー**　室内のダニや花粉といったアレルギーの誘因の回避・除去を行う。花粉の場合は，花粉飛散予想日の1〜2週間前から抗アレルギー薬の点眼治療を開始する。花粉飛散中は，ゴーグルの使用や，眼の表面を洗い流す人工涙液を1日4回以上使用する場合は防腐剤無添加の点眼薬を勧める。

●**結膜下出血**　眼外傷，手術などが原因となる。抗凝固薬の服用は出血遷延の要因となるので，確認が必要である。視力には影響せず，自然軽快することを説明する。

2．眼痛

　　表面痛を生じるものとして，角膜・結膜の異物，角膜上皮障害があり，深部痛を生じるものとしては，急性緑内障発作，ぶどう膜炎，眼内炎などがある。眼痛を引き起こす疾患は多様だが，眼痛が生じた時期，見え方の変化，既往歴，頭痛などの随伴症状を確認し，医師に伝えることが眼痛の原因の特定に役立つ。

　　角膜に関連する表面痛に対しては，オキシブプロカイン塩酸塩点眼薬で除痛を図り，医師の診察を早急に受けられるようにする。診察後に眼軟膏を点入することによって痛みが多少軽減する。強い痛みを伴う眼部帯状疱疹は，ストレスが症状の悪化や再燃のリスクとなるため，ストレス緩和に向けて支援する。

3．流涙

　　涙液が多く出る原因は，逆さまつげ（睫毛）や角膜炎などの刺激により涙液の分泌が増えること，鼻涙管の狭窄や閉塞などにより流涙の排水が悪くなることである。

　　涙点や鼻涙管の閉塞による流涙症では，通過障害を解除するブジーが必要となる。細長い金属の棒を涙点から挿入し，閉塞部を突き破ることで涙道を開通させるため，痛みを伴う。点眼麻酔薬を使用し，できるだけ苦痛がないように援助する。

　　流涙は，ティッシュペーパーで拭き取り，目の周囲は清潔を保つよう説明する。また，流行性角結膜炎でも流涙はみられるため，随伴症状の観察を行う。

4．かゆみ

　　眼球を傷つけることがあるので，掻いたりたたいたりせず，人工涙液で洗う，保冷剤などで冷やすことを勧める。アレルギーの場合は，抗アレルギー薬，副腎皮質ステロイド薬などの点眼を行って様子をみるように説明する。

5．視力障害

　　身体障害者手帳の取得方法，利用できる社会資源について説明する。スマートフォンの視覚障害者向けアプリケーションは視機能を補助するのに役立つ。デジタル機器の使用方法に関する講習会も開催されているため，紹介するとよい。

6．視野障害

　　徐々に視野障害が進行した場合，患者は見え方の悪さを自覚していないことも多い。中心視野が保たれていても，周辺視野の欠損が大きい場合は足元が見えず，夜間に著しく見えにくくなることもある。転倒予防のため，床につまずきの原因となる物を置かないこと，センサーライトなどを設置し夜間の歩行時の安全を確保する必要性を伝える。

7．夜盲

　網膜色素変性症といった幼児期より徐々に症状が進行する進行性夜盲と，発症しても生涯進行しない小口病や眼底白点症といった停止性夜盲がある。夜間や暗い所では急激に見え方が悪化するため，転倒に注意した援助を行う。

8．羞明

　術後の瞳孔異常や外傷に伴う病的散瞳，白内障による入射光の散乱，虹彩炎などで生じる。遮光眼鏡の使用や，屋内でのカーテンによる採光の調整を勧める。

9．飛蚊症

　虫やゴミ，糸くずのようなものが見えると表現されることが多い。加齢に伴う生理的飛蚊症と，網膜裂孔や網膜剝離などの治療を必要とする病的飛蚊症があり，鑑別には眼底検査が必要なため，症状に気がついたら検査を受けるように勧める。

10．複視

　１つのものが２つに見える現象であり，原因には斜視や動眼神経麻痺，甲状腺眼症などがあげられる。治療は原因に応じて行うが，治療効果がなかなか出ない場合は，患者の不安な思いに寄り添い，感情を表出できるようかかわる。

11．眼脂

　黄色ブドウ球菌などの細菌感染では黄色〜緑黄色膿性の大量の眼脂（粘液濃性眼脂），ウイルス性感染では白色の漿液性（水様性眼脂），アレルギー性では少量で透明に糸状に伸びる眼脂（粘液性眼脂）が特徴である。眼脂はティッシュペーパーなどで拭き取り，眼の周りは清潔にするよう患者に伝える。乾燥して拭き取りにくい場合は，市販の拭き綿の使用を勧める。

Ⅲ　検査・治療・処置に伴う看護

A　診察時の看護

1．診察の場，使用される機材とその取り扱い

1 診察の場（明室・暗室）

●明室では，視力や眼圧測定などの眼科の基本的検査，コンタクトレンズ・眼鏡調整，

表4-1 ● スポルディングの分類

カテゴリー	定義	処理	対象となる器材の例
クリティカル	無菌組織や血管系に挿入するもの	滅菌	手術器具（ハンドピース，レーザープローブ，冷凍凝固プローブ，眼科剪刀，細部用剪刀，鑷子［ピンセット］など），睫毛鑷子，涙洗針，硝子棒，レンズ（滅菌対応）
セミクリティカル	粘膜または損傷のない皮膚に接触するもの	高水準消毒 中水準消毒	レーザー用レンズ・診断用レンズ スリーミラーレンズ
ノンクリティカル	損傷のない皮膚に接触するもの	低水準消毒 洗浄	洗眼器，洗眼受水器 検眼鏡，指示棒

角膜形状測定などが行われる。
● 暗室では，眼底検査や細隙灯顕微鏡を使用した診察，視野検査が行われる。

2 器具，レンズの取り扱い

● 使用済器材は，スポルディングの分類（表4-1）に応じた洗浄・消毒・滅菌を行う。消毒薬は，金属製品には使用できないものもある。使用目的・用途に合わせて薬剤を選択する。洗浄や消毒を行う際には，ゴーグル，マスク，ガウンやエプロン，厚手で長めのゴム製手袋を着用し，汚染物や消毒液の曝露に注意する。
● スリット台，細隙灯顕微鏡などは，患者ごとに消毒用エタノールで清拭し，レンズ部分は，清潔なクリーニングペーパーなどで拭きあげるとよい。

3 薬剤の取り扱い

　検査用の点眼薬は，複数の患者に使うことがあるため衛生状態に留意する。点眼薬は，開封後1か月を超えた場合は処分する。点眼薬開封日を記したシールを点眼容器に貼るか，点眼袋に記載し管理する。油性ペンの揮発成分が点眼容器を通って点眼液に溶け込むことがあるため，容器に直接書き込まない。防腐剤無添加の点眼薬は，使用期限が短いため，使用期限を確認して使用する。

2．診察に伴う看護

1 患者の誘導

● 患者が機器などにつまずいたりぶつかったりしないよう，物品の整とんを行う。暗所では，蛍光テープを床に貼り，検査台までの経路をわかりやすく示すとよい。
● 視力障害のある患者は，看護師の腕につかまるか，肩に手をかけてもらい，半歩先を歩くようにする。その際には，移動する方向がわかるように，「右に曲がります」「一段上がります」などの声を掛ける。
● 高齢者やレーザー治療後でまぶしさが強い場合には，看護師は手引き歩行*で誘導する。

＊**手引き歩行**：患者と向かい合って両手を取り，患者は進行方向を向き，看護師は進行方向に背を向けて歩く。

1
眼疾患の
基本的知識

2
主な疾患と
その治療

3
眼疾患看護の
基本

4
眼疾患者の
看護

2　介助のしかた

●声を掛け，診察台や検査装置に接触しないように誘導する。検査台の椅子に着席を促す際は，事前に背もたれや座面に触れてもらい，位置を確認してもらう。顎台にきちんと顎が載り，診察できる体勢になるよう援助する。

●ベッド上臥床（がしょう）の際には，ベッドの中央に患者を座らせて左右どちらが頭になるのか説明してゆっくり横になってもらう。診察用ベッドには柵がないため，転落に注意する。処置を行う際は，驚かせることのないよう声を掛けてから始める。

3　感染予防

標準予防策（スタンダードプリコーション）に基づいて感染予防対策を行う。目に見える汚れがあるとき，食前・トイレの後は石けんと流水による手洗いを行う。手指に目に見える汚れがないときや医療行為の前後には，速乾性擦式アルコール製剤で消毒する。処置の際には，必要に応じてサージカルマスク，ゴーグル，フェイスシート，ガウン・エプロン，手袋を装用する。

B　主な検査時の看護

1　視力検査

視力は視力表を読んだ患者の報告に基づくため，主観的要素が入りやすく，疲れや体調など，様々なことに影響されやすい。正しい値を測定するためには，視力表の正面に向かって座り，5 mの距離をきちんと保つこと，リラックスをして目を細めないことを伝え，患者の理解を得る。また，コンタクトレンズを使用している場合は，検査前にはずすよう説明する。

2　眼圧検査

ゴールドマン眼圧計などの接触型眼圧計を用いた検査では，診察に併せて点眼麻酔を行う。非接触型では，コンタクトレンズをはずしたか確認し，空気圧に驚いて動かないように注意を促す。検査中の開眼の維持が難しいようであれば，適宜介助を行う。その際には眼圧が上がるため，眼球を圧迫しないように留意する。

3　細隙灯顕微鏡検査

患者が顎台に顎を載せたあと，額当ての位置に合うように椅子の高さを調整する。患者ごとに顎台の顎紙を換えるかアルコール綿で清拭し，額当ても消毒を行う。

4　眼底検査

・精密眼底検査では，散瞳薬を点眼し，20～30分後に散瞳状況を確認してから診察室へ誘導する。散瞳は隅角の狭小化を招くため，緑内障発作のリスクとなることから，事前に緑内障や狭隅角，浅前房の既往の有無を確認する。また，トロピカミドとフェニレフリン塩酸塩混合の散瞳薬にアレルギーがある場合は，トロピカミドのみが含まれる散瞳薬に変更するなどの対応を行う。

・散瞳薬の効果が切れるまでの4～5時間はぼやけたり，まぶしかったりすることから，患者には半日程度は車の運転など危険な作業はできないことを伝える。

5 **視野検査**

①静的視野検査が両眼で20～30分，動的視野検査は40～60分程度かかるため，体調を整えて検査に臨むよう伝える。検査中，疲労が強い場合は休憩を入れる。

②眼瞼下縁や睫毛が瞳孔上縁にかかると，上方の視野が正確に測定できないため，皮膚用のテープなどで上眼瞼の皮膚のたるみを引き上げる。その際には，瞬目（まばたき）を妨げないよう気をつける。

③検査中は楽な姿勢をとってもらうようにし，正面にある固視点から目を動かさないよう，また頭位が動かないよう注意を促す。

6 **蛍光眼底血管造影・デジタル眼底検査**

1）　蛍光眼底血管造影検査

　造影剤を用いるため，事前にアレルギーの既往の確認を行う。検査中の悪心・嘔吐を防ぐため検査1時間前からは禁飲食であり，検査中にかゆみや悪心などの異常を感じたら速やかに申し出ること，散瞳薬を点眼するため車の運転はできないことを伝える。フルオレセインでは皮膚の黄色化が2～3時間みられ尿が黄色くなり，インドシアニングリーンでは便が緑になるが，異常ではないことを説明する。

2）　デジタル眼底カメラ

　無散瞳のまま赤外光で眼底を観察するため，検査に伴う患者の不自由さは少ない。

7 **涙液分泌検査**

　検査開始前に，表面麻酔薬の使用や綿棒による鼻腔粘膜の刺激の有無，検査中は閉眼か開眼かを医師に確認する。患者には，下眼瞼結膜嚢に試験紙を入れるため，まばたきにより刺激が生じることを説明する。5分間に濡れた試験紙の長さを測定し，記録を行う。

C　洗眼時の看護

●**痛みを伴う場合**　点眼麻酔を行う。衣服がぬれないようにタオル，もしくは防水のドレープやエプロンで首周囲を覆う。座位で洗眼を行う場合は，洗眼を行う側の鼻唇溝の隙間に注意して頬に受水器を当て，患者に保持するよう伝える。患者が開瞼できない場合は指で眼瞼を固定し，眼球を動かすように説明し，体温程度に温めた洗浄液で洗う。この際，洗眼するほうの側に少し顔を傾けてもらう。

●**化学眼外傷の場合**　洗眼を持続して行うため仰臥位で行う。500～1000mLの生理食塩水の点滴の先を患者の眼に滴下するように固定し，処置は愛護的に行う。滴下はポタポタと落ちる程度の速度で行い，時々眼を動かすように指導する（図4-1）。

D　点眼時の看護

1 **看護師による点眼**

①どの点眼薬を左右どちらの目に点眼するのか，医師の指示を確認する。

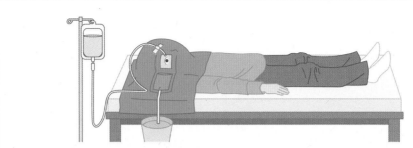

①処置台に臥床し，洗眼するほうの眼のほうに少し顔を傾ける。
②襟元にタオルをかけ，その上に受水袋付の眼科用ドレープをかける。受水袋は200mL程度と容量が決まっているため，下方に穴をあけてバケツに排出するなど溢れないように気をつける。
③体温程度に温めた生理食塩水の点滴を準備し，洗眼する眼に滴下できる位置にルートの先端を合わせ，額にテープで固定し，ポタポタと落ちる速度で滴下する。

図4-1 ● 化学眼外傷の持続洗眼

②手洗いをし，点眼容器の先を眼や睫毛につけないように滴下する。点眼容器からの1滴量は40〜50μL（0.04〜0.05mL）で，結膜囊に入るのは20〜30μL（0.02〜0.03mL）であるため，点眼は1滴で十分である。

③点眼後は，点眼薬が涙点から鼻をつたってのどへ流れないように，目頭を1分程度軽く押さえるよう患者に伝える。

④複数の点眼を行う場合は，5分以上の間隔を空ける。

2 点眼指導

- 患者に，点眼前に手洗いを実施し，医師の指示に基づいて薬剤ごとに1滴の点眼を行うよう伝える。
- 点眼薬は水性点眼薬，懸濁性点眼薬，油性点眼薬の順に用い，複数の点眼を行う場合は5分以上の間隔を空けるよう伝える。
- 点眼時に点眼容器の先が眼の周囲に触れないようにすることを伝える。点眼容器を持つ手が不安定な場合はげんこつ法（図4-2）による点眼を指導する。
- 点眼後は目頭を1分程度軽く押さえるよう伝える。

3 副作用への対応

　アレルギーなどの理由により，点眼後に目が腫れたり，かゆくなったり，充血したりすることがある。その場合は使用を中止し，医師に伝える。点眼液による重篤な全身性の副作用（頭痛，悪心，胸痛，喘息発作）が生じた場合は，ただちに救急対応のある病院を受診するよう説明する。

　緑内障治療のプロスタグランジン（PG）系の点眼薬は，皮膚に付着すると色素沈着を起こすため，点眼後の洗顔を勧める。

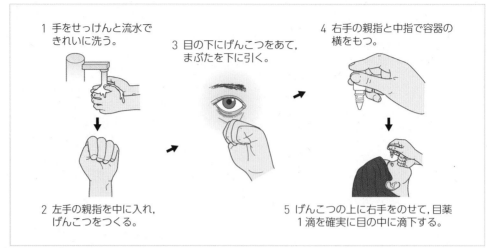

1　手をせっけんと流水で
　きれいに洗う。

2　左手の親指を中に入れ,
　げんこつをつくる。

3　目の下にげんこつをあて,
　まぶたを下に引く。

4　右手の親指と中指で容器の
　横をもつ。

5　げんこつの上に右手をのせて,目薬
　1滴を確実に目の中に滴下する。

図4-2 ● げんこつ法による点眼

E　そのほかの処置時の看護

1．軟膏塗布・点入時の看護

　眼軟膏は，点眼薬がある場合は点眼後に点入する。手洗いを行い，開けた軟膏のふたは清潔な場所に置く。鏡を見ながら下眼瞼を軽く引き，綿棒の先端に軟膏を載せて，円蓋部に入れるか，チューブから直接下眼瞼内側に軟膏を点入する。点入後は，軽く目を閉じて眼軟膏が全体に広がるようにし，あふれた眼軟膏は，ティッシュペーパーや清潔なガーゼなどで拭き取る。

　眼軟膏点入後は見えにくくなるため，霧視（かすんで見える状態）がなくなるまでは車の運転は避けること，歩行時は足元に注意すること，1日1回の指示の場合は寝る前に塗布することを伝える。

2．眼帯貼用時の看護

　手術後の感染防止，眼の安静・保護のために使用する。処置・手術後の保護のためのアルミニウム素材のプレートとガーゼを用いた方法や，透明なプラスチックカプセルが付いたひも付き眼帯などが使用される。プレートをテープで固定する際は，皮膚に刺激の少ないテープを使用する。テープを取り外す際は愛護的にはがす。眼帯中は視野が狭くなるため，安全に気をつけるよう説明する。

3．涙囊洗浄，涙管ブジー挿入時の看護

　涙囊洗浄は，涙囊内に貯留した粘液，膿などを洗い流す方法で，涙管ブジー挿入は涙道狭窄などの治療が目的である。処置の際には，ベッドに臥床を促し，点眼麻酔を行う。処置は5～10分程度で終了するが，痛みが伴うことが多いので，なる

べくからだの力を抜くように声を掛ける。洗浄時は，ディスポーザブルガーゼを目と耳の間に当てておく。涙道閉塞（へいそく）があれば洗浄液は分泌物と共に逆流するが，閉塞がなければのどの奥に流れるので，飲み込むか吐き出させる。

4．結膜下注射時の看護

　結膜（白目）表面の浅いところへの注射である。十分点眼麻酔を行い，患者には1点を固視し，針が見えても眼を閉じたり，眼を動かしたり，顔を動かさないように説明をする。患者の恐怖心が強い場合は付き添う。注射後，まれに結膜下出血を起こす場合があるが，徐々に出血は吸収されるので心配ないことを説明する。

5．硝子体注射時の看護

　注射前に散瞳薬を投与し，点眼麻酔を行う。患者は注射時に針を認識し，不安や恐怖心を抱くこともあるため，緊張の緩和に努める。感染予防のため，注射前後3日間は抗菌薬の点眼を行い，注射当日は洗顔・洗髪禁止の指示を守るよう伝える。

6．麦粒腫・霰粒腫（カラチオン）の切開時の看護

　切開時は疼痛（とうつう）が生じるため，処置前には点眼麻酔を行いできるかぎり痛みが軽減できるように配慮する。局所麻酔中に患者が動くと，針先で眼球を穿孔（せんこう）する危険性があるため，顔は動かさないこと，異変があれば声で知らせることを伝える。処置後は止血のためしっかり圧迫する必要性を説明する。処置当日は感染予防のため洗顔・洗髪はできないこと，眼帯装着を行うため転倒に注意することを伝える。

7．光凝固治療時の看護

　治療当日は，散瞳薬の使用や治療の影響により見え方が悪くなるため，事前に車や自転車の運転はできないことを伝える。

　網膜（もうまく）光凝固の場合は散瞳，虹彩（こうさい）光凝固を行う場合は縮瞳のための点眼薬を用いる。処置前に点眼薬の効果を確認し，表面麻酔薬を点眼してから患者を装置へ誘導する。患者が座った後，顔を顎台に載せるよう促し，椅子（いす）の高さを調整する。

　治療中は動くと危険であり，治療効果が得られないことから，患者には眼やからだを動かさないように伝え，頭部はマジックバンドで後ろから固定する。姿勢の維持が難しい場合は頭部を支えて保持する。介助では，レーザー光線を直接眼に当てないようにゴーグルを装用し，患者の後ろに回る。治療中は，緊張感や眼球圧迫により気分不良を訴えることがあるので，速やかに対応できるようにする。

　治療は複数回に分けて行うことがあるので，処置中の疼痛や治療を受けても見え方が改善しない場合には，患者の自己判断による治療中断のリスクがある。そのため，事前に治療の目的の理解を確認し，根気強く治療に取り組むよう説明する。

　治療後は，治療や散瞳もしくは縮瞳の影響で一時的に見えにくくなる。散瞳の可能性がある場合は，事前にサングラスを準備することなどを説明する。

8．眼鏡の取り扱い

　日常生活で不自由をする状況や眼鏡の使用目的を確認する。希望に応じたレンズの装用練習を行ってから，処方箋が出されることを伝える。

　眼鏡をはずすときは両手で行い，レンズの凸面を上向きに置き，眼鏡ケースを使用して保管することを伝える。眼鏡の凸レンズの集光作用が火災の原因ともなるため，太陽光が当たる場所には置かない。

9．コンタクトレンズの取り扱い

　コンタクトレンズの不適切な使用や取り扱いは，トラブルの原因となる。指示された方法で消毒を行い，清潔にレンズを保管することを伝える。角膜感染症やドライアイのリスクが生じるため，定期的に検診を受けることの必要性を説明する。

Ⅳ　主な疾患患者の看護

1．流行性角結膜炎患者の看護

1）看護の視点
　眼脂や充血が著しくひどい場合は，流行性角結膜炎を考慮し感染予防対策を行う。主に手を介した接触感染により広がり，2週間は感染性があるため感染拡大に留意する。

2）観察のポイント
　結膜の充血，眼瞼の腫脹，眼痛，霧視，眼脂の有無。

3）看護目標
　感染をさせやすい疾患であることを理解し，感染防止行動がとれる。

4）看護の実際
●受付や外来でほかの患者との接触を避けるため，専用の場所や椅子にする，処置室などの個室に誘導する。移動の際には，ドアノブなどに触れないように注意を促す。
●院内にとどまる時間を最短にするため，速やかに医師に感染症の可能性があることを連絡する。発症からの日数の経過によって，検査では陰性となる場合もあるため，病歴や臨床症状を聞き取り，疑わしければ流行性角結膜炎として対応する。
●診察後の器具は洗浄し，待合室の椅子などの患者が触れた場所も消毒する。自分の触れた場所を消毒すると不快に感じる人もいることから，事前に消毒が必要な旨を説明する。

5）在宅療養中の看護
●患者には，2次感染や感染後の多発性角膜上皮下混濁をきたすことがあるため，処

方された抗菌薬と低濃度の副腎皮質ステロイド薬の点眼を指示どおりに行うよう伝える。また，眼脂はティッシュペーパーで拭き取り，手洗いを十分に行う，タオルは同居者と共同使用しない，同居者がいる場合は入浴を最後にすることを説明する。
●同居者にも十分に手洗いを行うことや，眼に触れないように気を付けることを説明する。

2．白内障患者の看護

1）　看護の視点

　　白内障の初期の混濁を含めた有病率は80歳以上では100％であり，加齢に伴う老人性白内障が原因としては最も頻度が高く，見え方の悪さに伴う日常生活への影響が大きいと手術が必要になる。手術は短時間の局所麻酔であるため，患者は安易に考えがちである。しかし，白内障手術の合併症の発生率は低いものの，眼内炎といった失明につながる合併症のリスクがある。そのため，術後には清潔な手技で指示どおりの点眼を続け，定期受診を続けることが重要であることを患者や家族が理解できているかを確認する必要がある。

2）　観察のポイント

●視覚障害の程度，見え方に伴う日常生活の不自由さ。
●術前の点眼の理解と実施状況，点眼手技。
●患者の年齢，理解力，身体障害の程度，既往歴と治療状況，家族の協力状況。

3）　看護目標

●手術を受けるための準備が理解でき，不安なく手術を受けることができる。
●手術後の安静度を守り，安全に過ごすことができる。
●手術後の治療や日常生活上の注意を理解できる。

4）　看護の実際

●術前の手術オリエンテーションでは，術前の検査，手術数日前から開始する抗菌薬の点眼や注意事項について説明し，理解度を確認する。手術当日は，内服薬は医師から中止の指示がない場合は通常どおり服用すること，手術当日の運転の禁止，マニキュア・つけ爪，化粧はしないこと，コンタクトレンズの使用者はレンズケースを持参することを伝える。術後の眼帯遮蔽によって視野が狭くなり，転倒リスクが高まる。術対眼に視覚障害があるか，患者が高齢の場合は家族や介助者の病院への同伴や，自宅での支援が可能かを確認する。緊急時に備えて，家族などに病院の連絡先を伝え，不安の軽減に努める。
●手術前には，散瞳薬を点眼し，散瞳を確認してから手術室に誘導する。
●手術直後は違和感が生じることがあるが，1週間程度で改善することを説明する。日帰り手術の場合は翌日に診察があるため，必ず来院すること，頭痛や悪心を伴う痛みがあれば，翌日の診察を待たず病院に連絡をすることを説明する。また，洗顔・洗髪・入浴はせず，装着した眼帯をはずさないこと，術対眼はコンタクトレンズの使用が可能であること，眼鏡を眼帯の上からかけてもよいことも伝える。

1　眼疾患の基本的知識
2　主な疾患とその治療
3　眼疾患看護の基本
4　眼疾患患者の看護

5）在宅療養中の看護

●手術翌日の診察後から，感染防止や術後炎症抑制目的の点眼薬を使用するため，点眼の手技や点眼回数の理解を確認する。指示どおり点眼を続けること，異常の早期発見のために定期受診を行う必要性について説明する。

●手術翌日から入浴は可能であるが，感染予防のため術後1週間程度は洗顔を行わず，洗髪は顔がぬれないように理容室や美容室などで仰臥位のまま行い，医師の許可があるまで目の周囲の化粧は避けることを説明する。

●眼鏡の作製は視力が安定する術後1か月程度が目安であることを伝える。

3．緑内障患者の看護

1）看護の視点

　　緑内障発作は急激であり視力予後への不安も大きいため，身体的な症状への対応を行うと同時に，患者の気持ちに寄り添った支援を行う。慢性期では，症状進行を抑えるため治療を継続できるように，意欲を保つような精神的な支援が重要である。

2）観察のポイント

●眼圧上昇に伴う症状（眼痛，頭痛，悪心・嘔吐，眼の充血）と苦痛の訴え。

●視覚障害の程度，眼圧，見え方に伴う日常生活の不自由さ。

●緑内障治療継続の必要性の理解，点眼内容の理解と実施状況，点眼手技。

●患者の年齢，理解力，身体障害の程度，既往歴と治療状況，家族の協力状況。

3）看護目標

●定期的な受診と治療継続が必要であることを理解し，実践することができる。

●指示された点眼・内服治療を理解し，確実に行える。

4）看護の実際

（1）手術や処置を行う場合

　　急性緑内障発作は緊急でのレーザー治療や手術となることも多く，急に見えなくなった不安と，眼痛・頭痛，悪心・嘔吐といった体調の悪さから強いストレス状態にある。患者の状況をみながら手術や処置に向かえるよう準備を進める。

（2）内科的治療を行う場合

●緑内障発作では，眼圧降下のため点眼薬の使用や，濃グリセオールまたはマンニトールの点滴を行う。点滴には利尿作用があるため，点滴中にトイレへ急いで移動することで転倒しないよう，特に高齢者では注意をする。

●慢性期の緑内障の治療は，視野障害を進行させないためのものである。治療効果を感じなくても，治療を継続することが重要であることを伝える。眼圧降下目的に内服するアセタゾラミドは，しびれなどの知覚異常や多尿などの副作用があり，自己中断のリスクとなることから，症状の程度や生活への影響を聴取し医師へ伝えるなど，治療継続を支援する。複数の点眼薬が用いられることも多いため，用法用量の理解の確認や自宅に残っている点眼薬の数を質問するといった方法で治療継続状況を評価する。治療効果がみえず，徐々に視野障害が進行するため闘病

1
眼疾患の
基本的知識

2
主な疾患と
その治療

3
眼疾患看護の
基本

4
眼疾患患者の
看護

意欲を失いやすいので，患者の治療への思いを傾聴して適宜励ますことも必要である。

●視野障害の進行とともに，身の回りのことや移動などの日常生活に不自由をきたすようになった場合は，ロービジョンケア（本節-9「ロービジョンケア」参照）の提供が必要である。

4．網膜剝離患者の看護

1）　看護の視点
　網膜の裂け目（裂孔）から硝子体が入り込むことで，網膜剝離が発生する。網膜裂孔や黄斑裂孔にとどまっていれば，レーザーによる網膜光凝固術，もしくは網膜冷凍凝固術を行うが，網膜剝離に進行した場合は手術を行うことになる。

2）　観察のポイント
●視力低下・視野欠損の程度。
●治療内容と安静度の理解。
●患者の年齢，職業，理解力，既往歴と治療状況，家族の協力状況。

3）　看護目標
●治療内容を理解し，落ち着いた心理状態で手術に臨むことができる。
●術後の安静度および体位制限を理解し，守ることができる。
●退院指導を理解でき，不明点は確認することができる。

4）　看護の実際
（1）　術前
●手術に伴う出血リスク評価のため，高血圧，降圧薬や抗凝固薬の内服状況を確認し，医師に伝える。眼球運動や体動によって病状が進行することもあるため，安静指示が出される場合もある。指示が理解され守られているかを確認する。

●緊急手術の場合は患者の動揺も大きいため，落ち着いて医師の手術説明が聞けるように配慮する。また，看護師からの手術オリエンテーションには家族の同席を促し，患者と共に説明する。眼内にガスや空気を注入した場合は術後に腹臥位など体位の指示が出るため，体位保持の必要性をわかりやすく説明する。安楽な状態で体位保持ができるようにクッションや馬蹄型の枕を準備し，使用方法を説明する（図4-3）。術後の疼痛に関しては，軽度の段階で鎮痛薬を使用するほうが効果的であるため，我慢せずに申し出るよう伝える。

（2）　術後
●術式，剝離の程度・部位などにより，術後の体位や安静度が異なる。体位が守られない場合は網膜の復位に影響するばかりでなく，水晶体にガスが接して後囊下白内障が生じるため，患者が体位の指示を理解しているか確認する。睡眠中に無意識に指示と異なる体位をとることがあるため，夜間は定期的に見回りを行い，指示と異なる体位をとっている場合は声をかけて体位の修正を促す。同一体位の継続により肩こりや腰痛などが出現しやすいため，体位に合わせたクッションな

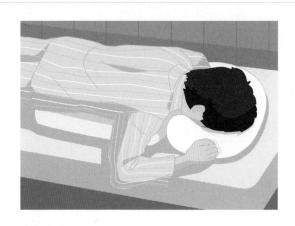

図4-3 ● ガス注入後の腹臥位

どの使用，湿布の貼付，ストレッチなど苦痛緩和の方法を提案する。眼帯の装着と体位制限によって上方の視野が狭まることから，歩行時はぶつかったりすることのないよう安全に留意するよう伝える。術眼の回復に伴い安静度は拡大することを説明する。

●眼内長期滞留ガス（SF$_6$，C$_3$F$_8$）の注入により，手術当日に頭痛，悪心・嘔吐を伴う眼痛があれば，眼圧上昇を疑い医師に報告する。SF$_6$はおよそ12～14日，C$_3$F$_8$は6～8週間で目から拡散・消失する。ガス消失までは，眼内ガス膨張に伴う眼圧上昇の可能性があるため，航空機の使用，登山や高所への移動，エレベーターの急激な上昇などの気圧の変化に注意し，高気圧酸素療法も禁止であることを伝える。

●術後2日以降から清潔な手技で，確実な点眼ができるように点眼指導を行う。

●手術翌日から首から下のシャワーは可能だが，洗顔，目の周りの化粧，洗髪は医師の指示があるまで禁止であることを伝える。

●眼鏡やコンタクトレンズの作製は術後の視力安定を待つこと。また，術式や眼の状態によっては1度の手術では完治せず，複数回の手術を行うこともあるため，退院後は指示どおりに受診することを伝える。

5．糖尿病網膜症患者の看護

●視機能維持のためには，糖尿病治療の継続が重要である。「糖尿病連携手帳」（日本糖尿病協会）により，患者・家族，多職種・多機関で治療状況・血糖コントロールについて情報共有を行い，患者が治療への意欲を保てるよう支援する。

●糖尿病罹患5～10年で網膜症を発症する場合が多くあるが，進行するまで自覚症状がないため，異常を感じなくても定期的な受診を行うよう説明する。また，血糖コントロールが良好であっても糖尿病網膜症は進行していくことの理解を促し，治療が継続できるように支援する。

●レーザー治療は，繰り返し行われることが多い。レーザー治療後には，一時的に視力が低下することもあるが，治療を中断しないよう伝える。

6．眼外傷患者の看護

●**眼球周囲の打撲**　外傷部位の周囲の腫脹や内出血が生じるため，冷罨法（れいあんぽう）を行う。迅速な検査と対応が必要となるため，速やかな受診を促す。

●**眼窩より大きいボールや拳などによる打撲**　眼球周囲の骨が折れることがあり，画像検査の結果によっては緊急手術となる。その際は，患者ができるかぎり安定した精神状態で手術を受けられるよう支援する。

●**鋭的外傷**　釣り具など尖ったものが刺さるといった原因で生じる鋭的外傷の場合は，眼をこすらないように説明し，無理に引き抜くと角膜をさらに損傷するため，そのまま受診してもらう。異物の混入に伴い，細菌感染のリスクも高まるため，泥などの付着物がある場合は，速やかに水道水で洗い流してから受診するよう促す。治療は，抗菌薬の点眼・点滴を行う。点眼を頻回に行うことがあるため，患者自身で管理できるよう点眼方法を説明する。

●**化学外傷・熱傷**　受傷後すぐに水道水で10分以上洗い流し，混入した薬品名がわかるようであれば記録し，速やかに病院を受診してもらう。

7．フォークト－小柳－原田病患者の看護

●治療は，点眼薬，ステロイドパルス療法（メチルプレドニゾロン1000mgを３日間点滴），副腎皮質ステロイド薬漸減（ぜんげん）投与が行われる。副腎皮質ステロイド薬の副作用には，不眠や興奮などの精神症状，消化性潰瘍（かいよう）があるため，症状を観察し対応する。内服薬は定期的に減量していくため，服用する用量に注意する。長期間の服用は副腎の萎縮（いしゅく）を引き起こし，ステロイドをつくられにくくする。急に中止すると血圧低下や低血糖などを起こし，生命にかかわることもあるため，自己判断で中止することのないよう説明する。

●高齢者は，視覚障害と聴覚障害によってせん妄（もう）を起こしやすくなるため注意する。

8．中途失明患者の看護

●失明に至る病気の診断がなされれば患者は動揺する。徐々に見えなくなっていく不安や恐怖を抱えた日常生活は非常につらいものである。

●視力予後が不良であることがわかっている場合には，視力があるうちに今後の人生について考え，見えなくなる準備を進めていけるように働きかける必要がある。しかし，患者の気持ちは簡単に整理がつくわけではない。なかなか現実を受容できないことも多いが，むやみに励ますのではなく本人にとってその時々で何が問題であるかを聞き出し，本人の意思を尊重しながら助言を行えるとよい。

●見えなくなることに，患者だけでなくその家族も強い不安を抱えている。家族の気持ちにも寄り添うことを心がけ，患者へのかかわり方など具体的な助言を行う。

●身体障害者手帳の申請や点字訓練といった社会的資源の活用は必須である。選択肢が多いほど患者の可能性が広がることを念頭に，看護師は日頃より情報収集を行い，常に十分な情報提供ができるようにしておく。病院は安心して相談できる場であることを理解してもらえるよう，患者や家族との信頼関係の構築に努める。

9．ロービジョンケア

　ロービジョンケアは，「視覚に障害があるため生活に何らかの支障を来している人に対する医療的，教育的，職業的，社会的，福祉的，心理的等すべての支援の総称」（日本ロービジョン学会）である。障害の受け止め，視覚補助具や照明などの活用，視覚以外の感覚の活用，情報入手手段の確保に関する支援などを行う。視能訓練士とも連携を図ることも大切である。視覚障害者同士の交流支援や，福祉制度の利用などについては，必要に応じて医療ソーシャルワーカーを紹介する。

10．保存療法を受ける患者の看護

　副作用が出やすい薬剤や，冷所保存が必要な点眼薬などもあるため，患者は各薬剤の作用・副作用，取り扱いを十分に理解する必要がある。患者の自己管理能力の状況を把握し，必要があれば家族へ支援するよう働きかける。

学習の手引き

1. 眼疾患患者の急性期では，どのような点に注意して看護したらよいかまとめてみよう。
2. 眼疾患の主な症状をあげ，それぞれについて看護の特徴をあげてみよう。
3. 眼科で用いられる各種器材の取り扱い上の注意点を整理してみよう。
4. 診療，検査，洗眼，点眼時の看護について理解しておこう。
5. 白内障患者の術前・術後の看護の要点について説明してみよう。
6. ロービジョンケアについて話し合ってみよう。

第4章のふりかえりチェック

次の文章の空欄を埋めてみよう。

1　点眼時の看護

　複数の点眼を行う場合は，　①　の間隔を空ける。点眼薬は種類に応じて，　②　，　③　，　④　の順に点眼するとよい。

2　流行性角結膜炎患者の看護

　眼脂や充血が著しくひどい場合は，流行性角結膜炎を考慮し，　⑤　を行う。主に手を介した　⑥　により広がり，2週間は感染性があるため，感染拡大に留意する。

3　緑内障患者の看護

　視野障害の進行とともに，身の回りのことや移動などの日常生活に不自由をきたすようになった場合は，　⑦　の提供が必要である。

成人看護Ⅲ

耳鼻咽喉疾患患者の看護

第 1 章　耳鼻咽喉疾患の基本的知識

▶学習の目標
- 耳，鼻，咽頭，喉頭の構造と機能を理解する。
- 耳鼻咽喉疾患の主な症状と病態生理を理解する。
- 耳，鼻，咽頭，喉頭の診察法，検査法を学ぶ。

I　構造と機能

1．耳の構造と機能

　耳の構造は，外耳，中耳，内耳に大別される（図1-1）。耳の機能は，音を感受すること（聴覚）と，身体の動きや位置を感受すること（平衡覚）である。聴覚には外耳・中耳と内耳の**蝸牛**が関係し，平衡覚には内耳の**三半規管**と**耳石器**が関係する。

●**外耳**　外耳は**耳介**と**外耳道**からなる。耳介は軟骨でかたどられている。

　外耳道は3.5cmほどの筒で，表面は皮膚で覆われている。耳介寄りの1/3は毛や腺をもつ普通の皮膚（外耳道軟骨部）であるが，奥の2/3は毛や腺を欠く（外耳道骨部）。外耳道は中耳や内耳を保護する機能をもち，特定の周波数で共鳴して音を増幅し，音の聞こえてくる方向がわかる方向感聴覚にも役立っている。

●**中耳**　中耳は鼻咽腔と耳管で連絡した一連の含気腔であり，鼓膜，耳管，鼓室，乳突洞，乳突蜂巣からなる（図1-2）。耳管は鼓膜内外の気圧を均衡させ，鼓室内の分泌液を咽頭に排泄する機能をもつ。

　中耳は音を増幅する機能をもつ。鼓膜の振動は**ツチ骨，キヌタ骨，アブミ骨の耳小骨**を伝わり，内耳の外リンパの振動に変わる。この際，大きな鼓膜で音を受けて小さなアブミ骨底板（前庭窓）で内耳に伝えることによる面積比と，耳小骨の「てこ」の作用によって音圧は20倍に増幅される（図1-3）。中耳と内耳の境には**内耳窓**が2つあり，アブミ骨底板を**前庭窓**，もう1つを**蝸牛窓**とよぶ。

●**内耳**　内耳は迷路ともよばれる。一番外側は骨迷路で，その内側に外リンパがあり，その中に骨迷路と同じ形の膜迷路があり，膜の内部に内リンパと聴覚・平衡覚の感覚器が存在している。内耳は，**蝸牛，三半規管，耳石器**に分類される（図1-4）。蝸牛はカタツムリの形で2回転半巻いている。前庭窓から入った音の振動は，外リン

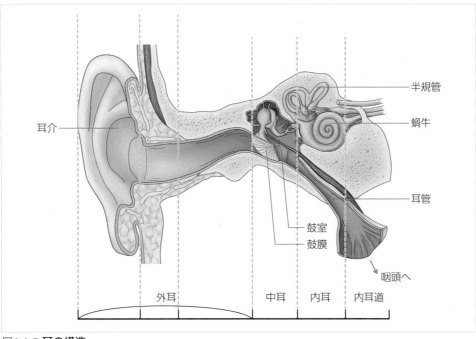

図1-1 ● **耳の構造**

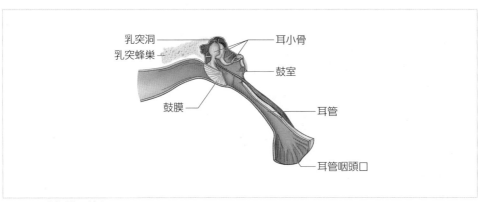

図1-2 ● **含気腔の流れ**

パを伝わり膜迷路の基底板を振動させ，**コルチ器**の有毛細胞で電気信号に変換され
て蝸牛神経から聴覚中枢に伝えられる。

　平衡覚は三半規管と耳石器が感知する。**三半規管**は外側半規管，前半規管，後半
規管の3つからなり，互いに垂直に交叉している。どの管も一方の端が膨れており
（膨大部），有毛細胞がある。内リンパの対流によりクプラが変位し，それを有毛細
胞が電気信号に変換することで**回転加速度**を感知する。**耳石器**には**卵形嚢**と**球形嚢**
があり，有毛細胞の上には炭酸カルシウムの耳石がある。運動に伴う耳石のずれに
よって**重力・遠心力・直線加速度**を感知することができる。三半規管，耳石器の信
号は前庭神経で前庭中枢に伝えられる。

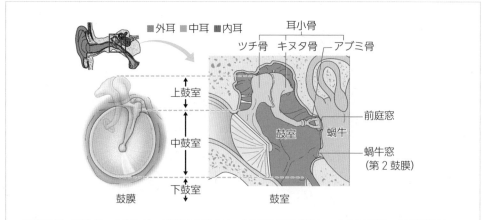

音は鼓膜→耳小骨へと伝わる。鼓膜の振動によって耳小骨は鼓動し，さらに内耳へ音を伝える。
耳小骨を通して内耳に伝わった振動は蝸牛にて音の信号として中枢神経に送られ，最終的に第2
鼓膜で吸収される

図1-3 ● **中耳での増音のしくみ**

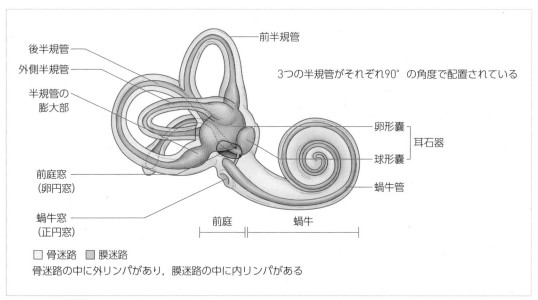

3つの半規管がそれぞれ90°の角度で配置されている

□ 骨迷路 ■ 膜迷路
骨迷路の中に外リンパがあり，膜迷路の中に内リンパがある

図1-4 ● **内耳構造**

2．鼻の構造と機能

　鼻の構造は**外鼻**，**固有鼻腔**（びくう），**副鼻腔**（きゅうかく）に大別される。嗅覚と，吸気を加温・加湿して塵埃（じんあい）を取り除く機能，発声時の共鳴・構音機能をもつ。

● **外鼻**　鼻はピラミッド形の外形をしており，鼻根（びこん），鼻背（びはい），鼻翼（びよく），鼻尖（びせん），外鼻孔（がいびこう），鼻橋（びきょう）という呼称がある（図1-5）。鼻根は鼻骨や前頭骨鼻部などの骨で，鼻背，鼻尖は軟骨でできている。入り口が外鼻孔で，この皮膚の部分を**鼻前庭**という。

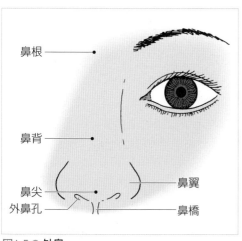

図1-5 ● 外鼻

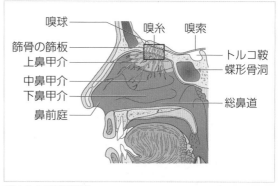

図1-6 ● 固有鼻腔

●**固有鼻腔**　固有鼻腔は**鼻中隔**（びちゅうかく）で左右に分けられている。鼻腔側壁に上・中・下鼻甲介（かい）という隆起がある。鼻腔は嗅部（きゅうぶ）と呼吸部に分けられる。鼻腔の中央最上端には嗅細胞が分布し，空気中の嗅物質が嗅細胞で感知され嗅糸を経て**嗅球**に伝えられる。ヒトでは396種類の嗅覚受容体が知られている。この部分を嗅部とよび，それ以外の固有鼻腔の大半は呼吸部という。鼻腔は粘膜に覆われ粘液が分泌されており，粘膜下には豊富な血管が存在し，吸気に対し加温・加湿する（図1-6）。

●**副鼻腔**　副鼻腔は固有鼻腔とつながっている空洞で，呼吸粘膜に覆われている。**上顎洞**（がくどう），**篩骨洞**（しこつどう），**前頭洞**（ぜんとうどう），**蝶形骨洞**（ちょうけいこつどう）に分けられる（図1-6，7）。副鼻腔の機能ははっきりとはわからない。

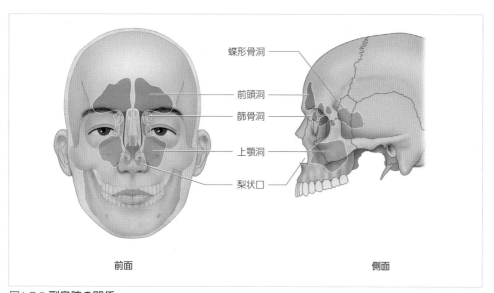

図1-7 ● 副鼻腔の関係

3．口腔・咽頭の構造と機能

●**口腔**　食物の咀嚼・嚥下と味覚の知覚，言語の発音を行う。口腔は前方は口唇，後方は口峡で咽頭と接する。上部には軟口蓋，硬口蓋，上歯列があり，下方には舌と下歯列，側壁には頬がある。口腔には多数の唾液腺がある。

●**咽頭**　鼻腔，口腔に続き，下方は喉頭，食道に至る。気道と消化管の一部で，上・中・下咽頭に分けられる（図1-8）。鼻腔に続く呼吸路として吸気の加湿，加温，除塵の機能をもつ。

●**嚥下の3相**　食塊を食道に送り込む嚥下には口腔期，咽頭期，食道期の3期が連続する（図1-9）。**口腔期**は舌と口蓋で食塊を意識的に咽頭に送り込む。**咽頭期と食道期**では不随意運動が行われ，咽頭相では上咽頭が閉鎖し，咽頭筋が収縮する。食道相では食道腔内の陰圧で食塊が食道へ引き込まれる。

　　咽頭は音声の共鳴装置でもある。咽頭にはリンパ組織が豊富で，リンパ球や抗体の産生，免疫の獲得，感染の局在化などの生体防御機能をもつ。

●**舌**　舌は分厚い筋肉でつくられ，舌骨と下顎に固定されている。舌には食塊を咽頭に送り込む働きがある。また変形運動により，語音の形成，特に母音形成を行う。舌には**乳頭**があり，その中の**味蕾**で味が感知される。**味は甘味，酸味，塩味，苦味，うま味の5つ**とされていたが，近年，**脂味**も認知されている。

●**唾液腺**　左右一対の耳下腺，顎下腺と舌下腺などがあり，口腔粘膜への物理刺激や味覚・嗅覚・視覚などへの心理的刺激により唾液を分泌する。唾液にはアミラーゼ

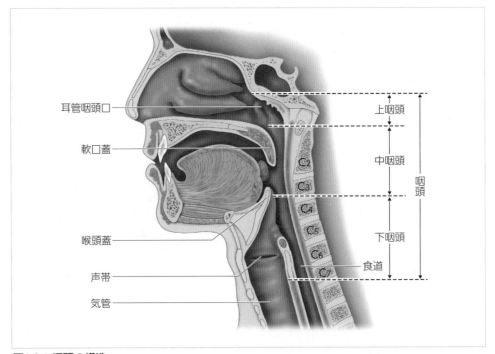

図1-8 ● 咽頭の構造

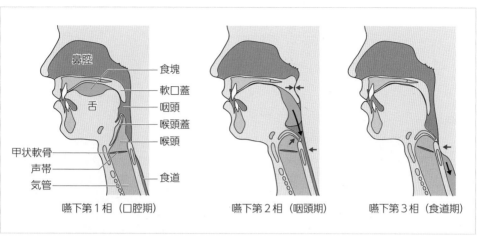

嚥下第1相（口腔期）　　　　嚥下第2相（咽頭期）　　　　嚥下第3相（食道期）

図1-9 ● 嚥下の3相：口腔期，咽頭期，食道期

などの分解酵素や抗ウイルス，抗細菌成分である分泌型IgAを含む。

●**上咽頭**　上咽頭は咽頭天蓋から軟口蓋の高さまでで，鼻腔に続く呼吸路である。側壁には耳管咽頭口があり，中耳腔とつながっている。上後方にはリンパ組織の**咽頭扁桃（アデノイド）**がある。咽頭扁桃の発育は4～5歳がピークである。

●**中咽頭**　中咽頭は軟口蓋から喉頭蓋の高さまでで前方の口腔との境を**口峡**とよぶ。口峡は中央に口蓋垂があり，両側は前後の口蓋弓というヒダになっている。このヒダの間にリンパ組織の**口蓋扁桃**がある。

　舌根部にはリンパ組織の舌扁桃がある。咽頭扁桃，口蓋扁桃，舌扁桃をつなげると一つの輪になり，これを**ワルダイエルの咽頭輪**とよぶ（図1-10）。これらのリンパ組織は幼小児では免疫に関与する。口蓋扁桃の発育は7～8歳がピークである。

　中咽頭は呼吸路であるとともに，口腔から下咽頭・食道に続く食物路でもある。

●**下咽頭**　下咽頭は喉頭蓋より下から輪状軟骨の高さまでで，下方の食道との境は通常は輪状咽頭筋で閉鎖され嚥下時のみ弛緩して開く。下咽頭の前方には喉頭がある。

4．喉頭の構造と機能

　喉頭は喉頭蓋の高さから下，気管までで，多くの軟骨でフレームが形成されている。

　上部の**喉頭蓋**は前方から後上方に伸びた蓋の形をしており（図1-8），嚥下時には喉頭が挙上し，喉頭蓋は後屈して気道に蓋をする。喉頭は甲状軟骨と披裂軟骨，輪状軟骨で形づくられ，内部には側方から2段の隆起があり，上を室ヒダ（仮声帯），下を**声帯**という（図1-11）。両者の間のくぼみを喉頭室といい，両側声帯間の空間を**声門**という。発声時には閉鎖した声門を呼気が通過して声帯が振動する。この振動音が咽頭や鼻腔で共鳴し，声となる。声帯の運動神経は迷走神経の枝である**反回神経**である。

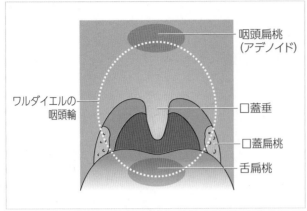

図1-10 ● ワルダイエルの咽頭輪

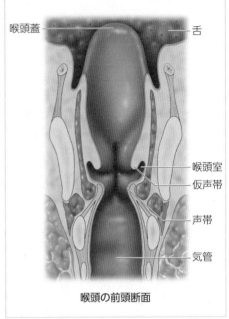

喉頭の前頭断面

図1-11 ● 喉頭の構造

Ⅱ 主な症状と病態生理

1．耳疾患の症状と病態生理

● **難聴**　音が聞こえにくい状態を難聴という。外耳・中耳障害を**伝音難聴**，内耳以降の障害を**感音難聴**，両者を併せもつ場合を**混合難聴**とよぶ。感音難聴のうち，蝸牛の障害を内耳性難聴といい，加齢，騒音，薬剤などで生じる。蝸牛神経以降の障害を後迷路性難聴といい，聴神経腫瘍，脳梗塞などで生じる。

● **耳鳴**　患者のみが感じる**自覚的耳鳴**が大半であるが，脳血管の奇形では第三者にも聞こえる**他覚的耳鳴**も起こる。耳鳴は難聴に付随することが多いが，難聴のない無難聴性耳鳴もある。

● **めまい**　めまいは平衡覚の破綻で，回転性めまい，浮動感，眼前暗黒感に分けられる。めまいは同時に悪心・嘔吐などの自律神経反射を伴う。めまいの原因が内耳の耳石器や半規管にある場合を末梢性めまい，前庭神経以降に原因がある場合を中枢性めまいとよぶ。

● **耳痛**　外耳炎では耳介を引くと痛みが増強し，これを耳介牽引痛とよぶ。中耳では中耳炎初期に耳痛が激しく，排膿されると痛みは少なくなる。扁桃，舌，咽頭の炎症や腫瘍でも耳痛を訴えるが，これを**放散痛**という。

● **耳漏**　外耳道から液体が流出することを耳漏という。外耳道・中耳の炎症で起こる。

●**耳閉（塞）感**　外耳の耳垢, 耳管狭窄, 耳管開放症, 滲出性中耳炎, メニエール病, 聴神経腫瘍など, 外耳から後迷路のどの疾患でも起こり得る。

2. 鼻疾患の症状と病態生理

●**鼻閉・鼻閉塞**　鼻呼吸が円滑にできないことをいう。アレルギー性鼻炎や副鼻腔炎で甲介粘膜が腫脹して起こることが多いが, 小児ではアデノイド増殖などで鼻腔が後部から閉塞されて起こる（鼻閉塞）こともある。

●**鼻漏**　鼻腔・副鼻腔の炎症の分泌物。アレルギーでは水様性, 炎症では粘性, 粘膿性, 膿性と性状が変わる。

●**くしゃみ**　反射的に急速に行われる呼気。アレルギー性鼻炎に特徴的な症状である。

●**嗅覚障害**　鼻粘膜が腫れて, 嗅素が嗅部に到達しない場合を呼吸性嗅覚障害, 嗅細胞の障害を末梢性嗅覚障害, 嗅球よりも高位の障害を中枢性嗅覚障害とよぶ。

●**鼻出血**　出血傾向や腫瘍など原因が明確なものを症候性出血, 原因不明のものを特発性出血という。鼻出血の大半は特発性出血で, 鼻前方の**キーゼルバッハ部位**が多い。

●**共鳴障害**　声の響きに異常のある状態。発声するときに鼻腔に空気が漏れると**開鼻声**となる。口蓋裂や咽頭筋麻痺で起こる。逆に, 鼻炎などで鼻にかかった声を**閉鼻声**とよぶ。

●**視器症状**　眼窩は薄い骨壁を介し鼻腔と接しており, 鼻腔・副鼻腔の炎症・腫瘍が波及しやすい。流涙, 眼瞼腫脹, 眼球突出, 複視などの症状が起こる。

●**神経症状**　鼻・副鼻腔の炎症・腫瘍では顔面痛などの三叉神経痛が, 眼窩への炎症・腫瘍の進展では視力障害や複視などの視神経・動眼神経・外転神経症状が起こる。

3. 口腔・咽頭疾患の症状と病態生理

●**疼痛**　炎症・腫瘍で疼痛があり, 嚥下時に増強する。

●**嚥下障害**　腫瘤・腫脹による嚥下時痛や, 球麻痺などの神経障害で, 嚥下障害が起こる。神経障害では誤嚥も伴う。

●**呼吸困難**　炎症・腫瘍で内腔が狭くなると呼吸困難を自覚する。

●**味覚障害**　味覚が減退する味覚低下と, 異常な味がする異味症に分けられる。味蕾の減少・萎縮, 唾液分泌低下で起こり, 唾液中に非生理物質が分泌されると異味症となる。原因は**亜鉛の不足**, 貧血, 薬剤, 唾液分泌低下, 歯周病などがある。

●**いびき**　睡眠中に弛緩した軟口蓋が振動して音を発すること。アデノイド増殖, 鼻閉, 肥満による口峡狭窄, 軟口蓋麻痺などで起こる。

4. 喉頭疾患の症状と病態生理

●**音声・言語障害**　声は高さ, 強さ（大きさ）, 音質（音色）の３要素をもつ。音質の変化を**嗄声**とよぶ。まったく有響成分のない場合は**失声**とよぶ。声門より上部の咽頭, 鼻腔などを声道とよび, この部位での音声の変化を**構音障害**という。嗄声は

1 耳鼻咽喉疾患の基本的知識

2 主な疾患とその治療

3 耳鼻咽喉疾患看護の基本

4 耳鼻咽喉疾患患者の看護

喉頭がんや声帯ポリープなどの声帯の疾患や反回神経麻痺などで，構音障害は口蓋
裂や球麻痺などで起こる。

●**呼吸困難**　小児の喉頭蓋炎，声帯炎，喉頭がん，両側反回神経麻痺などが代表的疾
患である。

●**嚥下障害**　本章-Ⅱ-3「●嚥下障害」参照。

●**咳**　咳は喉頭，気道にある受容体が刺激を受け，爆発的な速さで息が吐かれ，気道
内の異物や病的分泌物が外界に吐き出されることをいう。粘膜の炎症や異物によっ
て引き起こされる。

●**知覚異常（喉頭異常感症）**　喉に腫瘍があるかのような感覚があり，検査所見は正
常な状態を指す。**ヒステリー球**ともよばれる。特定の病因はない。この感覚は胃食
道逆流症，不安や頻回の嚥下，咽頭の乾燥でも起こり得る。悲嘆など特定の気分状
態の症状でもある。

Ⅲ　主な検査

1．一般検査と器材・器具

　耳鼻咽喉科診察は，問診に続いて，視診を中心とした診察になる。

●**光源**　額帯鏡（図1-12）を使用し，光源を反射させて観察する。LEDヘッドライ
トも使用する。

●**耳鏡検査**　外耳道や鼓膜は耳鏡（図1-13中）を挿入して観察する。拡大耳鏡や電池
式耳鏡も使用される（図1-14）。詳細な観察は顕微鏡を用いる。

●**耳管機能検査**　耳管通気検査法には小児に行われる**ポリツェル法**と**カテーテル通気
法**（図1-15）がある。

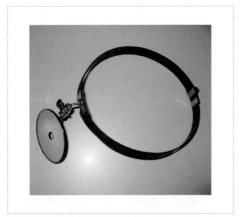

図1-12 ● 額帯鏡

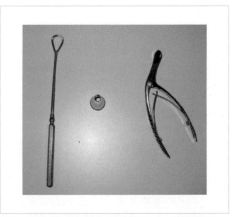

図1-13 ● 舌圧子（左）と耳鏡（中），鼻鏡（右）

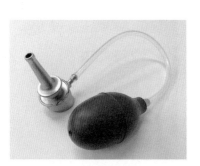
ブリューニング氏耳鏡
写真提供／永島医科器械株式会社

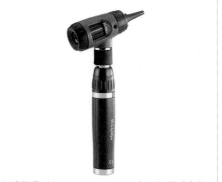
写真提供／ウェルチ・アレン・ジャパン株式会社

図1-14 ● 拡大耳鏡（左），電池式拡大耳鏡（右）

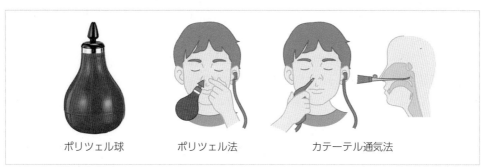
ポリツェル球　　　　ポリツェル法　　　　カテーテル通気法

図1-15 ● 耳管通気検査

- **ポリツェル法**：鼻孔にゴム球を当て，もう一方の鼻孔は閉じ，耳には聴診管を挿入する。発声時にゴム球から空気を送り込み，耳管の開放音を聴取する。
- **カテーテル通気法**：金属カテーテルを鼻腔から耳管孔に挿入し，空気を送り込み聴診管でその音を聴取する。

● **鼻鏡検査**　鼻の観察は前方（前鼻鏡検査）と後方（後鼻鏡検査）から行う。副鼻腔は直接観察できず，鼻腔の変化から病変を推定し，内視鏡や画像診断で確認する。

● **間接喉頭鏡検査**　喉頭・下咽頭は間接喉頭鏡で観察する。患者の頸部を伸展させ，舌を前方に引っ張り，発声させると喉頭が広がり観察しやすい。

2．聴覚検査

聴力検査は難聴の程度（量的）と性質（質的）を検査し，障害部位を推定する。

1 純音聴力検査

● **音叉（図1-16）による検査**　ルーツェ音叉^{おんさ}を用いる。

- **ウェーバー法**：前頭部あるいは頭頂部に音叉を当てる。伝音難聴^{なんちょう}では患側に，感音難聴では健側に偏って聞こえる。
- **リンネ法**：音叉を振動させ乳突部に当て，聞こえなくなったときに外耳道入口部に当てると，正常聴力と感音難聴では音叉音が聞こえる。これをリンネ陽性とよぶ。伝音難聴では聞こえないのでリンネ陰性とよぶ。

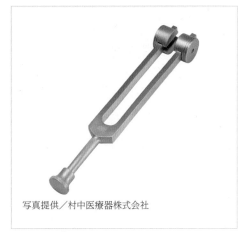

写真提供／村中医療器株式会社

図1-16 ● 音叉

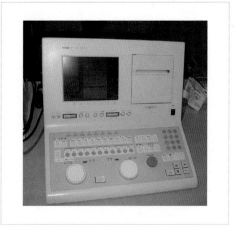

図1-17 ● オージオメータ

●**オージオメータによる検査**　難聴の程度と質を診察するために行う（図1-17）。検査は防音室で行い，ヘッドフォンを付けて外耳道から音を入れる気導聴力検査と，骨導端子を乳突部に当て，振動を直接内耳に伝える骨導聴力検査がある。検査結果から，次の3種類が鑑別される。

- **伝音難聴**：気導閾値は上昇するが，骨導閾値は正常である。病変は外耳ないし中耳。
- **感音難聴**：気導閾値も骨導閾値も同程度上昇する。病変は内耳以降。
- **混合難聴**：気導，骨導とも閾値上昇をみるが，気導閾値上昇のほうが高度。

2 語音聴力検査

　聞き取りの明瞭度を測定する。補聴器の調整や中耳手術前には必須の検査である。一定の音圧で録音された語表（テープやCD）を，音圧を変えて再生・聴取させ，その正解率を求める。

3 インピーダンスオージオメトリー

　インピーダンスとは抵抗のこと。音のエネルギーが外耳，鼓膜，耳小骨へと伝達されるときの抵抗を測定する検査。鼓膜，中耳，顔面神経，内耳の異常を検出する。ティンパノメトリー検査と耳小骨筋反射検査がある。

●**ティンパノメトリー検査**　鼓膜の動きの程度をみる検査。外耳道に検査機器を密着させ，圧を変化させながら検査音の反響から中耳の圧を測定する。滲出性中耳炎の診断に必須である。

3．平衡機能検査

　内耳機能を調べ，病変と病態を調べる。検査の多くは刺激を与えてバランスの崩れを観察するものであり，悪心や転倒の可能性があるため，検査前に十分説明する必要がある。眼球運動，眼振，体平衡を観察する。

●**眼球運動**　患者の前方30cmに指を置き，水平・垂直に移動し注視させる。両眼の

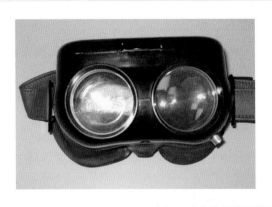

図1-18 ● フレンツェル眼鏡

動きが異なる場合や麻痺がある場合は，脳幹障害など中枢障害が疑われる。

● **眼振検査**　内耳障害では，内耳刺激を与えて眼振を誘発しても（頭位眼振検査，頭位変換眼振検査），刺激を与えなくても（自発眼振）眼球が動き，眼振とよぶ。眼振は明所や注視下では抑制されるので，度の強いレンズを入れたフレンツェル眼鏡（図1-18）や，暗所でも観察できる赤外線CCDカメラを使用する。さらには観察結果をビデオ録画や電気眼振計（ENG）で紙や記憶素子に記録して分析することができる。

　• **頭位眼振検査**：患者の頭位を静かに仰臥位，懸垂頭位かつ左右方向に変える。
　• **頭位変換眼振検査**：懸垂頭位から臥位に急激に変化させる。

● **温度眼振検査（カロリック検査）**　外耳道を冷却（30℃，0℃）ないし加温（44℃）すると，水平半規管に内リンパの対流が起こり，眼振が誘発される。この眼振の最大速度を比較することで，左右の水平半規管の機能差がわかる。

● **偏倚検査**　足踏み検査や遮眼書字検査など。閉眼で前庭脊髄反射の乱れによる左右どちらかに偏る現象を観察する。

● **立ち直り検査**　脊髄後索障害の検査。足を揃えて直立し，閉眼で1分間観察する。開眼で直立でき閉眼で倒れる場合を**ロンベルグ徴候**陽性とよぶ。前脚の踵と後脚の爪先を揃える**マン姿勢**と片足立ち検査もある。両足立ちよりも不安定となる。

4. 嗅覚検査

● **基準嗅覚検査（T&Tオルファクトメトリー）**　5種類の基準嗅素を10倍ずつ希釈し，濾紙に付けて2～3回吸わせて判定する。何らかのにおいがした希釈倍数を閾値とする。吸気時の検査である。

● **静脈性嗅覚検査法**　プロスルチアミンを静脈注射し，においを感じるまでを潜伏時間，感じている時間を持続時間とする。肺から呼気に移行したプロスルチアミン臭を呼気時に感じる検査である。

5．画像検査

　視診のみでは十分な情報が得られない場合，画像検査が行われる。単純X線，CT，特に高分解能CT，磁気共鳴画像（MRI）が行われ，唾液腺の検査ではシンチグラフィが行われる。

6．喉頭の検査

●**間接喉頭鏡**　経口観察法で，喉頭鏡を咽頭内に挿入し，そこに映る反射像で喉頭を間接的に観察する。

●**側視型喉頭鏡**　側視型の硬性内視鏡を喉頭内に挿入し，直接喉頭を観察する。

●**喉頭ファイバースコープ**　経鼻で挿入する。**狭帯域光法**を備えたものは，がん病変の早期発見が可能である。

●**喉頭ストロボスコープ**　声帯の振動を観察する。気管前壁にマイクを置き，音声の基本周波数を採取し，これと同じか前後する周波数の閃光を当てて観察する。内視鏡では観察できない声帯粘膜の波動の観察に用いられる。

7．そのほかの検査

●**味覚検査**　電気味覚検査は舌に電極を当てて電流を流し，金属味を感じる閾値を測定する。濾紙ディスク法は5段階の濃度がある甘味，塩味，酸味，苦味の溶液を濾紙に染み込ませて舌の上に置き，どの濃度で正しく感じられるかを検査する。

●**睡眠時無呼吸症候群（SAS）検査**　**パルスオキシメータ検査**は，自宅で睡眠中の酸素飽和度と脈拍を測定して，無呼吸や低呼吸を推測する。**終夜睡眠ポリグラフ検査**は入院して，脳波や眼球運動，筋電図などから眠りの種類や深さを，口と鼻の気流，胸・おなかの動き，いびきの音などから呼吸の状態を調べる。

学習の手引き

1. 耳鼻咽喉の構造と機能を復習しておこう。
2. 耳鼻咽喉疾患それぞれの症状と病態について説明してみよう。
3. 耳鼻咽喉それぞれに対する検査の種類を知り，その目的，検査法を理解しておこう。

第1章のふりかえりチェック

次の文章の空欄を埋めてみよう。

1 耳の構造と機能

平衡覚は三半規管と耳石器が感知する。三半規管は [1]，[2]，[3] の3つからなり，互いに垂直に交叉している。耳石器には [4] と [5] があり，有毛細胞の上には炭酸カルシウムの耳石がある。

2 鼻の機能と構造

固有鼻腔は [6] で左右に分けられている。鼻腔側壁に上・中・下鼻甲介という隆起がある。鼻腔は [7] と [8] に分けられる。鼻腔の中央最上端には嗅細胞が分布し，空気中の嗅物質が嗅細胞から [9] を経て [10] に伝えられる。

3 難聴

音が聞こえにくい状態を難聴という。外耳・中耳障害を [11]，内耳以降の障害を [12]，両者を併せもつ場合を [13] とよぶ。

4 鼻出血

鼻出血の大半は原因不明の特発性出血で，鼻前方の [14] から出血することが多い。

5 耳鏡検査

[15] や [16] は耳鏡を挿入して観察する。拡大耳鏡や電池式耳鏡も使用される。詳細な観察は顕微鏡を用いる。

6 インピーダンスオージオメトリー

インピーダンスとは [17] のこと。音のエネルギーが外耳，鼓膜，耳小骨へと伝達されるときの [17] を測定する検査。鼓膜，中耳，顔面神経，内耳の異常を検出する。[18] 検査と [19] 検査がある。

第 **2** 章 主な疾患とその治療

▶**学習の目標**　　●主な耳鼻咽喉疾患の病因・症状・治療の概要を理解する。

Ⅰ 主な治療の種類と適応

1．耳の治療

　　耳疾患は，難聴（なんちょう）・めまいなど機能障害を伴うことが多い。検査法を理解し，原因や程度を把握する。難聴は鼓室形成術，補聴器，人工内耳で改善できる。早急な対処が重要である。

●**点耳・耳浴**　外耳道から直接に抗菌薬や副腎皮質ステロイド薬を含む薬剤を注入（点耳）し，10分ほど放置する（耳浴）。直接作用し，他部位への影響も少ない。外耳炎，中耳炎で行う。鼓膜穿孔（こまくせんこう）のある場合にアミノ配糖体を含む点耳を行うと，感音難聴（かんおん）を引き起こす。

●**耳洗浄**　鼓膜・外耳道には自浄作用があり，何もしなくても耳垢（じこう）は自然排出される。飴耳（あめみみ）などの場合は水，オリーブ油などを差すと取りやすくなる。

●**穿刺・切開**　中耳に膿や貯留液が存在し，疼痛（とうつう）や難聴が強い場合は鼓膜穿刺（せんし），切開，チューブ留置を行う。本章-Ⅱ-A-2-**3**「急性中耳炎」参照。

●**手術**　手術には炎症・腫瘍の除去と，機能（聴覚，めまい）改善の意味がある。前者の大半は真珠腫性中耳炎（しんじゅしゅせいちゅうじえん）で，病変の除去後に機能再建を図る鼓室形成術がある。先天性難聴の幼児は人工内耳手術が有効である。メニエール病の重症例では，内リンパ囊（のう）開放術でめまいの軽減が期待できる。

2．鼻の治療

　　鼻疾患の多くはアレルギーや感染症である。症状の程度に合わせ，抗アレルギー薬や抗菌薬を使用し，洗浄，ネブライザーなどで局所処置を行う。重症例では内視鏡やレーザーなどの手術を考える。

●**鼻洗浄**　鼻腔（びくう）に生理食塩水を注入し，咽頭（いんとう）に排出する手技。慢性副鼻腔炎，慢性副鼻腔炎術後，アレルギー性鼻炎に有効である。

●**プレッツ置換法**　鼻洗浄の一つ。患者を仰臥位にし，頭を下げた状態で生理食塩水を患側鼻腔に注入する。健側の鼻翼を指で押さえ，発声させながら患側鼻腔に陰圧，陽圧をかけ，圧力差により副鼻腔内分泌物が吸引され，排泄する方法である。

●**ネブライザー法**　薬液を霧化して鼻腔，咽頭，気管支や肺に送る治療である。薬液は抗菌薬，抗アレルギー薬，粘膜収縮薬などを使用する。上気道炎，副鼻腔炎，気管支炎や肺炎の治療に用いられる。

●**頸動脈結紮術**　外頸動脈結紮術は，止血困難な鼻出血や顔面からの出血，顔面，頸部の末期腫瘍からの出血の制御のために行われる。

●**手術**　主な対象は鼻中隔彎曲症，アレルギー性鼻炎，慢性副鼻腔炎と鼻副鼻腔腫瘍である。

・**鼻中隔彎曲矯正術**：粘膜を残したまま，彎曲している軟骨や骨を切除する。
・**アレルギー性鼻炎**：後鼻神経切断術，レーザーによる鼻甲介焼灼術がある。
・**慢性副鼻腔炎**：粘膜を保存しつつ，副鼻腔と鼻腔を結ぶ自然孔を拡大する内視鏡下副鼻腔手術がある。
・**腫瘍摘出術**：腫瘍の進展範囲に応じて内視鏡下，外切開で摘出手術を行う。

3．口腔・咽喉頭の治療

扁桃炎，咽喉頭炎などの感染症と睡眠時無呼吸症候群，声帯ポリープなどの機能障害がある。視診，ファイバースコープなどで確認し，局所処置や抗菌薬投与を行う。嗄声改善には手術が必要なことが多い。

●**喉頭注入法**　声帯萎縮に嗄声や誤嚥の改善を目的に，声帯内に自家脂肪やコラーゲンを注入する。反回神経麻痺，声帯溝症，加齢による声帯萎縮が対象となる。

●**手術**　扁桃周囲膿瘍，反復性扁桃炎，病巣感染では扁桃摘出術が，声帯ポリープ，声帯結節では喉頭微細手術が，反回神経麻痺や声帯溝症などでは喉頭注入術が行われる。気道確保には，気管切開術，急を要するなら輪状甲状膜切開を行う。咽喉頭がんは手術と放射線・抗がん剤の集学的治療を行う。

Ⅱ　主な疾患の治療

A　耳疾患

1．外耳疾患

1 外耳奇形

●**病因**　先天奇形は耳介奇形（無耳症，**小耳症**など）と**外耳道閉鎖症**で，合併するこ

とがほとんどである。外耳道閉鎖症があると中等度の伝音難聴が生じる。

●治療　耳介奇形は形成手術を行う。外耳道閉鎖症は外耳道形成術や鼓室形成術，あるいは骨導補聴器の使用を考える。

2 先天性耳瘻孔

●病因　先天性の癒合不全による盲管の残存による。

●症状　無症状が多い。耳前部や耳介に小瘻孔があり，時々分泌物が出る。化膿すると耳前部の発赤，腫脹，疼痛がある。

●治療　炎症の急性期には抗菌薬や消炎薬を用い，消炎したら手術的に瘻孔を摘出する。

3 外耳炎

●病因　皮膚の急性炎症。限局した耳癤とびまん性外耳道炎がある。

●症状　耳痛，特に耳の牽引や開口で痛みが強い。

●治療　自壊を促進するために，ゴットシュタイン圧迫タンポンを入れる。抗菌薬と消炎薬を使用する。

4 外耳湿疹

●病因　アレルギーや中耳炎の分泌物刺激で起こる。

●症状　かゆみ，軽い疼痛，漿液性耳漏がみられる。

●治療　湿疹には副腎皮質ステロイド薬を点耳する。

5 外耳道真菌症

●原因　耳かきのしすぎなどで外耳道に傷がつき，カンジダやアスペルギルスなどが繁殖する。

●症状　悪臭のある耳漏，耳痛，耳閉感など。

●治療　抗真菌薬を塗布する。

6 耳垢栓塞

●病因　耳垢腺，皮脂腺の分泌物に表皮片や塵埃が混ざり，固まって起こる。

●症状　外耳道が閉塞されることで難聴や耳閉塞感が生じる。

●治療　耳垢鉗子や異物鉤で取るか，耳垢水で軟らかくして洗浄ないし吸引で除去する。

7 外耳道異物

●原因　小児に多く，外耳道にビーズ，豆，消しゴムなどを入れることで起こる。

●症状　炎症反応が起こり，疼痛，悪臭のある耳漏が出るまで気づかないことがある。

●治療　容易に摘める異物はワニ口鉗子で除去する。丸く滑らかなものや奥に入ったものは手術用顕微鏡下で異物鉤を用いて除去する。

2．中耳疾患

中耳疾患では，様々な程度の難聴（伝音難聴）を伴う。

1 中耳奇形

●病因　遺伝性，原因不明と母性とがある。母性とは，妊娠3か月までの風疹感染や，

サリドマイドなどの薬剤摂取である。外耳奇形や四肢・内臓の奇形を伴うことがある。

●**症状**　50〜60dBほどの伝音難聴。

●**治療**　鼓室形成術，外耳道形成術を考える。

2　耳管狭窄症

●**病因**　耳管の炎症（耳管炎），周辺組織による圧迫（アデノイド増殖，上咽頭腫瘍），神経や筋性による耳管開放機能の障害で起こる。

●**症状**　耳閉塞感，軽い難聴，自分の声が響いて聞こえる自声強聴などがみられる。

●**治療**　通気法を行う。鼓室に貯留液がある場合は穿刺排液する。

3　急性中耳炎

●**病因**　かぜをひいた後で，耳管経由で感染することが多い。急性中耳炎を起こすのは幼小児に多い。

●**症状**　かぜが前駆症状で，しばしば夜間に耳痛，発熱，難聴が出現する。鼓膜に穿孔が生じると耳漏を認める。

●**診断**　耳鏡検査で鼓膜の発赤，膨隆，耳漏を認める。

●**治療**　安静を保たせる。急性中耳炎の起因菌はほとんどが肺炎球菌かインフルエンザ菌である。抗菌薬，解熱鎮痛薬を投与する。分泌液の排泄が不十分な例では**鼓膜切開**を行う。鼻や咽頭の処置を同時に行う。

4　滲出性中耳炎

　鼓膜に穿孔がなく，中耳腔に貯留液をもたらし難聴の原因となるが，急性炎症症状すなわち耳痛や発熱のない中耳炎。小児の難聴の大半を占める。

●**病因**　先行する急性中耳炎，アレルギーの関与，ウイルス感染などが考えられる。成人では耳管機能障害による中耳の陰圧化も関係する。

●**症状**　耳閉塞感，難聴などであるが，患者が幼小児であることが多く，自覚症状がなく，学校で応答が悪いと指摘されるだけのこともある。

●**診断**　耳鏡検査や手術用顕微鏡で鼓膜の陥凹，中耳貯留液の存在を確認し，ティンパノグラムで貯留液の存在を確認する。

●**治療**　通気法を行う。液体貯留のある場合は鼓膜切開を行い，排液する。難治例では鼓膜切開し，**換気チューブを留置**する（図2-1）。

5　慢性中耳炎

●**病因**　慢性中耳炎には比較的安全な慢性化膿性中耳炎と，危険で手術を要する**真珠腫性中耳炎**がある。慢性化膿性中耳炎は病原菌の毒性，不適切な治療，患者の抵抗力低下などで粘膜の炎症が持続したものである。真珠腫性中耳炎は滲出性中耳炎などで中耳内に陰圧が生じ，鼓膜上皮（皮膚）が中耳に陥入して起こる。上皮は周辺の骨を破壊しながら増殖する。真珠腫性中耳炎の治療は手術となる。

●**症状**　鼓膜穿孔，難聴，耳漏がみられる。真珠腫性中耳炎での鼓膜穿孔は弛緩部（上鼓室）や辺縁にある。

●**治療**　保存的には抗菌薬，副腎皮質ステロイド薬，消炎薬を内服・点耳で行う。手

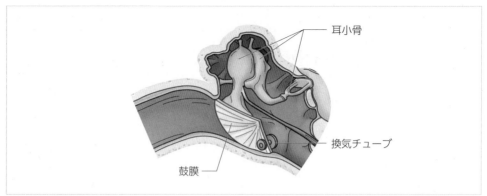

図2-1 ● 鼓膜換気チューブ挿入

術治療には聴力再建を目指す鼓室形成術がある。

6 耳硬化症

●**病因**　前庭窓付近の骨迷路に海綿様増殖が起こり，これがアブミ骨底板にも波及し，アブミ骨の可動性が悪くなる病態である。女性に多い。家族性のこともある。

●**症状**　鼓膜は正常で，難聴のみである。

●**治療**　アブミ骨の一部ないし全部を摘出し，人工材料に置換する**アブミ骨手術**を行う。補聴器も有効である。

7 中耳炎合併症

中耳の細菌感染が局所的に拡大し，急性乳突洞炎，錐体尖炎，内耳炎を引き起こす。炎症が頭蓋内に波及することはまれではあるが，髄膜炎，硬膜下膿瘍，硬膜外膿瘍，脳膿瘍，静脈洞血栓を生じる。

3．内耳疾患

内耳疾患では，難聴や耳鳴，めまいが起こる。難聴は感音性で，金属性の音や強大音が響いて聞こえる補充現象が特徴的である。

1 内耳炎

●**病因**　感染が，半規管・内耳窓を介して中耳から起こるものと，内耳道や蝸牛水管を介して脳脊髄液から起こる血行感染とがある。炎症の範囲からは，限局性とびまん性に分けられる。

●**症状**　外側半規管の限局性炎症では，耳を押すとめまいがする（瘻孔症状）。びまん性内耳炎では激しい回転性めまい，悪心・嘔吐，耳鳴，難聴が現れ，持続する。聾となることが多い。

●**治療**　中耳炎から起こるものに対しては，原因を手術や十分な抗菌薬で除去する。血行感染の場合は抗菌薬を使用する。

2 メニエール病

●**病因**　膜迷路の**内リンパ水腫**によるが，内リンパ水腫の原因は不明である。水腫の圧に耐えきれず，膜迷路に破綻が生じると発作となる。

●**症状**　誘因なく回転性めまい発作を繰り返し，持続時間は30分から数時間であり，めまい発作に伴って耳鳴・難聴・耳閉感の程度が変動する。聴力検査では初期には変動する感音難聴を認め，発作時には眼振や体平衡覚異常も認める。

●**治療**　減塩と，可能であれば有酸素運動を行う。治療は浸透圧利尿薬を内服する。ゲンタマイシン硫酸塩の鼓室内注入も有効である。難治症例では中耳加圧療法，内リンパ囊開放術や前庭神経切断術を考慮する。

3 **良性発作性頭位めまい症**

　めまいでは最も頻度が高い疾患である。起床・臥床や寝返りなど頭位を変化させると，めまいが短時間誘発される。

●**病因**　耳石器の卵形囊から細かな耳石が剝離し，三半規管膨大部のクプラに付着する（クプラ結石）かクプラの周辺に漂う（半規管結石）ことで，頭位変換時にクプラが偏位してめまいが誘発される。

●**症状**　誘発性めまいで，短時間回転性めまいが起こる。病変の部位により誘発頭位は変化する。フレンツェル眼鏡やCCDカメラで頭位・頭位変換で眼振を観察することで，病変部位や性状（クプラ結石か半規管結石か）がわかる。

●**治療**　浮遊耳石置換法という理学療法で，問題の耳石を半規管から前庭に戻す。

4 **突発性難聴**

●**病因**　原因不明。ウイルス性内耳炎や血行障害が考えられている。ストレスや過労があると起こりやすい。

●**症状**　高度難聴が突然に起こる。めまいを伴うこともある。ほとんど一側性である。幅広い年代に起こるが40～60歳代が多い。

●**治療**　副腎皮質ステロイド薬治療，星状神経節ブロック，高圧酸素療法などを行う。突発性難聴は早期に治療を開始することが大事である。おおよそ1/4は回復し，2/4は改善し，1/4は不変のことが多い。

5 **前庭神経炎**

●**病因**　半規管・耳石器と脳幹を結ぶ前庭神経の炎症で，ウイルス感染，血管障害，脱髄疾患などの説がある。めまいに先行して，7～10日前後に上気道感染に罹患していることが多い。

●**症状**　突然激しい回転性めまいに襲われる。持続は数時間から数日に及ぶこともある。難聴はなく悪心・嘔吐を伴う。

●**治療**　温度眼振検査で，反応低下ないし廃絶を認めれば前庭神経炎の診断となる。副腎皮質ステロイド薬治療が有効な場合もある。

6 **音響外傷**

●**病因**　強大音が内耳有毛細胞を機械的に傷害して難聴をきたす。1回の強大音による急性音響性外傷と，職場などでの持続的な騒音による慢性音響性外傷がある。慢性音響性外傷を騒音性難聴ないし職業性難聴とよぶ。

●**症状**　純音聴力で4000Hzから始まる難聴を起こし，この難聴をc^5dipとよぶ。急性音響外傷の難聴は特定の形がない。

●**治療**　慢性音響性難聴は耳栓やレシーバー装着による予防が大事である。急性音響性難聴では副腎皮質ステロイド薬治療が有効である。

7　老人性難聴

●**病因**　特定の原因はなく，加齢による難聴である。感音難聴で，左右差がなく高音障害形である。

●**症状**　難聴，耳鳴を自覚し，子音の聞き取りが悪く，音は聞こえるが意味がわからない（語音弁別能の低下）。

●**治療**　患者と対話するときは口元を見せ，ゆっくり話す。**補聴器**を装用する。

8　薬物による難聴

●**病因**　耳毒性薬剤のなかでもゲンタマイシン硫酸塩などのアミノ配糖体が重要である。抗がん剤や，サリチル酸，キニーネなども難聴を引き起こす。

●**症状**　難聴，耳鳴がみられる。難聴に左右差はなく，高音障害が多い。

●**治療**　難聴を起こす可能性のある薬剤を使用するときには，定期的に聴力検査を行い，症状が出現した場合には，可能であれば休薬する。

9　先天性難聴

●**病因**　乳幼児期の難聴の50％は遺伝因子であり，残りの50％は感染や化学物質などの環境因子が原因であるか，原因不明である。ウイルス感染ではムンプスと先天性風疹症候群が多く，化学物質ではアミノ配糖体が問題となる。

●**症状**　難聴がある。小児では言語発達遅滞が問題となる。

●**治療**　早い時期から難聴を**聴性脳幹反応**（ABR）や**耳音響反射**（OAE）でスクリーニングする。難聴児には早期から補聴器を付け，訓練する。高度難聴児は，言語発達のために早期の**人工内耳**装着が好ましい。

10　顔面神経麻痺（ベル麻痺，ラムゼイ・ハント症候群）

●**病因**　耳の後ろの痛みと急速な一側性顔面神経麻痺を起こす**ベル麻痺**は，多くは**単純ヘルペスウイルス1型**が原因で，コクサッキーウイルス，サイトメガロウイルス，流行性耳下腺炎なども原因となる。顔面神経膝神経節ヘルペスによる顔面神経麻痺は**ラムゼイ・ハント症候群**とよばれ，帯状疱疹ウイルスが原因である。顔面神経麻痺は中耳または乳様突起の炎症（特に小児）や，側頭骨骨折でも起こる。

●**症状**　ベル麻痺では顔の片側に，急速な筋力低下が起こる。この程度は様々であるが，高度な場合は麻痺側の顔面は表情がなくなり，表情をつくるたびに正常な側に引っ張られる。閉眼が困難で，口角からよだれが垂れる。ラムゼイ・ハント症候群は，①ベル麻痺と同じ末梢性顔面神経麻痺，②めまいや難聴，③耳介・外耳道に発疹が生じる。

●**治療**　浮腫を軽減するために副腎皮質ステロイド薬療法を行う。ラムゼイ・ハント症候群では抗ウイルス薬も投与する。難治症例では手術的に顔面神経開放術を行う。

B　鼻疾患

1．外鼻疾患

1　外傷・鼻骨骨折

- ●病因　機械的外傷による。
- ●症状　鼻出血，皮下溢血を伴う。変形は横に曲がる**斜鼻**と，陥没する**鞍鼻**がある。
- ●治療　鼻腔に剝離子や鉗子を入れ，挙上整復を行う。受傷後日数が経つと整復は困難になり，形成手術が必要になる。

2．鼻腔疾患

1　鼻前庭湿疹

- ●病因　鼻汁による刺激，皮膚のアレルギーによる。
- ●症状　かゆみがあり，鼻前庭に発赤，痂皮形成，湿潤が起こる。
- ●治療　清拭後に軟膏を塗布する。

2　鼻癤

- ●病因　鼻毛抜きや掻き傷からの細菌感染による。
- ●症状　局所の発赤・腫脹，疼痛が強い。
- ●治療　局所の清掃，軟膏塗布とともに抗菌薬，消炎薬を全身投与する。膿瘍形成したものは切開排膿する。

3　鼻中隔彎曲症

- ●病因　鼻中隔は，鼻中隔軟骨，鋤骨，篩骨，口蓋骨などから形成され，これらの発育の不均衡で彎曲が起こる。
- ●症状　直接の症状は鼻閉だが，排泄障害から鼻炎や副鼻腔炎の慢性化をきたす。
- ●治療　障害がある場合は鼻中隔矯正術を行い，曲がった軟骨や骨を切除する。

4　鼻出血

- ●病因　症候性と特発性がある。特発性のほとんどは，鼻中隔前端のキーゼルバッハ（リトル）部位である。ここは動脈の血管吻合が多く，外傷も受けやすいためである。
- ●症状　左右いずれかの鼻腔からの出血。その程度はにじむ程度から大出血まであり，大出血は両鼻腔に及ぶ。
- ●治療　局所の圧迫止血を行う。前鼻孔から血管収縮薬，粘膜麻酔薬に浸したガーゼを挿入して鼻翼から圧迫する。出血点が明らかであれば，電気凝固や腐食を行う。前方からの圧迫でも止まらない大量出血では，**ベロックタンポン**（図2-2）を用いる。動脈性の大量出血では，外頸動脈や上顎動脈の結紮を行う。

5　アレルギー性鼻炎

- ●病因　Ⅰ型即時アレルギーである。抗原には季節性のある花粉（春はスギ，ヒノキ，夏はカモガヤ，秋はブタクサ，ヨモギなど）と通年性のダニ，動物や昆虫，カビ，

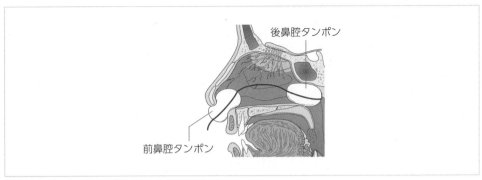

図2-2 ● ベロックタンポンによる鼻出血処置

ハウスダストがある。
- ●症状　くしゃみ発作，水様性鼻漏，鼻閉が起こり，かゆみも強い。特有の症状，鼻鏡所見と血中の抗原検索（RAST法など），鼻汁中の好酸球増加で診断される。
- ●治療　マスク，ゴーグル，掃除などで抗原を避け，抗アレルギー薬を内服し，副腎皮質ステロイド薬を点鼻する。抗原抽出希釈液（スギ，ダニ）によるアレルギー免疫療法も有効で，皮下注射法より舌下免疫療法は簡易である。レーザーやハーモニックメス（超音波メス）による粘膜焼灼も有効である。

6　血管運動性鼻炎

非アレルギー性鼻炎ともよばれる。鼻粘膜の間欠的な血管膨張により水様鼻漏およびくしゃみが生じる慢性的な病態である。治療は加湿，経鼻抗アレルギー薬や副腎皮質ステロイド薬を使用する。

7　急性鼻炎

- ●病因　いわゆる「鼻かぜ」で，ウイルス感染である。
- ●症状　鼻の瘙痒感に続き，くしゃみ，水様性鼻漏が出現し，膿性の鼻漏になり治癒する。
- ●治療　安静にして，抗アレルギー薬を投与する。

8　慢性鼻炎

炎症やウイルス感染による鼻炎が長引いたもの。そのなかには肥厚性鼻炎，単純性鼻炎，萎縮性鼻炎，血管運動性鼻炎，薬剤性鼻炎が含まれる。

9　肥厚性鼻炎

- ●病因　塵埃などの慢性刺激，アデノイド増殖，副鼻腔など隣接臓器の慢性炎症などで鼻炎が慢性化し，粘膜下結合組織の増殖を伴ったものである。
- ●症状　鼻閉がみられる。血管収縮薬に対する反応も少ない。
- ●治療　局所的に副腎皮質ステロイド薬点鼻，効果が少ない場合は下甲介切除や粘膜焼灼を行う。

10　萎縮性鼻炎

- ●病因　原因不明で，鼻粘膜や骨に萎縮性の反応が現れ，粘膜は扁平上皮化し痂皮が付着する。

●**症状**　鼻閉，悪臭，嗅覚異常，頭痛などがある。

●**治療**　鼻洗浄を行うが，やめれば元に戻ってしまう。

3．副鼻腔疾患

1 急性副鼻腔炎

●**病因**　かぜによる急性鼻炎に続発する。上顎洞・篩骨洞に起こりやすい。

●**症状**　上顎洞では頰部痛，篩骨洞では鼻根部痛がある。やがて膿性鼻漏が起こり，鼻閉，嗅覚障害も出現する。鼻鏡検査で膿汁を確認し，Ⅹ線検査で診断できる。

●**治療**　全身的に抗菌薬，鎮痛解熱薬を投与し，局所的には洞内薬液注入やプレッツ置換法などを行う。

2 慢性副鼻腔炎

●**病因**　アレルギー，細菌感染，解剖学的構造，遺伝など多彩な因子が関係し，病型も異なる。多くは両側性で，多洞性である。高齢者や易感染症例では真菌感染のこともある。合併症は細菌感染の周囲組織への拡大で，眼窩蜂巣炎，海綿静脈洞血栓，硬膜外膿瘍，脳膿瘍などである。

●**症状**　鼻閉，鼻漏，嗅覚障害が主訴である。頭痛もよく随伴する。鼻鏡検査，Ⅹ線検査（CTが有用である）で診断される。

●**治療**　排膿を促す吸入や血管収縮薬の外用を行い，抗菌薬を使用する。慢性化した症例では，マクロライドの少量長期投与を行う。アレルギー因子があるものには，抗アレルギー薬を併用する。手術的には鼻内内視鏡手術で副鼻腔の換気能を正常化する。

3 副鼻腔粘液囊胞（ムコツェーレ）

●**原因**　外傷，副鼻腔手術後，慢性炎症などにより，副鼻腔の自然排泄口の狭窄・閉鎖が生じて起こる。

●**症状**　隣接臓器が圧迫され，視力障害（視神経），眼球突出や複視（眼球），頰部腫脹などが生じる。

●**治療**　鼻内視鏡手術で囊胞壁を切除し，鼻腔に交通する。

4 鼻腔がん，副鼻腔がん

●**病因**　多くは扁平上皮がんで，黒色腫・肉腫・内反性乳頭腫などもある。リスクファクターとして化学物質や粉塵に晒されること，喫煙，ヒトパピローマウイルス感染などがある。早期発見は少なく，隣接臓器に進展して発見される。頸部リンパ節や肺，骨髄などへの転移も多い。

●**症状**　治らない鼻閉，悪臭を伴う鼻漏，鼻血，耳痛。頰部腫脹，眼球突出などを引き起こす。鼻鏡所見とCT，MRIなどの画像診断で，進展範囲がわかる。確定診断には組織検査が必要である。

●**治療**　化学療法，放射線療法，手術療法を組み合わせて施行する。放射線は通常の治療や過分割照射を行う。

C　咽頭疾患

1　咽頭炎

●**病因**　急性咽頭炎は，急性鼻炎と同じくかぜによるものである。慢性咽頭炎は慢性刺激，慢性疾患の存在で起こる。

●**症状**　急性咽頭炎では発熱，全身倦怠感と局所的には咽頭痛，異物感，嚥下時痛がある。慢性咽頭炎では咽頭の異物感がある。

●**治療**　急性期には含嗽，ネブライザーを行い，鎮痛解熱薬を投与する。慢性期にはむしろ，禁煙や鼻処置による口呼吸改善など，慢性刺激を除くことを考える。

2　急性扁桃炎

口蓋扁桃，咽頭扁桃の炎症。

●**病因**　通常は感冒ウイルス感染，30％は細菌感染でレンサ球菌（**A群β溶血性レンサ球菌**が多い），ブドウ球菌，肺炎球菌などの感染による。

●**症状**　悪寒，高熱，強い咽頭痛，嚥下時の耳への放散痛がある。頸部リンパ節腫大も認める。扁桃は腫大し，発赤が強い。陰窩に一致して膿栓を認める場合を陰窩性扁桃炎という。

●**治療**　口腔の清潔を保つために含嗽を行い，鎮痛解熱薬，トローチを投与する。A群β溶血性レンサ球菌感染を疑う場合は迅速抗原検査を行い，陽性の場合はペニシリンを投与する。

3　慢性扁桃炎

●**病因**　レンサ球菌，ブドウ球菌の感染による。陰窩，扁桃被膜，実質に病巣が存続する。急性増悪を繰り返すものを習慣性扁桃炎とよぶ。慢性扁桃炎では病巣感染症（皮膚，腎臓，関節など，他臓器の疾患）を引き起こすことがある。

●**症状**　急性増悪期以外はほとんど症状がない。肥大だけでは診断にならず，発赤，膿栓の付着，表面の性状を観察する。病巣感染を疑うときは扁桃マッサージやヒアルロニダーゼ注射などによる誘発試験で，赤沈亢進，末梢白血球の増加，体温上昇などを観察する。

●**治療**　慢性扁桃炎の根治治療は扁桃摘出術で，発熱を繰り返したり病巣感染が疑われたりする場合，また扁桃周囲膿瘍の予防を目的として行われる。

4　扁桃周囲膿瘍

●**病因**　扁桃被膜に破綻をきたし，咽頭収縮筋との間に膿瘍をつくる。急性扁桃炎に続発する。原因菌はレンサ球菌とブドウ球菌が多い。

●**症状**　急性扁桃炎の症状に加えて，**牙関緊急**という咀嚼筋の硬直による開口障害を起こす。局所では口蓋垂に至る広範な浮腫を認める。

●**治療**　穿刺で膿が証明されたら，切開排膿する。全身的に抗菌薬や鎮痛解熱薬を投与し，必要であれば輸液する。再発する場合は扁桃摘出術を勧める。

1
耳鼻咽喉疾患の
基本的知識

2
主な疾患と
その治療

3
耳鼻咽喉疾患看護の
基本

4
耳鼻咽喉疾患患者の
看護

5　咽後膿瘍

●**病因**　咽頭後壁で，咽頭粘膜と椎前筋膜の間のリンパ節化膿による。咽後膿瘍は小児に発症する。咽頭・鼻副鼻腔・アデノイドの感染によって起こる。

●**症状**　かぜの後に高熱を発症し，咽頭後壁が発赤・腫脹し，呼吸困難と嚥下障害が起こる。重症ではチアノーゼを起こす。視診とX線撮影で診断される。

●**治療**　穿刺膿汁が証明されれば切開排膿する。膿汁の気管内流入とショックを避けるために，懸垂頭位で切開を行う。全身麻酔が好ましい。

6　上咽頭がん

●**病因**　エプスタイン–バー（EB）ウイルスの感染と関係が深い。東洋人，特に中国系の人に多い。上咽頭は頭蓋底になり，腫瘍浸潤により脳神経麻痺が出やすい。

●**症状**　耳管開口部圧迫による滲出性中耳炎，複視などの脳神経麻痺症状，頸部リンパ節腫脹がみられる。診断は上咽頭の内視鏡検査と生検で行う。病期診断のためのMRIやCT検査が必要である。

●**治療**　病変の部位と範囲から，しばしば手術療法は適さない。放射線療法，化学療法を併用する。

7　中咽頭がん

扁桃，舌根，軟口蓋と咽頭後壁・側壁のがんをいう。ほとんどは扁平上皮がんである。

●**病因**　喫煙，飲酒，**ヒトパピローマウイルス**感染がリスクファクターである。

●**症状**　咽頭痛，嚥下困難，構音障害と耳への放散痛が生じる。診断は喉頭鏡検査と生検で行い，病期診断のため頸部造影CTと頸部・胸部のMRIを行う。

●**治療**　原発巣は手術，経口レーザー手術で摘出する。中咽頭がんは頸部リンパ節転移が多く，術後放射線療法ないし放射線と化学療法の併用が行われる。

8　下咽頭がん

●**病因**　喫煙，飲酒が誘因と考えられる。病理学的には扁平上皮がんがほとんどであり，早期発見が難しい。病期診断のためCT，MRIなどの画像診断を行う。

●**症状**　早期には異物感程度で，腫瘍が大きくなると飲み込みにくさが現れる。また，腫瘍に潰瘍が生じれば嚥下時痛もある。喉頭に浸潤すると嗄声や呼吸困難を起こす。両側の頸部にリンパ節転移を起こす。内視鏡所見と生検で診断が確定する。

●**治療**　腫瘍が進展していた場合は，咽頭・喉頭全摘術と頸部郭清術を行う。食道の再建には遊離空腸の移植を行う。必要により放射線療法と化学療法を併用する。

9　唾液腺炎

流行性耳下腺炎（ムンプス）は，唾液腺（多くは耳下腺）の有痛性腫脹を起こすウイルス性疾患である。精巣炎，髄膜炎，膵炎などの合併症を起こす。ワクチン接種が予防に効果的で，治療は支持療法である。顎下腺炎や舌下腺炎などの唾液腺炎は細菌感染で，結石による閉塞や腺の分泌低下で起こる。腫脹，発赤，疼痛が起こり，治療には抗菌薬を用いる。

D 喉頭疾患

1 急性喉頭炎

●**病因**　急性鼻炎，咽頭炎に随伴するカタル性喉頭炎と，小児に夜間発症することが多い声門下粘膜の浮腫が特徴の急性声門下喉頭炎（**仮性クループ**）がある。

●**症状**　カタル性喉頭炎では嗄声，発声障害，刺激性の咳などが出現する。声門下喉頭炎では呼吸困難，咳，時にチアノーゼが伴う。

●**治療**　急性鼻炎，咽頭炎に準じる。声門下喉頭炎では気管挿管や気管切開の準備をしておく。

2 慢性喉頭炎

●**病因**　慢性に経過する喉頭炎で，発声法，他器官の影響，慢性刺激で起こる。

●**症状**　嗄声が主訴で，刺激性咳もある。喉頭鏡で診断される。

●**治療**　慢性刺激としては口呼吸，喫煙，有毒ガスや塵埃下での作業，声の酷使などがある。これらを改善しないと再発や治癒が遷延しがちである。声の問題には沈黙療法や音声治療も有効である。

3 急性喉頭蓋炎

●**病因**　喉頭蓋のインフルエンザ菌，肺炎球菌などの細菌感染による。2〜5歳の小児に多いが，日本では成人例もみられる。重症例では窒息をきたすので注意が必要である。

●**症状**　発熱，咽頭痛，嚥下時痛。声は含み声になり，呼吸困難をきたす。喉頭鏡で直接に喉頭蓋の発赤，腫脹を確認するか，頸部側面X線で喉頭蓋の肥大を観察する。

●**治療**　抗菌薬を投与する。腫脹が重度の場合は，副腎皮質ステロイド薬を投与する。重症例では気管挿管や気管切開が必要である。小児例では入院治療を行うことが安全である。

4 喉頭がん

●**病因**　罹患者は圧倒的に男性に多く，喫煙が最大の誘因と考えられる。病理学的にはほとんどが扁平上皮がんである。発生部位により，**声門上がん**，**声門がん**，**声門下がん**に分けられるが，声門下がんは珍しい。頸部リンパ節転移や肺，骨髄などへの遠隔転移があり得る。

●**症状**　声門がんは声帯に発生するがんで，早期に嗄声が出現する。そのために発見も早く，治療成績もよい。声門上がんは早期には症状が少なく，声門浸潤で嗄声が出現する。この部位は頸部リンパ節転移が多い。診断は内視鏡で喉頭を観察し，生検で確定する。がんが見つかれば病期診断検査として頸部・胸部CT，MRIで進展を確認する。

●**治療**　がんの進展度で治療方針が決定される。放射線療法，化学療法，手術療法を行う。早期がんでは放射線療法やレーザー手術で治癒が得られ，機能も温存される。進展がんでは併用療法を行う。進展がんや再発がんでは喉頭全摘術を行うが，声を

失うので**食道発声**，気管食道シャント，電気式人工喉頭などで発声する。また，呼吸で鼻腔（びくう）を使わないので嗅覚（きゅうかく）が衰えることがある。

5 声帯ポリープ・結節および声帯肉芽腫

　声帯の固有層損傷により起こるのがポリープと結節で，ポリープは一側性が多く，声帯の前中1/3に多い。結節はほぼ両側性である。喉頭肉芽腫（にくげしゅ）は声帯突起の軟骨膜の損傷で起こる。

●**病因**　ポリープは声帯の急性外傷で有茎性ポリープを，慢性刺激ではポリープ様声帯となる。結節は慢性的声の乱用（大声で叫ぶ，怒鳴る）で起こる。肉芽腫（にくげしゅ）は挿管時の外傷や逆流性食道炎で起こる。

●**症状**　嗄声が主訴である。会話や飲酒の後に悪化しやすい。間接喉頭鏡や内視鏡で診断される。がんを除外するため生検を行うこともある。

●**治療**　原因の回避が重要である。声の乱用の是正や逆流性食道炎の治療，音声治療で治癒することもある。しかし，大半のポリープは外科的に除去が必要で，喉頭直達顕微鏡下で切除する。術後の発声禁止が重要である。

6 反回神経麻痺（声帯麻痺）

●**病因**　喉頭の運動神経は，迷走神経が上縦隔から上行して甲状腺を通過して喉頭に至る。そのために反回神経とよばれる。反回神経麻痺（まひ）はほとんどが一側性で，左声帯に多い。原因は外傷（手術時の挿管が多い），甲状腺や肺の腫瘍，胸部病変（大動脈瘤（りゅう），胸膜癒着（ゆちゃく），頸部リンパ節転移）で起こる。ウイルス性神経炎による特発性麻痺もある。

●**症状**　嗄声が主訴で，発生直後には誤嚥（ごえん）も起こる。診断は喉頭鏡や内視鏡で行われる。両側の反回神経麻痺になると呼吸困難が生じる。

●**治療**　嗄声は，健側の喉頭運動が代償し，症状の改善をみることがあるのでしばらくは観察する。麻痺が固定化した場合は，披裂軟骨内転術や，声帯の萎縮に対してコラーゲンや自己の筋膜注入（喉頭注入）が行われる。両側麻痺では気管切開が必要である。

> ### 学習の手引き
> **1.** 耳鼻咽喉の各疾患について，その原因，症状，治療の方法を整理してみよう。
> **2.** 急性中耳炎，アレルギー性鼻炎の治療法を整理しておこう。

1 耳鼻咽喉疾患の基本的知識

2 主な疾患とその治療

3 耳鼻咽喉疾患看護の基本

4 耳鼻咽喉疾患患者の看護

第2章のふりかえりチェック

次の文章の空欄を埋めてみよう。

1 　急性中耳炎

急性中耳炎の起因菌はほとんどが　① 　か　② 　である。　③ 　，　④ 　を投与する。

2 　メニエール病

誘因なく　⑤ 　を繰り返し，持続時間は30分から数時間であり，めまい発作に伴って耳鳴・難聴・耳閉感の程度が変動する。治療は　⑥ 　を内服する。

3 　突発性難聴

原因は不明であるが，　⑦ 　や　⑧ 　が考えられている。　⑨ 　や　⑩ 　があると起こりやすい。高度難聴が突然に起こり，　⑪ 　を伴うこともある。

4 　急性副鼻腔炎

　⑫ 　による急性鼻炎に続発する。上顎洞・篩骨洞に起こりやすい。上顎洞では　⑬ 　，篩骨洞では　⑭ 　があり，やがて膿性鼻漏が起こり，　⑮ 　，　⑯ 　も出現する。

5 　急性扁桃炎

　⑰ 　，　⑱ 　の炎症で，通常は感冒ウイルス，30％は細菌感染でレンサ球菌（　⑲ 　が多い），ブドウ球菌，肺炎球菌などの感染による。

6 　声帯ポリープ・結節

　⑳ 　が主訴であり，会話や飲酒の後に悪化しやすい。原因の回避が重要であり，　㉑ 　是正や　㉒ 　の治療，音声治療で治癒することもあるが，大半のポリープは　㉓ 　が必要である。術後の　㉔ 　が重要である。

■ 耳鼻咽喉疾患患者の看護

第 **3** 章 耳鼻咽喉疾患看護の基本

▶**学習の目標** ●耳鼻咽喉疾患患者の特性と看護の役割を理解する。

1．耳鼻咽喉疾患患者の看護の特徴

　耳鼻咽喉疾患は，聴覚・嗅覚・味覚・平衡覚など，日常生活を送るうえで必要な感覚に影響を及ぼす。加えて，生命維持に不可欠な「食べる」機能や「呼吸する」機能，さらには，「話す」などのコミュニケーション機能が障害される。患者は，痛みや不快感などの身体的苦痛だけではなく，形態の変化や機能障害により心理的・社会的にも苦痛を抱える。特に役割を果たせないという社会的な苦痛は，生活者としての暮らしに大きな影響を及ぼす。したがって，看護においては，患者のもつ全人的な苦痛を理解し，患者が生活を整えられるように援助することが必要となる。

2．外来診察，検査，看護について

1 耳鼻咽喉科の特殊性と看護

　耳鼻咽喉科の外来患者は，不快な症状を有し，早急な回復への期待をもっている。また，鼻出血やめまいのように早急の対応を求められることも多い。そのため，来院時の症状の把握，および適切な処置を行えることが重要となる。また，診察室や検査室は閉鎖された空間であり，診察に用いられる器具も多いことから，患者の不安は大きい。看護師は症状の観察とともに，声掛けをするなどして，患者が安心して治療や検査を受けられるように配慮する。

2 耳鼻咽喉科患者の特性

　小児から高齢者まで幅広い年齢層の患者が対象となる。患者はつらい症状に加え，日常生活にも大きな影響を受けていることが多い。日常生活への支障を少なくするためには，服薬や処置の自己管理の習得が必要となる。患者自身が疾患や症状を理解し，治療を継続していけるような支援が重要である。

　一方，聴覚・平衡覚に支障をきたしている高齢者や悪性腫瘍患者も増加傾向にある。診察室への呼び入れや診察・検査時には，特に配慮する。

3．入院と継続看護の必要性

　主に緊急時や手術目的での短期入院で，手術後も外来で継続的な看護が必要とな

る場合が多い。入院時には，患者の不安に寄り添い，安心して治療を受けられるように病棟看護師と連携をとる。また，退院後の生活を整えるためには，患者・家族が自己管理の方法を習得する必要がある。病棟看護師と外来の看護師で連携し，患者が病を受け入れ，症状を自らコントロールできるように支援していくことが重要である。

学 習 の 手 引 き

1. 耳鼻咽喉疾患患者の特徴を理解して，外来診察のポイントをまとめてみよう。

第3章のふりかえりチェック

次の文章の空欄を埋めてみよう。

1　耳鼻咽喉疾患の日常生活への影響

耳鼻咽喉疾患は，　①　・　②　・　③　・　④　など，日常生活を送るうえで必要な感覚に影響を及ぼす。

2　耳鼻咽喉疾患症状の特殊性

耳鼻咽喉科の外来患者は，不快な症状を有し，早急な回復への期待をもっている。また，　⑤　や　⑥　のように緊急の対応を求められることも多い。

1 耳鼻咽喉疾患の
基本的知識

2 主な疾患と
その治療

3 耳鼻咽喉疾患の
基本 看護の

4 耳鼻咽喉疾患者の
看護

■ 耳鼻咽喉疾患患者の看護

第 **4** 章 耳鼻咽喉疾患患者の
看護

▶ **学習の目標**　●耳鼻咽喉疾患患者の急性期・慢性期・回復期・終末期の看護を学ぶ。
　　　　　　　　●耳鼻咽喉疾患でみられる主な症状に対する看護を学ぶ。
　　　　　　　　●耳鼻咽喉疾患の検査・治療・処置に伴う看護を学ぶ。
　　　　　　　　●主な耳鼻咽喉疾患について，患者の看護のポイントを学ぶ。

Ⅰ 経過別看護

1．急性期の看護

　急性期には，慢性疾患（中耳炎，副鼻腔炎，扁桃炎，喉頭炎など）の急性増悪や，
出血・気道閉塞などの緊急の対応が必要となる。また，悪性腫瘍の治療や症状の悪
化により手術を受ける患者も多い。そのため，的確な情報収集と観察，異常の早期
発見に努め，患者が安心して治療に臨めるようにしていく。

●**身体的側面**　急性期は疼痛をはじめとした不快な症状があり，患者の身体的苦痛は
大きい。また，侵襲の大きな処置を受けることもあるため，まずは身体的な苦痛の
緩和に努める。さらに，手術を受ける患者には，術前オリエンテーションを行い，
安心して手術に臨めるようにする。術後は生命の危機を脱するよう全身状態の管理
を徹底し，苦痛を緩和するように努める。

●**心理・社会的側面**　耳鼻咽喉領域の悪性腫瘍では，命と引き換えに機能・形態の障
害が起こる。また，聴覚障害や言語障害をきたす疾患も多く，患者や家族は不安や
喪失感を抱きやすい。そのため，患者がつらさを表出できるよう寄り添う姿勢が求
められる。

2．慢性期の看護

　副鼻腔炎や中耳炎，扁桃炎などの慢性疾患やアレルギー性疾患，メニエール病な
どの疾患は，完全に治癒することが困難な慢性の経過をたどり，長期にわたっての
療養が必要となる。したがって，患者が病や障害とともに歩めるよう包括的に援助
することが大切となる。そのため，患者自身が症状をコントロールしながら急性増

悪を予防できるように，生活の再構築に向けた支援をしていく。具体的には，処方
された薬の正しい服用や，生活するうえでの注意点を守れるように説明する。しか
し，症状が落ち着くと患者は時に受診を怠ったり，生活が不規則になりやすい。生
活習慣により再発し，その後の社会生活にも影響を及ぼすことを理解してもらう。

3．回復期の看護

　回復期は，疾患や治療による機能（聴く，話す，かむ，飲み込むなど日常生活に
かかわる機能）の変化に対し，リハビリテーションや訓練により，機能の再獲得や
生活の再調整が行われる。

●**身体的側面**　耳疾患では，耳鳴りや聴力障害，めまいが長期的に生じることがある。
鼻疾患では，頭重感や鼻閉感が生じる。また咽喉疾患，とりわけ悪性疾患の術後で
は嚥下障害や構音・発声障害など，症状や機能の変化が起こりやすい。そのため，
適切な薬の服用や，リハビリテーションを励行する。

●**心理・社会的側面**　患者が意欲をもってリハビリテーションや訓練に取り組めるよ
う，焦りや不安という気持ちに寄り添い支援する。また，体験を共有できる患者会
への参加や社会資源の活用も検討し，日常生活を円滑に行えるようにかかわる。

4．終末期の看護

　耳鼻咽喉領域の終末期患者は，主に悪性腫瘍の患者が対象となる。

●**身体的側面**　この時期にはがんの進行により，疼痛や呼吸困難，全身倦怠感などの
症状が出現する。加えて，自壊により，感染や出血を起こしやすい。そのため，ま
ずは症状コントロールにより苦痛を緩和する。

●**心理・社会的側面**　がんの進展により，顔貌の変化や嚥下障害，失声など，食べる
楽しみや人との交流など生活面にも影響が及ぶ。患者は，それまでできていたこと
ができなくなっていく苦しみや死への恐怖を持ち合わせ，自己の価値が揺らぐ体験
をしている。さらには，そばにいる家族も予期悲嘆（患者が亡くなる前から喪失感
を抱き，つらくなる）や不安を抱えている。そのため，この時期には，精神的・社
会的・スピリチュアルな苦痛を含めた全人的苦痛への支援が重要となる。

Ⅱ　在宅看護・地域との連携

　耳鼻咽喉領域で主に在宅看護が必要となるのは悪性腫瘍患者である。在宅療養に
向けて，治療の中止や症状緩和の方法，鎮静の方法，さらには療養場所の選択など
の意思決定支援といった移行期支援が重要になる。退院前カンファレンスでは，在
宅で支援する訪問看護師や関連する職種の人に同席してもらい，患者の希望や意向
を基に，その人らしく過ごせるように支援を検討していく。

1
耳鼻咽喉疾患の
基本的知識

2
主な疾患と
その治療

3
耳鼻咽喉疾患看護の
基本

4
耳鼻咽喉疾患患者の
看護

Ⅲ　主な症状と看護

A　耳に現れる症状

1．耳痛

　　外耳が原因の耳痛は耳前部の圧迫，耳介の牽引・咀嚼運動などによって皮下軟部組織に圧が加わったり，動いたりするときに強くなる。また，外耳道への接触刺激で咳が誘発されたり，口腔内・咽頭部の痛みが放散痛となり耳痛を感じる。

　　発熱・耳漏の有無，耳周囲の発赤・腫脹，めまいの有無を観察し，局所の安静を保ち，臥床時は患側を上にして炎症部位の圧迫を避ける。患部を冷やすことで痛みが軽減する場合もあるが，耳介部や皮膚に異常がある場合には注意する。

2．耳漏

　　外耳炎や中耳炎などが原因で生じることが多く，痛みや瘙痒感を伴うという特徴がある。そのため，患部の安静と清潔保持についての指導が必要となる。

3．耳鳴

　　大半は本人が感じる自覚的耳鳴であり，その原因は明らかではない。蝉が鳴くような音，キーンという金属音，などのように表現される。耳鳴は他者にわかりにくいため，その苦痛やストレスを理解されにくい。したがって，看護師はその特徴や生活への影響を理解し，患者が心身ともに体調を整えられるように支援する。

4．難聴

　　難聴は，外耳や内耳など音を伝える部分の障害による伝音難聴，内耳より中枢の障害でみられる感音難聴，両方を併せもつ混合難聴に分類される。特に高齢者は，難聴がフレイル（心身ともに脆弱性が増した状態）や認知症の危険因子の一つとされているため，社会生活への影響にも留意して支援する。

5．めまい

　　めまいは多様な原因で起こり，感じ方も人によって異なる。そのため，めまいの具体的表現や随伴症状（耳鳴・耳閉感，悪心・嘔吐，顔・手足の感覚異常など），めまいの起こり方を把握する。めまいが強いときは，楽な姿勢で目を軽く閉じてもらい，動くときにはゆっくり動くように患者に伝える。また，めまいは徐々に治まることが多いと伝え，不安を緩和する。

B　鼻に現れる症状

1．鼻閉

　鼻疾患のなかで最も多い症状である鼻閉の主な原因には，副鼻腔炎，各種の鼻炎，小児では咽頭扁桃（アデノイド）などがある。鼻閉の緩和には鼻閉のある側を上にした側臥位をとるとよい。生活上の注意として，鼻を強くかまないことや口呼吸となり口腔内が乾燥しやすいため，口腔内の清潔を保つように指導する。

2．鼻漏

　急性鼻炎，アレルギー性鼻炎などでは漿液性（水溶性）に，副鼻腔炎などの慢性炎症では粘液性や膿性になることが多い。上気道感染が症状悪化の誘因となるため，手洗いや含嗽の励行，十分な栄養の摂取，換気や室温調整などの環境調整を促す。鼻汁により鼻をかむ回数が増えるが，刺激となるため，強くかまないように指導する。

3．鼻出血

　鼻出血は，鼻の中を触り過ぎたり，ぶつけるだけでなく，血液疾患や循環器系疾患，腫瘍からの出血などでも起こる。

　出血時は高血圧や抗凝固薬の服用など，既往歴と内服薬を確認するとともに，処置時の血圧変動に注意する。患者は突然の大量出血による息苦しさや不快感，精神的な動揺を生じる。そのため，表情や言動に注意し，不安感を和らげられるようにタッチングや声掛けを心がける。処置として，医師が出血点を確認し，座位・半座位でガーゼを鼻腔に充塡して止血するのを介助する。その際，患者は頭部を前方に突き出しやすいため，看護師は頭部を処置台に固定する。充塡したガーゼは約1週間後に取り除くため，自己判断で抜かないよう説明する。鼻出血があった際には，頭を下に向け綿栓をして小鼻を指で10分ほど圧迫すること，口腔内の血液は飲み込まず吐き出すように説明する。また，止血できない場合には，ベロックタンポンや止血用バルーンによる止血法をとる。これらの方法は患者への苦痛も強いため，一般には入院が必要となる。

4．嗅覚障害

　嗅覚障害の原因は，呼吸性障害（物理的ににおいが届かない），末梢神経性障害（においが鼻の中に届いても感じない），中枢神経性障害（さらに高位の障害によるもの）に分類される。嗅覚障害は味覚やにおいに影響を及ぼし，食欲不振を招きやすい。また，食中毒やガス漏れなどの対処に支障をきたす。そのため，家族にも危険の回避や食事への配慮など，理解や協力を求めることも必要となる。

C　咽頭・喉頭に現れる症状

1．咽頭痛

　咽頭痛には刺激がなくても痛みがある自発痛と，嚥下する際に痛みが増強する嚥下痛がある。部位や痛みの性質，嚥下時の痛みの有無を把握するため，できるだけ患者には具体的に表現してもらう。疼痛緩和には消炎鎮痛薬や抗菌薬が処方されるため，医師の指示どおりに服用することや脱水になりやすいため，食事や水分の摂取量に注意するよう説明する。

2．嗄声

　音質（音色）の障害を嗄声という。咽頭炎，喉頭炎，声帯ポリープ，喉頭がん，反回神経麻痺などで起こる。まずは嗄声の起因疾患の治療を行う。また，声帯を安静にする重要性を伝え，声帯に負担をかけないよう発声の制限，激しい咳込みや力まないことを説明する。

3．呼吸困難（呼吸障害）

　呼吸困難とは，呼吸時の不快な感覚と定義される，患者の自覚症状である。いびきや睡眠時無呼吸症候群（SAS）などが原因で，咽頭の内腔が狭くなると呼吸障害を起こす可能性がある。また，咽頭扁桃の肥大や上咽頭腫瘍などは気道の問題を生じやすく，呼吸困難を呈することがある。短時間で致死的な状態に陥る可能性もあるため，呼吸状態や全身状態の観察とともに，酸素投与や気道確保などの初期対応が必要となる。

4．嚥下障害

　嚥下障害は咽頭疾患や強い嚥下時痛，反回神経麻痺などで起こる。高齢者では加齢による神経・筋機能の低下により嚥下障害が生じやすい。誤嚥を起こさないよう，食事は半固形やペースト状のものを少量ずつゆっくり飲み込むよう伝える。また飲み込みやすくするため，30度仰臥位，頸部前屈位を心がける。

Ⅳ 検査・処置・治療に伴う看護

A 主な検査・処置時の看護

1. 耳鏡, 鼻鏡検査

　外耳・内耳を観察する際には耳鏡を, 鼻腔を観察する際には鼻鏡を使用する。近年は内視鏡を使用した鼻鏡検査が行われている。

　鼓膜の観察には, 耳介を後上方に引き上げて外耳道をまっすぐにして耳鏡を挿入する。鼻鏡による診察では, 水平頭位で鼻中隔, 下鼻甲介, 後鼻孔付近を観察する。頭部を後屈すると, 中鼻甲介, 中鼻道, 嗅裂を観察できる。いずれも患者の緊張をほぐし, 診察しやすい姿勢を保てるように援助する。

2. 聴力検査

　検査は雑音を避けるため防音室で行われる。閉所で感覚に集中しなくてはならないため, 患者は緊張感や不安を抱きやすい。よって, 防音室からも要望が伝えられる手段を説明しておく。

3. 平衡機能検査

　検査前にめまいや悪心がないかを把握する。平衡機能検査では刺激に対する身体の動揺や傾き, 転倒傾向などを観察する際に事故の危険性がある。そのため, 検査中は患者の顔色, 表情, 反応や行動を観察する。また, 転倒の危険性を念頭に置き, すぐに支えられる位置で介助する。

4. 通気法

　通気処置は鼻咽腔を吸引した後に通気管を用いて行う。オストコープを患側の外耳に, 反対側を医師の耳に挿入する。次に鼻腔より通気管を挿入し, 先端が耳管口部に入るように操作して通気する。処置の際, 頭部が動いてしまうと通気管で鼻咽腔を損傷する危険があるため, 必要に応じて頭部を固定する。

5. 耳垢除去

　耳垢で外耳道が閉塞している場合に耳垢除去が必要となる。耳垢鉗子や異物鉤(図4-1) などを用いて機械的に除去するが, 耳垢が硬い場合は耳垢水を用いることがある。

　処置に対する恐怖心や迷走神経反射による咳などは, 急な体動の原因となり危険

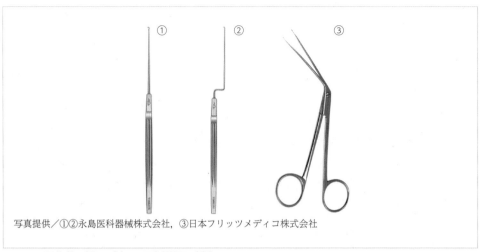

写真提供／①②永島医科器械株式会社，③日本フリッツメディコ株式会社

図4-1 ● 異物鉤（①，②）と耳垢鉗子（③）

である。そのため，患者が安心して処置を受けられるよう声を掛け，頭をしっかりと固定する。

6．咽頭鏡検査（間接）

下咽頭や喉頭を簡単に観察する方法が間接喉頭鏡検査である。患者には背中を丸めるようにして前屈，頸部を伸展してもらう。医師が左手に持ったガーゼで舌を前方に引き出して観察を行うので，肩に力を入れず，全身の力を抜くように説明する。

7．ネブライザー

霧状にした薬液を副鼻腔内にまで散布することを目的にした吸入治療法である。鼻汁がある場合には，施行前に軽く鼻をかんでおくことを伝える。吸入時は鼻ネブライザーを両方の鼻腔に入れ，ゆっくりと鼻から吸い，口から吐くよう指導する。施行後に鼻汁が出るようであれば，軽く拭き取るよう説明する。

8．鼓膜切開

鼓室内に貯留した液体を排泄するために鼓膜を切開することを，鼓膜切開という。麻酔やメスを用いることに患者は不安や恐怖心を抱く。そのため，処置の手順を具体的に説明する。施行中は頭部をしっかりと固定する。処置後はめまいが起こりやすいため注意し，鼻を強くかまないことを伝える。鼓膜が閉じるまでの約5日間は患側の耳に水が入らないように指導する。

1
耳鼻咽喉疾患の
基本的知識

2
主な疾患と
その治療

3
耳鼻咽喉疾患看護の
基本

4
耳鼻咽喉疾患患者の
看護

B　手術時の看護

1．中耳炎

　慢性中耳炎では炎症の消退と聴力改善を目指して，鼓室形成術を行う。

●**手術前**　術後の感染予防のため口腔ならびに鼻腔の清潔が重要となる。歯みがき・含嗽を励行し，鼻腔内の汚れは綿棒で取り除くよう説明する。聴力改善への期待と不安を持ち合わせている患者が安心して手術に臨めるように，医師の説明時には看護師も同席し，患者が術後の経過や聴力の回復状況などについて理解できているか確認する。加えて，患者の気持ちを傾聴し，不安が和らぐように支援する。

●**手術後**　術後は患部を上にして楽な体位をとってもらう。患部に振動を与えないように砂嚢や枕などを用いて頭部を固定する。術当日は，全身状態を観察し，耳痛やめまい，出血，悪心・嘔吐，顔面神経麻痺などの有無を観察する。術翌日以降も，症状に注意するとともに耳内の圧の変動や細菌による感染防止のため，医師の許可があるまでは鼻をかむことを禁じる。

●**退院支援**　定期受診の必要性および耳痛・めまい，耳漏などの症状が出現した場合にはすぐに受診するよう説明する。生活面では，耳かきの禁止，入浴・洗髪時には耳内に水が入らないよう注意する。十分な休息・睡眠をとり，かぜをひかないようにするとともに，鼻を強くかまないよう説明する。また，聴力の回復には個人差があるため，焦らずに過ごす重要性を伝える。

2．慢性副鼻腔炎

　鼻閉・鼻漏の改善のため，手術的治療を行う場合がある。根治手術として侵襲の少ない内視鏡下鼻内副鼻腔手術を行うことが多い。

●**手術前**　術後の感染予防のため，歯みがきや含嗽の励行，綿棒による鼻腔内の汚れの除去を促す。また，患者は手術による症状緩和を期待するとともに，不安も感じているため，精神的支援が必要となる。

●**手術後**　術後は仰臥位または側臥位にさせ，安静を保つ。また，術後出血・感染予防のために挿入してある綿栓に手を触れないように説明する。入浴や洗髪は医師の指示があるまで控える。

　術後合併症として，髄液漏や視神経障害が起こる可能性がある。そのため，前鼻漏・後鼻漏の性状と量，視力障害や複視・眼痛などの症状の有無を十分に観察する。

●**退院支援**　退院後は上気道感染を予防するために，含嗽の励行と，十分な休息をとること，加えて，鼻腔の乾燥防止のための綿栓やマスクを必ず使用することを説明する。副鼻腔の粘膜が安定するまで約1年かかるため，定期的な通院を忘れず，経過観察を受ける重要性についての理解を促す。

3．扁桃摘出

　　急性扁桃炎や扁桃周囲膿瘍を繰り返す場合に，扁桃摘出術が行われる。

●**手術前**　前日夜から当日は禁飲食となる。創部の安静について患者・家族に説明する。

●**手術後**　術後は疼痛の増強や出血予防のため，創部の安静が大切となる。翌日から経口摂取が可能となるが，硬い菓子類や喫煙は出血の原因となるため控えてもらう。出血は，術後24時間以内に起こりやすいため，特に注意が必要である。また，口腔内の清潔保持に努める。

●**退院支援**　通常，1週間程度で退院となるが，術後1週間前後で晩期後出血が生じることがある。唾液に血液が混じることがあれば，すぐに受診するよう説明する。生活面では，飲食物は硬い物や刺激物を控えること，努責や長時間の入浴，激しい運動も出血を助長する可能性があるため避けるよう説明する。

4．声帯ポリープ切除

　　声帯ポリープは，声の酷使，喫煙，喉頭炎の反復などが要因になって起こることが多い。治療として喉頭マイクロ術が行われる。術後1週間は沈黙療法が必要になることを説明する。

5．気管切開術

　　気管切開術は，上気道狭窄による呼吸困難や閉塞の危険性，経鼻・経口挿管不能時に気道確保を目的に行われる。

●**手術前**　患者の一般状態，特に呼吸困難の状況を観察し，気管切開術の準備をする。

●**手術後**　鼻の加湿・加温機能が働かないため，吸気の加湿・加温を行う。分泌物は大きく息を吸い込み強く吐き出すと喀出しやすいことを説明する。さらに，ベッドサイドに口腔ケア用品を準備し，口腔内の清潔を保持できるよう支援する。患者はコミュニケーション手段について不安を抱えているため，筆談などの方法を獲得できるよう支援する。

6．悪性腫瘍

　　耳鼻咽喉科領域の悪性腫瘍には，上顎がん，舌・口腔腫瘍，咽頭・喉頭がん，唾液腺腫瘍，甲状腺腫瘍などがあり，治療は手術療法が主となる。特徴として，病巣が聴覚，平衡覚，味覚，嗅覚などの感覚器に及ぶ，発症部位が呼吸・発声・嚥下などに関係している，切除部位は衣服で覆えない部位が多く，術前術後でボディイメージが大きく変わることがあげられる。入院期間が1か月以上となることが多く，術後から退院後の療養生活を含めて支援していく。

●**手術前**　術後のイメージを具体的にもてるよう支援する。医師からの説明を患者・家族がどのように受け止めているか把握し，必要となる物品や術後の処置（点滴，

酸素，ドレーン，膀胱留置カテーテルなど）を図に書いて説明する。また，口頭でのコミュニケーションに障害が出ることから，せん妄になりやすい。そのため，患者と家族にせん妄になる可能性を伝えるとともに，不安を助長させないよう対応についても説明する。必要であれば，コミュニケーションの手段（筆談や文字盤の活用）について相談しておく。加えて，術後の感染症や合併症予防のために，鼻腔・口腔内の清潔の保持や呼吸訓練などを実施する。

●**手術後**　全身状態，創部の状態，ドレーンからの排液の性状や量，感染徴候を注意深く観察していく。術後数日はベッド上安静のため，清潔の援助が必要である。患者の疼痛や悪心などの症状や創部への負担がないよう，安全・安楽を心がけてケアを行う。

●**退院支援**　術後はボディイメージの変容に加え，慢性疼痛や可動域障害，嚥下障害やコミュニケーション障害などの機能障害が出現することが多い。そのため，患者と家族は精神的に大きなダメージを受けていることを理解する。患者の社会生活への適応には，家族や周囲の人の理解が必要不可欠なため，家族も視野に入れて精神的サポートをしていく。必要時には，患者と家族が医師からの説明を理解できているか確認する。

C　放射線療法時の看護

　耳鼻咽喉科領域の悪性腫瘍に対して，機能を温存するために放射線療法を行うことが多い。

　治療前には，適切に照射できるよう，皮膚にしるしを付けることや副作用と症状の出現時期について説明する。放射線宿酔症状（全身倦怠感，悪心・嘔吐，食欲不振など）は治療開始後4〜5回の照射で現れ，2〜3週間後に軽快する。皮膚障害さらには鼻腔・粘膜症状として，自発痛の増強，唾液分泌障害，嚥下障害，潰瘍形成が生じ，経口摂取にも影響が出る。そのため，含嗽により口腔内・咽頭を清潔に保つことや，食事の工夫（流動性が高く刺激の少ない食事や，においへの配慮）について支援する。治療終了直後は最も副作用が強いが，約2週間程度で軽快することも伝え，患者の不安を緩和する。

1
耳鼻咽喉疾患の
基本的知識

2
主な疾患と
その治療

3
耳鼻咽喉疾患看護の
基本

4
耳鼻咽喉疾患患者の
看護

Ⅴ　主な疾患患者の看護

A　主な耳疾患患者の看護

1．外耳道炎患者の看護

　外耳道炎は，外耳道に炎症を起こし，瘙痒感・疼痛・耳閉感・難聴などを引き起こす疾患である。耳周囲の圧迫や牽引による疼痛がみられる。治療は抗菌薬や消炎鎮痛薬の内服，点耳薬が主となり，確実に使用できるよう説明する。外耳道に対する過度な耳掃除が主原因の一つであるため，耳掃除を控え，清潔を保つよう指導する。

2．急性中耳炎患者の看護

1)　**看護の視点**

　急性中耳炎は，耳管を経て中耳に細菌などが感染する疾患で，耳管が太い小児がなりやすい。診断は鼓膜所見から行い，その程度により抗菌薬を中心とした保存療法，重症時には鼓膜切開術などの外科的治療を行う。

2)　**観察のポイント**

　主な症状である耳痛・発熱・耳漏の有無と程度，そのほか，悪寒，悪心・嘔吐，めまい，閉塞感，圧迫感の有無と程度について観察する。

3)　**看護目標**

　清潔を保持し，適切な服用を守ることができる。

4)　**看護の実際**

①薬物療法と安静の必要性を患者や保護者に説明する。

②鼻を強くかまない，運動や激しい労働は避けるように説明する。

③耳内を清潔に保ち，できるだけ触らないように説明する。

3．慢性中耳炎患者の看護

1)　**看護の視点**

　慢性中耳炎は，中耳の感染が長期化した状態で，難聴，鼓膜穿孔，耳漏の3症状がみられる。上気道炎や外耳道に水が入ったときなどに急性増悪を起こしやすい。

2)　**看護の実際**

①再燃・増悪の予防として，上気道感染や水の侵入防止を心がける。

②持続する耳漏による汚染がある場合には，清潔な綿棒で優しく取り除くよう説明する。

③長期間にわたって症状が伴うため，不安を軽減するかかわりも重要となる。

4．滲出性中耳炎患者の看護

　　小児と高齢者に多くみられ，痛みや発熱はなく，耳閉感と難聴（なんちょう）が主な症状となる。鼻を強くかんだり，すすらない，耳内を清潔に保つように指導する。保存療法で改善しない場合は，鼓膜切開（こまく）（本章-Ⅳ-A-8「鼓膜切開」参照）や鼓膜換気チューブ留置など，手術的治療も必要となる。

5．メニエール病患者の看護

1）　看護の視点

　　患者は回転性のめまいや耳鳴（じめい），難聴を反復するという体験をしている。原因は明らかではないが，ストレスが発作を誘発するといわれている。患者が発作を誘発・増強する因子を認識し生活できるように，そして発作に伴う心身の苦痛を緩和できるように援助していく。

2）　観察のポイント

　　めまい，耳鳴り，難聴の有無や程度，発作時の自律神経症状（悪心・嘔吐（おしん・おうと），冷汗，頻脈，頭重感（ずじゅうかん）など）の有無。

3）　看護目標

　　①発作時の対策を理解し，心身の安静を保持できる。

　　②発作の誘因を認識でき，過労や睡眠不足に注意して生活することができる。

4）　看護の実際

　　①発作時には閉眼し，最も安楽な体位で臥床させる。騒音がめまいや耳鳴を増強させるため，静かな環境を整える。

　　②発作による生命の危険はないこと，めまいは治まることを説明し，不安を緩和する。

　　③生活上のストレスを軽減するために，十分な睡眠や気分転換，バランスの良い食事，適度な運動を勧める。

6．突発性難聴患者の看護

1）　看護の視点

　　一側性に高度の感音性難聴が突然に起こることが特徴である。ストレスや疲労が関与しており，耳鳴や耳閉感に，めまいや悪心・嘔吐を伴うことがある。

2）　看護の実際

　　①早期治療が重要であることを患者に説明する。

　　②安静のため，長時間テレビを見たり本・新聞を読むことや，携帯電話・スマートフォンの使用などは禁止する。

1
耳鼻咽喉疾患の
基本的知識

2
主な疾患と
その治療

3
耳鼻咽喉疾患看護の
基本

4
耳鼻咽喉疾患患者の
看護

B　主な鼻疾患患者の看護

1．慢性副鼻腔炎患者の看護

1）　看護の視点
　　慢性副鼻腔炎（ふくびくうえん）の多くは急性副鼻腔炎から移行する。鼻汁（びじゅう）は膿性で，頰部痛（きょうぶつう）や発熱を伴う。患者は鼻閉や後鼻漏（こうびろう），嗅覚障害（きゅうかく）などを生じやすく，頭痛や神経症状も伴い，心身の苦痛が大きい。抗菌薬を中心とした保存療法と，症状を軽快してQOL向上を図るための手術療法が主な治療法である。看護としては日常生活への支障もきたすため，再発防止の生活指導が重要となる。

2）　観察のポイント
　　鼻汁・後鼻漏の量・性状や変化，鼻閉の程度，それに伴う頭重感の有無や程度。そのほか，咳（せき），嗅覚障害，無気力，注意力散漫の有無や鼻漏・鼻閉の誘因や増悪因子（かぜ，疲労，寒冷刺激など）を把握する。

3）　看護目標
①炎症の再発や増悪を予防する行動をとることができる。
②薬物療法，手術療法などの治療を受け，心身の回復を図ることができる。

4）　看護の実際
①感染予防のため，含嗽の励行や規則正しい生活を心がけるよう説明する。
②鼻粘膜への刺激の回避策として，室温や湿度の調整，鼻のかみ方（静かにゆっくり，片方ずつかむ）について説明する。
③抗菌薬の投与やネブライザー療法については自己判断で中断しないように，治療の必要性の理解を促す。

2．アレルギー性鼻炎患者の看護

　　アレルギー性鼻炎の症状は，くしゃみ，水溶性鼻漏，鼻閉である。看護では，日常生活のなかでアレルゲンを回避できるように自己管理の方法を一緒に考えていくことが重要である。

C　主な咽喉疾患患者の看護

1．急性扁桃炎患者の看護

1）　看護の視点
　　口蓋扁桃（こうがいへんとう）に急性炎症をきたしたもので，かぜや過労などが誘因となる。40℃程度の発熱や咽頭痛，嚥下時痛（えんげじ），上頸部のリンパ節腫脹（しゅちょう）・全身倦怠感（けんたいかん）・頭痛などがみられる。予後は良好で，抗菌薬や消炎薬の投与で1週間以内に改善する。

2)　看護の実際

①炎症の広がりを防止するため，安静に過ごすとともに，処方薬を指示どおり正しく服用すること，含嗽を徹底することを説明する。

②喉を通りやすい軟らかい物を食べ，十分に水分を摂取するよう促す。

2．扁桃周囲炎・扁桃周囲膿瘍患者の看護

1)　看護の視点

扁桃炎に続発して起こる疾患で，口蓋扁桃の炎症が扁桃の被膜より外側に広がって周囲の組織に及んだものが扁桃周囲炎である。さらにその部位に膿瘍を形成したものを扁桃周囲膿瘍とよぶ。薬物の全身投与に加え，入院による補液，安静が必要となる。膿瘍がある場合には穿刺や切開が行われる。

2)　看護の実際

①発熱，咽頭痛，嚥下時痛や開口障害，全身倦怠感などの症状や，食事の摂取状況を観察する。

②適切な薬物療法，補液，安静が保てるように支援する。

③穿刺あるいは切開排膿を行う場合は，処置中・処置後の全身状態を把握する。

3．喉頭がん患者の看護

1)　看護の視点

喉頭がんは喫煙と関係が深く，男性に多いがんである。声帯を中心に，声門上下に腫瘍ができる。早期がんでは放射線療法で根治できることが多く，進行がんでは喉頭全摘出術を行う場合のほか，放射線療法と化学療法を併用した治療で腫瘍の縮小を図り，声を残す方法も選択されるようになった。喉頭全摘出術の場合，発声機能を喪失するため，コミュニケーション手段が大きく変化する。嚥下機能の障害も含め，社会生活への影響が大きいことから，患者の身体面のみならず，患者・家族の精神的・社会的苦痛への支援が重要となる。

2)　観察のポイント

①嗄声，疼痛，呼吸困難の有無と程度，嚥下状態・食事摂取の状況。

②日常生活への支障：嚥下障害による体重減少，呼吸困難による活動への影響。

③生活習慣：喫煙・飲酒の有無と程度。

3)　看護目標

①治療に対する理解が深まる。

②治療に伴う機能障害や有害事象に対処できる。

③機能喪失に伴う不安やつらい感情を表出できる。

4)　看護の実際

(1)　十分な説明と不安の緩和

喉頭がん患者は，治療選択に際し命と声のどちらかを選択しなくてはならない状況に置かれることもある。治療選択には多くの葛藤が生じるため不安の緩和に努め

1 耳鼻咽喉疾患の
基本的知識

2 主な疾患と
その治療

3 耳鼻咽喉疾患看護の
基本

4 耳鼻咽喉疾患患者の
看護

る。そのためには，医師から病気や治療法について十分に説明をしてもらい，患者の理解状況や受け止め方を確認していく。

（2）　治療期の看護

手術などについては，本章-Ⅳ-B「手術時の看護」，C「放射線療法時の看護」参照。

- 放射線療法を受ける患者の看護：治療はおおむね6～7週間に，何回かに分けて治療を行う。治療後の副作用に留意しながら，治療が安全に受けられるよう支援する。

- 手術療法を受ける患者の看護：喉頭温存手術の場合は，術後もある程度，声を出すことができる。しかし，誤嚥を起こしやすいため，注意が必要となる。

  喉頭全摘術の場合は，永久気管孔を造設するため発声できなくなり，呼吸経路も変わる。そのため，気管孔の管理とコミュニケーション手段の獲得が必要になる。永久気管孔により外気を直接気管に吸い込むため，気道粘膜が乾燥し，異物が入りやすい。そのため，気管孔エプロン（図4-2）やバンダナなどを装着する。また，永久気管孔の清潔を保つ自己管理法として，入浴時は浴槽の湯を胸の高さとし，洗髪は頭を下げ，首にタオルやビニールケープなどを巻いて，湯の侵入を防ぐことを伝える。家族にも説明し，事故を予防できるようにする。コミュニケーション手段として，食道発声や電気式人工喉頭器による代用発声など，新たな発声機能の獲得に向け援助する。

5）　在宅療養中の看護

ボディイメージの変化や機能障害など，患者は喪失感や将来への不安を抱いている。在宅療養に向けた移行期の支援として，不安を和らげるとともに，ストレスや危機的状況への対処法も学べるように支援する。また，患者会の参加や社会資源など，地域社会での支援も視野に入れていく。特に喉頭機能の喪失は，身体障害者手

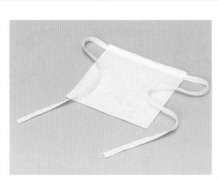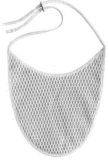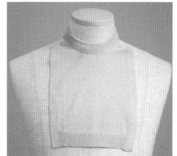

①エプロンガーゼ　　　　②プロテクター　　　　③ロメットカバー

写真提供／①ハクゾウメディカル株式会社，②③原田産業株式会社

図4-2 ● 気管孔エプロン

帳3級の認定を受けることができるため，医療ソーシャルワーカーとも連携して制度の活用ができるように支援する。

　在宅療養中は定期的な外来通院を促し，生活への支障がないか，痛みなどの症状がないか確認していく。

学習の手引き

1. 耳鼻咽喉疾患患者の急性期の看護のポイントについてまとめてみよう。
2. 耳鼻咽喉疾患の主な症状をあげ，それぞれについて看護の特徴をあげてみよう。
3. 耳鼻咽喉科で行われる主な検査や処置時の支援のポイントをあげてみよう。
4. 手術時の看護のポイントについて説明してみよう。
5. 喉頭がん患者の在宅療養中の支援について話し合ってみよう。

第4章のふりかえりチェック

次の文章の空欄を埋めてみよう。

① めまいの看護

　めまいの具体的表現や随伴症状である　[1]　・　[2]　，　[3]　，　[4]　など，めまいの起こり方を把握する。

② 鼻出血の看護

　鼻出血の際，止血できない場合には，　[5]　や　[6]　による止血法をとる。

③ メニエール病の看護

　メニエール病患者は，　[7]　や　[8]　，　[9]　を反復するという体験をしている。原因は明らかではないが，　[10]　が発作を誘発するといわれている。

④ 喉頭がんの看護

　喉頭がんによる喉頭全摘術の場合，　[11]　を造設するため発声できなくなり，呼吸経路も変わる。そのため，　[12]　の管理と　[13]　の獲得が必要になる。

成人看護Ⅲ

歯・口腔疾患患者の看護

■歯・口腔疾患患者の看護

第 **1** 章　歯・口腔疾患の基本的知識

▶**学習の目標**
　●歯の構造と機能を理解する。
　●歯・口腔疾患の主な症状と原因を理解する。
　●歯・口腔の診察・検査・治療と介助法を学ぶ。

Ⅰ　構造と機能

1．歯の発生，萌出，交換

1　歯の発生

　歯の原基は歯胚（歯芽）とよばれ，乳歯では胎生7～8週から，永久歯では胎生3か月半～4か月頃から形成される。

　歯胚の形成が終わると，石灰化が乳歯では胎生4か月頃に始まり，生後3年頃に終了する。また，永久歯では出生時から石灰化が始まり，生後15～16年頃には第3大臼歯（智歯）を除いて，いずれも石灰化が終了する。

2　歯の萌出

　歯胚が発生し，やがて基質が石灰化してエナメル質や象牙質が形成され，歯が歯肉を破って口腔内に出現する。これを**萌出**というが，これらを歯種別に示すと表1-1のようになる。

　乳歯は生後6か月頃に下顎乳中切歯からはえ始め，満2歳頃に第2乳臼歯の萌出で終わる（**第1生歯**）。そして満6歳頃になると，第2乳臼歯の後方に第1大臼歯が萌出する。これを**6歳臼歯**といい，永久歯列中の要であり，咬合（かみ合わせ）の中心となる。その後，乳歯は下顎乳中切歯から順次永久歯にはえ変わり（**歯牙交換期**），11～13歳頃の第2大臼歯の萌出で一段落する（**第2生歯**）。第3大臼歯（智歯）は通例17～21歳頃萌出するが，必ずしも4歯とも萌出するとは限らず，まったくはえないこともある。

3　歯の交換

　乳歯と永久歯がはえ変わるのを，歯の交換とよんでいる。歯の交換は下顎乳中切歯から始まり，第2乳臼歯と第2小臼歯の交換で終わる。これらの交換は，乳歯根

表1-1 ● ヒトの歯の形成と萌出

	歯の種類	歯胚形成	石灰化開始	萌出（上顎／下顎）
乳歯	乳中切歯	胎生 7 週	胎生 4 ～ 4 ½ 月	7 ½月／ 6 月
	乳側切歯	胎生 7 週	胎生 4 ½ 月	9 月／ 7 月
	乳犬歯	胎生 7 ½週	胎生 5 月	18月／16½月
	第 1 乳臼歯	胎生 8 週	胎生 5 月	14月／12月
	第 2 乳臼歯	胎生10週	胎生 6 月	24月／20月
	歯の種類	歯胚形成	石灰化開始	萌出（上顎／下顎）
永久歯	中切歯	胎生 5 ～ 5 ½月	3 ～ 4 月	7 ～ 8 年／ 6 ～ 7 年
	側切歯	胎生 5 ～ 5 ½月	10～12月／ 3 ～ 4 月	8 ～ 9 年／ 7 ～ 8 年
	犬歯	胎生 5 ½～ 6 月	4 ～ 5 月	11～12年／ 9 ～11年
	第 1 小臼歯	出生時	1 ½～ 2 年	10～11年／11～12年
	第 2 小臼歯	7 ½～ 8 月	2 ～ 2 ½年	10～12年／11～12年
	第 1 大臼歯	胎生 3 ½～ 4 月	出生時	6 ～ 7 年
	第 2 大臼歯	8 ½～ 9 月	2 ½～ 3 年	12～13年／11～13年
	第 3 大臼歯	3 ½～ 4 年	7 ～10年	17～21年

出典／Schour, Massler, 他より.

が生理的に吸収されて消失し，残った乳歯冠と共に動揺して脱落する。そしてその部に後続の永久歯が萌出する（図1-1，2）。この交換期に乳歯歯髄がう蝕のために死滅あるいは根尖に病変をもつ状態になっていると，歯根の吸収が完全に行われず，後続の永久歯の歯列不正をきたすことがある。

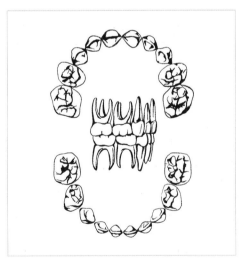

図1-1 ● 乳歯の形と歯列
　　　（中央は横から見た咬合状態を示す）

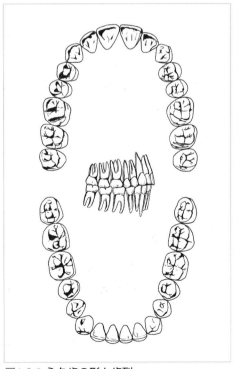

図1-2 ● 永久歯の形と歯列
　　　（中央は横から見た咬合状態を示す）

4 **萌出困難（生歯困難）**

　歯の萌出は生理現象で，通常はなんの異常もなく行われる。しかし児童の体調によっては，萌出期に食欲不振，不機嫌，下痢，便秘などをきたし，しばしば38℃前後の発熱（生歯熱）をみることがある。さらに第1，第2の生歯期には，時により局所の歯肉粘膜に軽度の腫脹，発赤，疼痛などをみることがある。

2．歯式

　歯には**乳歯**と**永久歯**の別がある。乳歯は20本，永久歯は32本であるが，第3大臼歯（智歯）が萌出しない場合の永久歯の数は28〜31本となる。また，歯は上・下顎共に前歯と臼歯とに大別される。乳歯では歯列の中央から順次，乳中切歯，乳側切歯，乳犬歯（以上，乳前歯と称する），第1乳臼歯，第2乳臼歯（以上，乳臼歯と称する）が並び，永久歯では中切歯，側切歯，犬歯（以上，前歯），第1小臼歯，第2小臼歯，第1大臼歯，第2大臼歯，第3大臼歯（以上，臼歯）の順に並ぶ。

　歯の種類，数ならびに上下の配列状態を示すものを歯式といい，乳歯をA，B，C，D，Eのアルファベットの大文字で，永久歯を1，2，……7，8の算用数字で表す。また，横線で上下の位置を示し，中央の縦線で左右を区別する。なお，全ての歯をまとめて歯式で表すと，図1-3のようになる。おのおのの歯牙を単独で表す場合は，たとえば上顎左側第1乳臼歯を$\underline{D}$，下顎右側第1小臼歯を$\overline{4}$のような記号で表す。

3．歯の構造と形態

1 **構造**

　歯はエナメル質，象牙質，セメント質および歯髄から構成されている。そして歯と顎骨の間を結合する歯根膜と，歯を植えている歯槽骨や歯肉ならびにセメント質を総称して**歯周組織**という（図1-4，5）。

●**エナメル質**　歯冠の表面を覆っている部分で，透明感のある白色あるいは淡黄色を呈し，人体組織中で最も硬く（モース硬度*6〜7度），歯頸部でセメント質と連続している。

●**象牙質**　歯の主体をなす部分で，内部に歯髄腔がある。硬度はエナメル質よりやや

```
        乳歯                                永久歯
                 上                            上
  E D C B A │ A B C D E          8 7 6 5 4 3 2 1 │ 1 2 3 4 5 6 7 8
右 ─────────┼───────── 左    右 ───────────────┼─────────────── 左
  E D C B A │ A B C D E          8 7 6 5 4 3 2 1 │ 1 2 3 4 5 6 7 8
                 下                            下
```

図1-3 ● 歯式

*モース硬度：ドイツの鉱物学者モース F. Mohs（1773〜1839）が考案した，鉱物の硬軟の尺度。10種の鉱物を軟らかい物から硬い物へ順に番号をつけて段階を示す。硬度10はダイヤモンド，7が石英，6が正長石となっている。

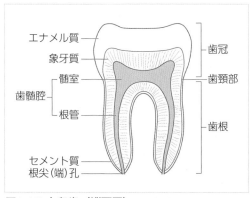

図1-4 ● 大臼歯（縦面図）

- エナメル質
- 象牙質
- 髄室
- 歯髄腔
- 根管
- セメント質
- 根尖（端）孔
- 歯冠
- 歯頸部
- 歯根

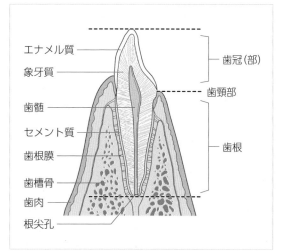

図1-5 ● 前歯および歯周組織（縦断面）

- エナメル質
- 象牙質
- 歯髄
- セメント質
- 歯根膜
- 歯槽骨
- 歯肉
- 根尖孔
- 歯冠（部）
- 歯頸部
- 歯根

低い（モース硬度5〜6度）。象牙質はエナメル質と異なり，歯細管（象牙細管［図1-6］）を有し，象牙細管内液と共に知覚の間接伝導に関与するといわれている。

●**セメント質**　歯根の表面を薄く覆う部分で，硬度はエナメル質や象牙質に比較して軟らかい（モース硬度4〜5度）。このセメント質の結合線維は歯根膜（図1-7）と交わって，歯を歯槽骨に固着させる作用を果たしている。

●**歯髄**　歯髄腔を満たす幼若な結合組織で神経や血管があり，俗に「歯の神経」とよばれている。

●**歯根膜**　歯槽骨壁と歯根面を覆うセメント質との間隙_{かんげき}を満たす線維性の結合組織で，歯を顎骨に連結させるとともに，咀嚼_{そしゃく}などによる歯への衝撃を緩和させる作用を有している。

●**歯槽骨**　顎骨には歯根を入れる歯槽とよぶ穴があり，その壁を形成している部分を**歯槽骨**という。

●**歯肉**　歯頸部および歯槽骨を覆うピンク色の丈夫な結合組織で，1〜3mmの厚さ

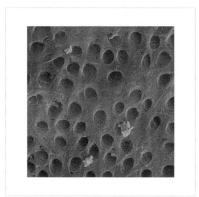

図1-6 ● 象牙細管

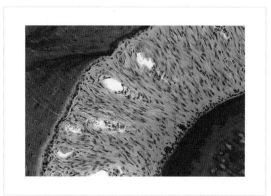

図1-7 ● 歯根膜

をもっている。歯肉の遊離縁は歯頸部で，歯肉溝（生理的歯肉ポケット）を形成している。

2 形態

　歯が口腔内に露出している部分を歯冠，歯槽骨内に埋まっている部分を歯根といい，歯冠と歯根の境界部を歯頸部という（図1-5参照）。**歯冠**のうち前歯は「のみ」状で食物をかみ切るのに適した形を，また，臼歯は「方形（臼形）」状で，食物をかみ砕くのに適した形を呈している。そして，臼歯の上下に向かい合う面（咬合面）は凹凸不整で，食物の咀嚼が最も効果的に行われるようになっている。

　歯根は，先端に向かって円錐形を呈し，その先端を根尖（端）といい，根尖（端）孔とよばれる小孔がある。歯根の数は前歯が1根（単根），上顎小臼歯では1〜2根（複根），下顎小臼歯では1根，上顎大臼歯では3根，下顎大臼歯では2根であり，智歯は上・下顎共に1根となることが多いが，複根のこともあり変異が多い。

　歯の内部には歯髄が入っている空洞（**歯髄腔**）があって，歯冠部にあたる部分を髄室，歯根部を根管という。この歯髄腔は歯の外形にほぼ近い形をしている。

　歯根と根管の数は歯種によって異なっている。

4．歯の機能

　歯，口腔の主な機能は，**咀嚼**と**発音**である。特に咀嚼に関しては，上・下顎前歯が食物をかみ切る働きを，さらに小臼歯あるいは大臼歯咬合面で食物を砕き，すりつぶす働きをもっている。また，①嚥下，消化，吸収を助ける，②顎の発育に関与する，③唾液の分泌促進，④大脳刺激による活発化と精神の安定，⑤表情筋，咀嚼筋の強化によるアンチエイジングなどの効果があるとされている。

Ⅱ　主な症状と病態生理

　歯科に治療を求めて来院する患者の抱えている症状は，患者自身によって認められるもの（自覚症状）と，術者（歯科医師あるいはその介助者）によって発見・確認されるもの（他覚症状）とに大別される。治療を開始するにあたっては，患者の主訴に応じて診査・診断を行い，的確な処置を施さなければならない。そのためにも日常臨床で遭遇する各種疾患の主な症状と，総括的な病態（主として患者の主訴によるもの）を熟知しておく必要がある。また，ここで注意しておかなければならないことは，これらの症状が決して単独で認められるものではなく，いくつかの症状が複合されて発現することが多い点である。この注意を怠ると患者の主訴とは別に存在する重大な徴候を見逃すことにもなりかねない。

　症状は炎症性のものと，非炎症性のものとに大別できる。疼痛，腫脹，あるいはこれらに基づく機能障害などは，いわゆる炎症の5徴候＊に由来するものである。

さらに歯疾患では，機能障害が咀嚼，咬合異常（不全）の形で直接出現してくることも特徴としてあげられる。

1．疼痛

　主訴の第1として患者が訴え，最も患者を苦しめる症状である。これは，①歯に関連したもの，②顎部（歯槽骨領域），③口腔軟組織に関連したもの，に大別される。また，症状（疼痛）の種類としては，いわゆる自発痛（何もしなくとも痛みがある状態），誘発痛（刺激によって痛みを訴える状態）がある。特に歯に関連したものとして，冷水，温水に対する疼痛（知覚過敏）さらに打診痛があげられる。また，瘙痒感や違和感なども，広義の疼痛に含まれる。

　歯に関連したものとしては歯髄炎，歯根膜炎，根尖（端）性歯周組織炎があげられる。顎部の疼痛は骨髄炎，骨膜炎，埋伏歯（智歯周囲炎）などの炎症性疾患のほかに，外傷，神経疾患，腫瘍などによって起こる。軟組織領域では炎症などのほかに腫瘍などによって起こるが，症状として単独で発現することはまれで，特に全身性疾患との関連が重要である。

2．腫脹

　炎症性のものと非炎症性のものとに大別されるが，前者は炎症に伴う局所の血管透過性亢進に起因するものであり，大部分のものは疼痛を伴う。これには軟組織や顎骨の炎症，根尖性歯周組織炎などが原因とされる。また，非炎症性のものでは，当該組織の実質的な増加による1次的膨隆や，組織の圧迫に伴う2次的な腫脹などがある。これには囊胞，腫瘍が主な原因とされている。

3．歯の動揺

　歯は，歯根膜組織によって歯槽と連結・植立されている。したがって，主として炎症により，歯根膜に弛緩が生じた場合，あるいは支持歯槽骨の吸収が生じた場合，さらに歯根の吸収によって歯が動揺することがある。原因疾患には根尖性歯周組織炎，歯周炎，外傷性咬合などが主なものとしてあげられる。弛緩動揺の結果として歯列不正を生じることもある。また非炎症性のものとして，悪性腫瘍による骨破壊でも同様の症状を呈することもあるので，注意が必要である。

4．歯質および歯の欠損，欠如

　歯質の欠損は，う蝕によるもののほかに外傷性損傷，侵蝕，酸蝕といった原因によるものがある。また，歯そのものの欠如原因としてう蝕，さらにこれに起因する根尖性歯周組織炎，歯周炎があげられる。一方，悪性腫瘍，囊胞などによる骨破壊，

＊**炎症の5徴候**：急性炎症の反応として起こる発赤，熱感，疼痛，腫脹の4現象を，炎症の4徴候という。これに機能障害を加えて，炎症の5徴候ということもある。

1 歯・口腔疾患の基本的知識

2 主な疾患とその治療

3 歯・口腔疾患看護の基本

4 歯・口腔疾患患者の看護

吸収によっても，歯の欠如が生じる。これらの原因と状態の診断・診査は，該当部を人工的に補綴，補填し，その機能回復を図るうえで重要である。

5．咬合異常，歯列不正

咬合異常は，他覚的には歯列不正，対合関係の異常として，また，自覚的（主訴）には，いわゆる歯並びの不正として認知される。正しい歯列，対合関係の維持・保全は，外観（顔貌），咀嚼機能を営むうえで重要であるばかりでなく，これによる2次的な発育，発育の促進，構成に重要な因子となり得る。さらに歯周疾患の治療に際して，その原因となった局所的な歯列不正を修正することもある。

6．開口障害

開口障害は，炎症性のものと非炎症性のものとに大別できる。その原因としては，顎関節に原因がある場合と，咀嚼筋群に原因がある場合とが考えられる。さらにその状態も，関節の可動が重度に障害された程度のもの（強直症）から，ごく軽度のものまで種々である。

原因疾患には，顎関節自体の炎症，智歯周囲炎，腫瘍，外傷などが考えられる。

7．口臭

自発痛あるいはそのほかの症状として，直接患者を苦痛に陥れるものではないにせよ，口臭の存在によって精神的な苦痛を被っている患者も決して少なくない。これには局所的な原因（歯周疾患，口内炎）によるもの，あるいは全身疾患に関連したものとがある。また，生理的なものとして空腹時の口臭，さらに食物摂取によるものもある。

口臭は患者自身が自覚し，症状として訴えるもの（自臭症）と，第三者（術者）が確認可能なもの（他臭症）とに分類できる。口臭を主訴として来院した患者に対しては，局所的な要因，全身疾患に関連したもの，生理的なもの，摂取した食物によるものなど，その要因を詳細に審査し，対策を講じる必要がある。

III　主な診査・検査と介助

A　診査・診療器具の準備と介助

1．診査・診療用器械，器具

歯科診療においては，以下のような診査・診療器具が使用される（図1-8）。

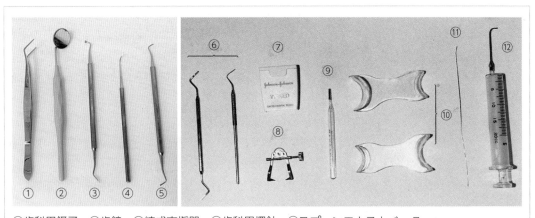

①歯科用鑷子　②歯鏡　③練成充塡器　④歯科用探針　⑤スプーンエキスカベーター
⑥歯周ポケット測定器　⑦デンタルフロス　⑧セパレータ　⑨体温計　⑩口角鉤　⑪ゾンデ
⑫洗浄用シリンジ

図1-8●診査・診療器具

①**歯科用鑷子（ピンセット）**：小綿球その他の把持，歯面の清掃あるいは把持部
　　による歯の打診などに使用する。
②**歯鏡（デンタルミラー）**：口腔内に光線を送り，直視できない部分の診査に役
　　立てるほか，舌，頬，口唇などの圧排に用いられる。
③**練成充塡器（ストッパー）**：セメントあるいは熱可塑性の充塡物（ストッピング）
　　などを窩洞に輸送する際に用いる。
④**歯科用探針（エキスプローラー）**：う窩の診査，根管口の探索などに用いる。
⑤**スプーンエキスカベーター**：う窩の軟化（感染）象牙質を除去し，う蝕の範囲
　　を知る。

　このほか必要に応じて，スケーラー，デンタルフロス（塗蠟絹糸），セパレータ（歯
間離開器），歯周ポケット*測定器，洗浄用シリンジ，ゾンデ（消息子），電気歯髄
診断器，開口器，口角鉤，舌圧子，体温計などを用意する。

2．診察

　歯科診療における診査は，次の順序で行われる。

●**問診（医療面接）**　最初に患者の主訴を聞き，発病の当初から現在に至る経過（現
　病歴）ならびに現在の状態（現症）を知る。そして過去において罹患した病名など
　（既往歴）を確かめる。
●**視診**　顔貌については，栄養状態，顔色および左右対称性を観察し，ついでに主訴
　部をはじめ，全歯列および口腔粘膜の状態を観察し，併せて開口障害の有無などに
　も注意する。
●**触診・打診**　う蝕歯において，歯科用探針などでう窩欠損の状態，知覚の有無を診

---

*歯周ポケット：生理的な歯肉溝が，歯周疾患により病的に深くなったものをいう。

査する。また，粘膜面においては，波動，硬結の有無ならびにその状態の診査をするとともに，局所リンパ節の肥大，圧痛の有無を確かめ，必要に応じて左右の示指頭をもって内外的に触診する（**双合診**）。また，歯（歯根膜）の状態を診査する際に，歯科用鑷子などで患歯を軽くたたき，これに対する疼痛の有無や打診音により診断の補助とする。

● **特殊診査**　疾患の状態を知るために，必要に応じて次のような診査を行う。

　　X線診査：歯，顎骨などの硬組織異常を知るのに有効な方法であり，そのほか歯の萌出状態，顎関節の状態なども知ることができる。

　　歯髄電気診：診断器の先端を患歯に当てて弱電流を流し，その強弱による痛覚反応により，歯髄の生死を判定する。

　　温度診：歯面に冷水または温水を注加して，これらに対する痛覚反応により，歯髄炎の状態などを知る。

　　全身状態：体温測定，唾液，血液あるいは尿検査などを行う。

　　以上の診査所見は，必ず診療録に記載するとともに，以後の診療経過をも書き入れる。ちなみに診療録は，5年間保存する義務が課せられている。

　　実体顕微鏡による診査：歯科用実体顕微鏡を用いた診査。顕微鏡の拡大，照明，記録の特徴を生かし，う蝕，根管内，歯周組織などの精密な診査が可能となる（図1-9）。

B　前処置

1．粘膜および皮膚の消毒

　　口腔内の処置の場合には，まず患歯の歯石を除去し，歯面および粘膜面を塩化セチルピリジニウム（CPC）およびアクリノールなどで洗浄後，粘膜面に希釈ヨードチンキを塗布する。外皮の手術の際には，特に髭を剃った後，前と同様に処置し，患部の皮膚面を滅菌布で覆う。

2．防湿法

　　口腔内の唾液の存在は治療の視野を妨げるばかりでなく，歯の治療，充塡時の術野を無菌的に保つことが困難となる。これが術後の感染原因，あるいは充塡物の固着を妨げることになりかねないので，唾液を排除する防湿法が必要となる。

　　簡易防湿法：綿球またはガーゼロールを歯列と頰壁との間，および下顎では舌下に挿入して，唾液などを吸湿し，湿潤すれば順次新品と交換して，常に患部を乾燥状態に保つ。

　　ラバーダム防湿法：長方形の薄いゴム片（10×15cm）の適当な部位に孔を開けて患歯を覆い，孔を通して歯冠部だけをラバー上に露出させ，その左右両側および下縁をフレームで固定する（図1-10）。この装置で患歯以外の部分はすべて覆われ，

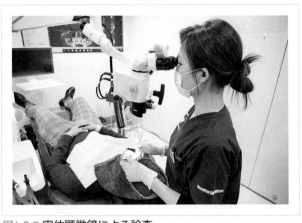

図1-9 ● 実体顕微鏡による診査

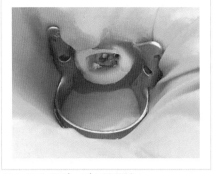

図1-10 ● ラバーダム防湿法

患部は乾燥状態が保たれる。また，これにより口腔内で使用される器具や薬剤による偶発事故を防止できる。

3．麻酔法

　歯科診療においては，処置時の痛みを除くために局所麻酔法あるいは全身麻酔法が行われる。なお日常の臨床では，局所麻酔法が多用されている。

❶ 局所麻酔法
　最も広く使用されている局所麻酔法は，次の３法である。
　表面麻酔：ペースト（ゼリー）あるいはスプレー状の比較的高濃度の麻酔液（8～10％塩酸リドカインなど）を，粘膜面に塗布する。
　浸潤麻酔：塩酸リドカイン（1～2％），塩酸プロピトカイン（3％）などの溶液を局所に注射して知覚神経を麻痺させる。
　伝達麻酔：神経叢，神経幹などで，神経の走行の途中に局所麻酔薬を作用させ，末梢からの知覚の伝導を遮断する方法。

❷ 全身麻酔法
　心身障害者，まったくの非協力児などに対しては，揮発性麻酔薬による吸入麻酔や，静脈への麻酔薬投与による鎮静法麻酔が行われてきた。特に重度心身障害者に対しては，全身管理のもとに気管挿管法による全身麻酔が行われているが，手術野と気道が重複するという特殊性から経鼻挿管法が採用される。

❸ 精神鎮静法
　20～30％の笑気（亜酸化窒素）と酸素の混合物の吸入，あるいは，精神安定薬，催眠薬などの静脈内投与によって，体動や意識を消失させることなく治療を行う方法であり，歯科治療に対して不安感，恐怖心をもっている患者に対して適応となる。

1 歯・口腔疾患の基本的知識

2 主な疾患とその治療

3 歯・口腔疾患看護の基本

4 歯・口腔疾患患者の看護

Ⅳ 主な治療と処置

1. 保存科診療

歯科臨床においては，患者の過半数は保存科の診療を受けており，文字どおり罹患歯を抜去することなく，保存処置を施すことを目的としている。

1 う蝕の処置

本症の処置はその程度，状態において一様ではない。

う蝕症第1度の場合は，エナメル質の病的組織を除去すると同時に**窩洞**を形成し，消毒および乾燥後，適当な材料で欠損部の充塡を行う。

う蝕症第2度の場合は，う窩の軟化象牙質を除去し，窩内を乾燥させた後，適当な材品を練和して窩底に塡塞し（**間接歯髄覆罩〔覆髄〕法**），窩洞形成後，適宜な充塡を施す。

急性単純性歯髄炎を併発しているときは，疼痛の状態をよく観察し，**歯髄消炎鎮静療法**として鎮静，鎮痛，消炎剤（フェノール合剤，グアヤコール，クレオソート，ユージノールなど）を貼付し経過をみる。この処置が奏効すれば，前述の覆罩法を行ったのち，充塡（修復）*を施す。

そして，う蝕などによる欠損部を充塡に適するように形成したものを窩洞とよんでいる。一般に使用される充塡（修復）材料には，次のようなものがある。

レジン充塡：硬度，耐磨耗性の点で優れたコンポジットレジンが使用されることが多い。

鋳造修復（インレー，金属冠）：窩洞から直接あるいは間接的に蠟原型（ワックスパターン）をとり，これからインレーの鋳造を行う。インレーの材料としては，金合金（14～20K），銀合金およびパラジウム合金などが使用され，インレー体は合着用セメント（アイオノマーセメント，レジンセメント）などで窩洞内に合着される。

う蝕症第3度および**第4度**の場合は，う蝕がさらに進行して歯髄（および根尖部周囲組織）に種々の病変を起こしているので，まずそれらの処置を行ったのち，最後にインレー，金属冠などで修復する。すなわち歯髄炎を起こしている場合には，鎮静後に歯髄除去療法を行う。なお除去療法に先立って，あらかじめ処置時の疼痛を除くために除痛法が行われるが，これには**麻酔法**（浸潤，伝達）がある。

歯髄の除去には，全部除去療法（**抜髄法**）と，健康な根部歯髄を残す方法である一部除去療法（**歯髄切断法**）とがある。

＊充塡（修復）：象牙質の実質，ことに歯冠の欠損部を人工的な材品を用いて補塡し，歯の諸機能を営み得るよう回復させるものである。う蝕治療ばかりでなく，広い意味での歯の硬組織欠損の後処置法であるということができる。

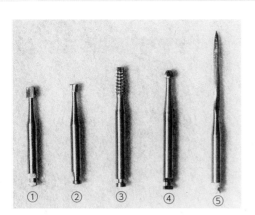

①インレー用バー　②インバーテッドコーン
バー　③フィッシャーバー　④ラウンドバー
⑤ピーソーリーマー

図1-11 ● 切削用バー

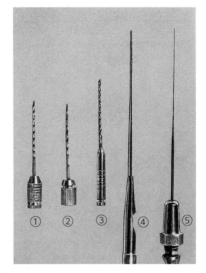

①カーのファイル　②カーのリーマー
③エンジン用リーマー　④抜髄針（クレン
ザー）　⑤根管探針（ブローチ）

図1-12 ● ファイルとリーマー

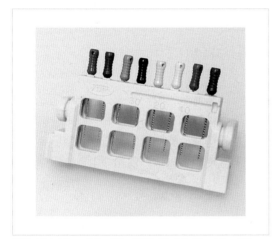

図1-13 ● ファイル（サイズを示すカラーコード）

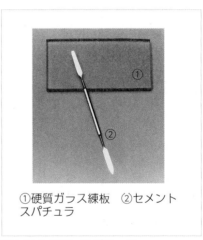

①硬質ガラス練板　②セメント
スパチュラ

図1-14 ● 練板，スパチュラ

　また，すでに根部歯髄も死滅し，根尖性歯周炎を起こしている場合は，まず根管
の清掃，消毒を図る。それには，まずリーマーやファイル（図1-11〜13）などを
用いて根管を器械的に拡大し，汚物を除去する。次に次亜塩素酸ナトリウム，エチ
レンジアミン四酢酸（EDTA）などの薬液を根管内に応用し，清掃を行う。次いで
根管を乾燥し，根管消毒薬を浸潤させた綿線維やペーパーポイントなどを包摂（根
冠の消毒）後，**仮封**し，数日放置したのち，同様の操作を繰り返す。
　なお仮封には，仮封用のガッタパーチャ製材や亜鉛華ユージノールセメント，水
硬性仮封材などが使用される。この一連の処置を**感染根管治療法**という。

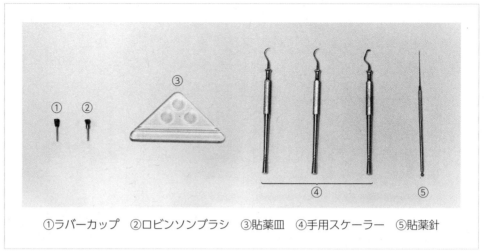

①ラバーカップ　②ロビンソンブラシ　③貼薬皿　④手用スケーラー　⑤貼薬針

図1-15 ● 歯石除去用器具

　抜髄した根管および感染根管治療を行った根管には，最終的に**根管充填**が行われる。根管充填法には糊剤根管充填と固形根管充填，およびこの両者を併用する方法がある。その後はセメント裏層を行い，適当な充填，金属冠，継続歯などを施して処置を完了する。

2 保存科用器械・器具

　保存科用の器械・器具の一例を図1-11～15にあげる。

2．口腔外科診療

　歯科臨床で，最も頻繁に行われる観血処置は**抜歯**である。口腔外科小手術としては，このほかに膿瘍切開，歯肉切除，歯根端切除，囊胞摘出，歯槽骨整形などがある。通常，う蝕症第1度，第2度および第3度のものは，前述のように保存治療を行うが，第4度のものは一部の例外を除き，抜歯が適応となる。一般に抜歯は次の手順で行われる。

　患歯部の消毒：含嗽剤で洗口させ，患歯および周囲の粘膜に希釈ヨードチンキを塗布する。

　器械・器具および薬品の準備（図1-16）：診査用具，抜歯鉗子，エレベーター，尖・彎刃刀（メス），鋭匙などを選択して煮沸消毒，高圧滅菌消毒を行う。そのほか，歯槽骨の処置を必要とするときには，骨のみ（マイセル），骨膜起子，双子鉤，木槌（マレット），骨バーなども用意する。また，ガーゼ，綿球，止血用ガーゼ，救急薬なども準備する。

　麻酔：患歯全周の歯肉部には浸潤麻酔を行う。特に歯槽骨壁の厚い下顎大臼歯部では，伝達麻酔が併用される。

　歯牙環状靱帯の切離：抜歯時，歯頸部において歯の周囲を環状に取り巻き，歯槽骨と歯とを強固に連結している組織を，尖刃刀あるいは彎刃刀で歯頸部に沿って切

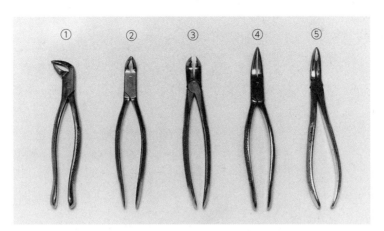

①下顎前歯用鉗子　②下顎小臼歯用鉗子　③下顎大臼歯用鉗子　④残根鉗子
⑤智歯用鉗子

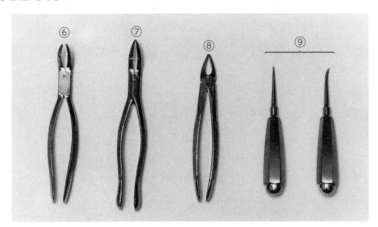

⑥上顎大臼歯用鉗子　⑦上顎小臼歯用鉗子　⑧上顎前歯用鉗子　⑨エレベーター

図1-16 ● 抜歯用器具

離する。

　歯の抜去：患歯に適合する鉗子を用い，嘴部を歯頸部に当て強く把握（にぎる）し，抵抗の少ないほうに牽引（引っ張る）して脱臼させ，抜去摘出する。また，残根の場合には主としてエレベーターを用い，先端を歯根と歯槽骨縁との間に差し入れて脱臼させたのち，残根鉗子を使用して抜去摘出する。

　後処置：抜歯後は直ちに歯根の数や破折の有無を確かめ，根端病巣がある場合には，鋭匙で抜歯窩を搔爬する。処置後，滅菌ガーゼ塊を置き，数分間かませ，止血を図る。なお，止血が困難なときには，適当な止血法を施す。

　歯の崩壊がはなはだしいときや，歯根の破折をきたしたような場合，そのほか埋伏歯，下顎智歯（近心傾斜位に萌出したものや水平位に埋伏したもの）などの際には，通常の方法による抜歯が非常に困難なことが多い。このような場合には，患歯周辺の歯槽骨を除去し，タービンなどで歯をあらかじめ分離し，エレベーターで患

歯を脱臼させた後，適当な抜歯鉗子を用いて摘出する。

3．補綴科診療

　歯科補綴は，う蝕症第3度以上で歯冠崩壊が著しいときに，**金属（クラウン）**，**継続歯**などで歯冠を修復したり，欠損部位を**床義歯**あるいはブリッジ（**架工義歯**）で補綴し，咬合を回復させるものである（図1-17〜19）。補綴物の作製は歯科医師および歯科技工士＊の手によって行われるが，これに先立って，まず歯および顎堤（上顎の場合には口蓋も）の型をとり（**印象採得**），これを基にして模型を作製する。したがって，介補者としては，この印象や咬合採得のときに介助が必要である。また，骨に直接的に植立した人工歯根（インプラント）によって審美的，咬合機能の改修を図ることもある。

4．矯正科診療，小児歯科診療

　矯正科診療とは，混合歯列期の児童から永久歯列期の比較的若年者の患者につき，歯列の矯正を行うものであって，印象採得，診断，矯正装置の作製・装着，経過観察などがその主体となる。

　使用器具には，種々の矯正用線（ワイヤー）を屈曲させるためのプライヤーや，また床矯正の場合には補綴診療と同様の印象材料が必要とされる（図1-20）。

　小児歯科診療の内容は，対象となる者が小児で，ほとんどが保存診療に属するものであり，しかも，患歯のほとんどが乳歯であるという特殊性を有している。このため診療室の設備，機器なども，相対的に小型となっている。

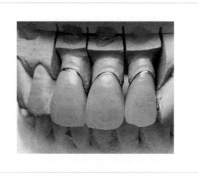

図1-17 ● 前歯部の補綴処置の一例
　　　　（メタルボンドクラウン）

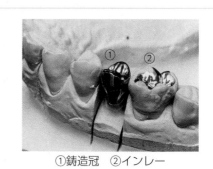

①鋳造冠　②インレー

図1-18 ● 作業用模型と補綴物

＊**歯科技工士**：歯科医療に用いられる補綴物，充塡物，または矯正装置を作製，修理，加工することを専門に行う職種。その資格は，歯科技工士法に定められている。

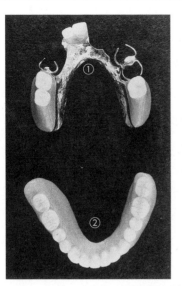

①上顎の一部金属床義歯（局部床義歯）
②下顎の全部床義歯（総義歯）

図1-19 ● 床義歯の一例

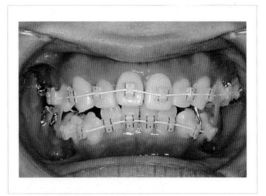

図1-20 ● 装着された矯正装置

> **学習の手引き**
>
> **1.** 歯の形態，構造，機能について整理しておこう。

第１章のふりかえりチェック

次の文章の空欄を埋めてみよう。

1 歯の構造

歯は ［ 1 ］，［ 2 ］，［ 3 ］，［ 4 ］から構成されている。

2 防湿法

口腔内の唾液は，術後の ［ 5 ］ 原因，［ 6 ］ を妨げることになりかねないため，唾液を排除する防湿法が必要となる。防湿法には ［ 7 ］，［ 8 ］ がある。

3 歯科補綴

補綴は，う蝕症 ［ 9 ］ 度以上で歯冠崩壊が著しいときに，［ 10 ］（［ 11 ］），［ 12 ］ などで歯冠を修復したり，欠損部位を ［ 13 ］，［ 14 ］ で補綴し，［ 15 ］ を回復させることである。

1 歯・口腔疾患の基本的知識

2 主な疾患とその治療

3 歯・口腔疾患看護の基本

4 歯・口腔疾患者の看護

第 **2** 章 主な疾患とその治療

▶ **学習の目標** ●主な歯・口腔疾患の原因・症状・治療の概要を理解する。

A 歯の疾患

　歯の疾患は**硬組織の疾患**と**軟組織の疾患**とに分けられる。

　歯の硬組織疾患は外傷性損傷，う蝕，先天性疾患とに大別される。

　歯の軟組織は歯髄，歯根膜，歯肉の３部からなっている。そして歯髄および根尖部の歯根膜の疾患は，主としてう蝕に継発するが，歯肉疾患は歯根膜疾患に継発する場合と原発する場合とがある。

1．外傷性損傷

1 歯の破折（図2-1）

　主として機械的作用で起こるもので，その原因は特に硬固な食物の咀嚼による場合もあるが，多くは衝突，打撲などのために強い外力が，直接または間接的に歯や顎骨に加わったことによる。破折は通常，歯冠部であることが多いが，外力が強大なときには歯根部にも及び，歯髄を露出させることもまれではない。そのうえ顎骨骨折をも併発する場合がある。

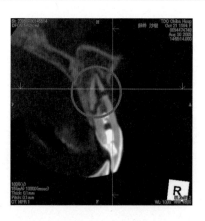

図2-1 ● 歯の破折（CT像）

2 **歯の脱臼**

　歯に強い外力が加わったことにより，歯槽から抜け出したものを**完全脱臼**，まだ歯槽内にあって動揺しているものを**不完全脱臼**とよぶ。

3 **磨耗症**

　機械的作用が同一箇所に繰り返し加わり，硬組織が摩滅するものをいう。その原因としては，たとえば歯ブラシ，義歯鉤（クラスプ）*，パイプなどの常用者のほか，裁縫，靴縫，畳などの特殊な職業従事者の歯にもみられる。

4 **咬耗症**

　長年にわたる咀嚼により，あるいは歯ぎしりの習癖者の前歯切端部や臼歯咬合面に現れる一種の磨耗症である。

5 **酸蝕症**

　硝酸，硫酸などの強酸類を扱う工場では，蒸発する酸のために前歯部歯冠が脱灰されて固有の色沢を失い，もろい歯質となることがある。

　以上の歯の外傷の処置は，その程度によって必ずしも一様ではないが，小欠損の場合には充塡，また，欠損が大きい場合には被覆冠とする。なお，脱臼に対しては再植術を行うか，あるいは抜歯して補綴処置を施す。

2．う蝕症

　う歯（むしば）とよばれ，歯の疾患中最も多い疾病で，わが国の70〜80％の者が本症に侵されている。

● **原因**　本症は細菌性の疾患で，原因菌の代表として，ストレプトコッカス・ミュータンス，ストレプトコッカス・サングイス，ストレプトコッカス・サリバリウスなどがあげられる。これらはいずれも口腔内に常在する菌で，歯垢を形成するとともに，歯面に付着した食物残渣（主として炭水化物）を分解する。そして分解産物として生じた酸によって，歯の中のカルシウムが失われることにより，う蝕が発生するとされている。なお，う蝕の発生には，いくつかの発病因子が指摘されており，これらが複雑に関与している。また，う蝕は清掃しにくい歯冠の小窩あるいは裂溝，隣接面および歯頸部に好発する。

● **症状**　一般にはう蝕はまずエナメル質から起こり，脱灰のために歯面は灰白色や黄褐色となり，また，溝の部分では黒色を呈するが，この程度ではほとんど自覚症状がない。う蝕がさらに深部まで進んで象牙質にまで達すると，冷熱に対して過敏となる。そして無機質が崩壊し，後に残った有機性基質が融解するにつれて軟弱となり，これを**軟化象牙質**とよぶ。

　う蝕がさらに深部に進むと理化学的刺激に加え，歯髄に細菌感染をきたして歯髄疾患を起こし，種々の臨床状態を呈するようになる。

＊**義歯鉤（クラスプ）**：一部の歯の欠損部の顎堤上を義歯床で覆い，その上に人工歯を付けたものを局部（部分）床義歯という。これを口腔内の残存歯を利用して保持する装置として用いられるバネ（鉤）をいう。

1　歯・口腔疾患の基本的知識

2　主な疾患とその治療

3　歯・口腔疾患看護の基本

4　歯・口腔疾患患者の看護

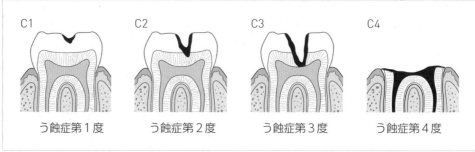

図2-2 ● う蝕症の程度

●**分類** 臨床上, う蝕はその状態により, 次のように分類されている。

①う蝕に侵された組織の別により, それぞれ**エナメル質う蝕**, **象牙質う蝕**, **セメント質う蝕**とよばれる。

②う蝕の発生部位により, その歯面の名称をつけ**咬合面う蝕**, **隣接面う蝕**, **歯頸部う蝕**などとよばれる。

③う蝕の深さにより**浅在性う蝕**と**深在性う蝕**とに区別される。

④う蝕の進行速度により**慢性う蝕**および**急性う蝕**の別がある。

⑤う蝕の進行程度により第1度から第4度に分類される(図2-2)。これは最も一般的な分類で, 口腔診査などにも用いられ, おのおのC1, C2, C3, C4の記号で表される。たとえば $\overline{6|}$ C3は, 下顎左側第1大臼歯, う蝕症第3度を示す。

• **う蝕症第1度**:エナメル質を主体とするう蝕。

• **う蝕症第2度**:う蝕がさらに進行し象牙質の大部分にまで進み, 時には冷温に反応し, 軽度の疼痛を示すことがある。

• **う蝕症第3度**:う蝕がさらに歯髄腔にまで進行した状態, 歯髄や根尖部歯周組織に病変が発現する。

• **う蝕症第4度**:歯冠の大部分が崩壊し, 人工的な歯冠の回復が不可能となったもので, 根尖部に病変を伴っているものが多い(**残根**)。

3. 先天性疾患

以上の歯牙硬組織疾患のほかに, 特殊なものとして歯の形態異常, 歯の変色がある。そのなかで歯冠に認められる代表的なものとして, 先天性梅毒によるもの, 歯のフッ素症(斑状歯)あるいはテトラサイクリン系の抗菌薬による変化などがある。

4. 歯髄疾患

本疾患は臨床上, 次のように分類できる。

1 急性歯髄炎

急性単純性歯髄炎:冷温に反応し, あるいは間欠性の自発痛を訴える。

急性化膿性歯髄炎:激痛が持続するとともに, 特に夜間就寝時に著しい。

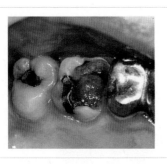

図2-3 ● 増殖性歯髄炎

　急性壊疽性歯髄炎：髄室を開放すると，顕著な壊疽臭と痛みがある。なお慢性型のものは，痛みがほとんどない。

2 慢性歯髄炎

　慢性潰瘍性歯髄炎：髄室とう窩とが交通し，歯科用探針を用いた触診により疼痛を訴えるが，自発痛はあまりない。

　慢性増殖性歯髄炎：う窩には歯髄より肉芽組織が増殖して形成された，有茎性の息肉が形成（歯髄ポリープ）されている。自発痛はないが，触診で疼痛を訴え，出血しやすい（図2-3）。

3 その他

　歯髄壊死：特に歯の外傷などによって歯髄が死滅した状態。冠部歯髄だけでなく，根部歯髄まで全部死滅していることもある。細菌感染はない。また，特に痛みもない。歯の変色を伴うこともある。

　歯髄壊疽：壊死した歯髄に感染をきたしたもので，壊疽臭が著しい。

5．歯周組織疾患

　歯が外傷を受けたときや，充塡物が高過ぎて咀嚼圧が強く加わった際には，歯根膜が全体的に急性の単純性炎症を起こす。患歯は打診に反応し，咀嚼時に疼痛を訴え，若干の弛緩・動揺を示すようになる。

　さらに歯周組織疾患の発生部位は，根尖部と歯肉辺縁部とに区分される。そして両者共に，急性および慢性の症状を現す。

1 根尖性歯周炎

　急性単純性根尖性歯周組織炎：歯への外力（外傷）によって，あるいは歯髄の炎症が，根尖孔を通じて歯根膜に及んで起こる。また，根管内に応用した薬剤などの刺激により起こることもある。そのため患歯は浮いたような感じ（挺挙感）があり，咀嚼により，また，打診によっても疼痛を訴え，かむことが困難となる。

　急性化膿性根尖性歯周炎（急性歯槽膿瘍）：歯髄壊疽に陥った患歯では，根尖孔を通じて根尖部の歯根膜に細菌の感染をきたし，本症を起こすことが多い。患者は2～3日続く激痛に悩み，患歯は浮いた感じとなり，咀嚼が困難となる。末期には骨膜下膿瘍や歯肉膿瘍を形成し，根尖部歯肉が腫脹，疼痛を訴える。そのうえ発熱

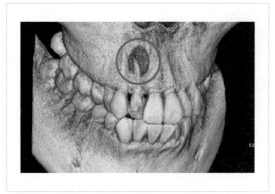

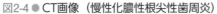

図2-4 ● CT画像（慢性化膿性根尖性歯周炎）

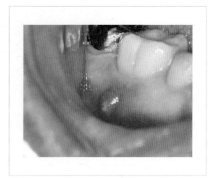

図2-5 ● 瘻孔

をみることがある。

　慢性化膿性根尖性歯周炎（図2-4）：急性膿瘍が自然に，または外科的処置を加えることによって歯肉への経路が形成され表面に開口すると，瘻孔（fistel, sinus tract）（図2-5）が形成され疼痛が寛解して本症に移行する。また，急性症状を伴うことなく歯髄疾患から根尖孔を通じて，根尖部に慢性的に化膿をきたす場合もある。

　本症は咀嚼に際して鈍痛を訴える程度で，自発痛はほとんどない。

2　歯周病（図2-6～9）

　本症はう蝕とともに，最も多くみられる口腔内疾患で，幼年者を除きあらゆる年齢層に好発する。歯周病のほとんどのものは，プラーク（歯垢）中の細菌が原因となった炎症性疾患である。これらは歯肉炎と歯周炎とに大別される。歯周病にはこのほかに，咬合異常が原因となって惹起される咬合性外傷が含まれている。

1）歯肉炎

　本症は炎症が歯肉に限局し歯周組織の破壊が認められないもので，厳密にはほかの部分に炎症が波及していないものである（図2-10）。

● **原因**　歯肉に加わる軽度な慢性刺激，すなわち歯垢，歯石および歯頸部の不適合な補綴物，充塡物などがあげられる。

● **症状**　歯肉炎は暗赤色に発赤，腫脹し，わずかな刺激で出血する。なお本症を放置すると，辺縁性歯周炎に移行する。

2）歯周炎

● **原因**　全身的原因と局所的原因とに分けられる。

　全身的原因としては，糖尿病，痛風などの代謝障害，ビタミン欠乏症（特にA，C），内分泌障害，萎黄病*，悪性貧血などがあげられる。いずれも歯周組織の栄養不良の結果が，本疾患の素因となるといわれている。

　局所的原因としては，歯石，歯垢などの沈着物，歯頸部が不適合な被覆冠や充塡

＊**萎黄病**：鉄欠乏性貧血のことで，慢性の低色素性小球性貧血である。

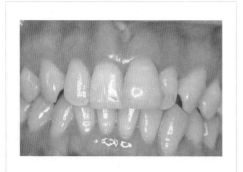

図2-6 ● 健康な歯肉

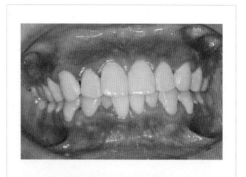

図2-7 ● 軽度歯周病

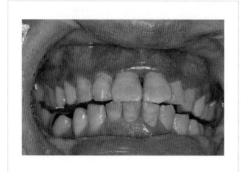

図2-8 ● 中等度歯周病

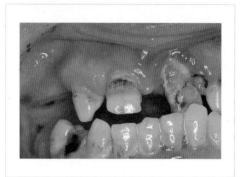

図2-9 ● 重度歯周病

物による局部の機械的刺激，細菌感染ならびに義歯鉤<ruby>義歯鉤<rt>ぎしこう</rt></ruby>や架工<ruby>架工<rt>かこう</rt></ruby>義歯などによる歯の過重負担があげられる。

● **分類**　歯周病の分類は，研究の進歩と共に変化している。表2-1に，日本歯周病学会（2006年）による歯周病の総合的分類（歯周疾患の分類）を示す。

● **処置**　本症の処置は，その程度により一様ではない。進行し重症の際には，歯の保存処置が困難となり，通常抜去の対象となる。したがって，保存的処置は，比較的初期までのものについて行われる。本症の原因が全身的な場合には，当然内科的療法も併せて行われなければならない。

表2-1 ● 歯周病の分類

Ⅰ 歯肉病変	Ⅲ 壊死性歯周疾患
1．プラーク性歯肉炎	1．壊死性潰瘍性歯肉炎
2．非プラーク性歯肉炎	2．壊死性潰瘍性歯周炎
3．歯肉増殖	Ⅳ 歯周組織の膿瘍
Ⅱ 歯周炎	1．歯肉膿瘍
1．慢性歯周炎	2．歯周膿瘍
2．侵襲性歯周炎	Ⅴ 歯周─歯内病変
3．遺伝疾患に伴う歯周炎	Ⅵ 歯肉退縮
	Ⅶ 咬合性外傷

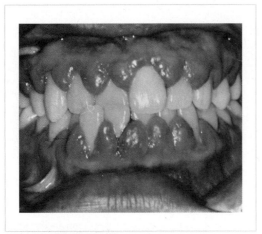

図2-10 ● 薬物性歯肉炎

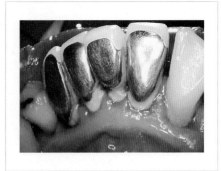

図2-11 ● 歯石の沈着

3 歯垢と歯石

　　歯垢や歯石などの歯面沈着物は，次のような機転で形成される。日常の口腔清掃が不十分であると，食片は歯の歯頸部や窩溝部，隣接面間などに粘着し，口腔内細菌，唾液などと合して軟泥状になり，停滞することになる。これを**歯垢**とよんでいる。

　　次いで唾液中に溶解しているカルシウムなどが，歯垢中に徐々に層を成して沈殿するとともに，歯垢を形成している菌体そのものが石灰化し，固形状となり**歯石**を形成するに至る。

　　歯石は，初め淡黄色か淡褐色で，石灰様の硬度を有するが，年月を経るに従って次第に硬くなり，その除去も困難となる。歯石は，あらゆる歯に沈着するが，特に下顎前歯部の舌面や上顎大臼歯部の頬面などの，唾液腺の開口部付近に著明に認められる（図2-11）。

4 顎骨骨髄炎

　　骨髄炎とは，骨（骨髄）の中に細菌が侵入し炎症を起こしたものである。原因としては根尖性歯周炎や歯周炎が知られる。時に重篤な症状を惹起し，全身状態の悪化を招くことがある。

5 上顎洞炎

　　上顎骨内に存在する副鼻腔に感染が波及し，炎症を惹起した状態である。原因の１つに，上顎洞に近接した上顎歯の根尖性歯周炎があげられる。

B　口腔粘膜疾患

1 感染症

1）真菌性疾患

　　口腔カンジダ症：真菌（カビの仲間）のカンジダ・アルビカンスによって起こる感染症。口腔粘膜に灰白色，乳白色の斑点の付着として認められる。本症は日和見

感染症の一種であり，近年，ヒト免疫不全ウイルス（HIV）感染症の付随疾患としても注目されている。口腔粘膜の痛みや瘙痒感を伴う。治療には口腔内清掃，抗真菌薬の塗布，含嗽，内服を行う。原疾患の特定・確認も必要である。

2）　ウイルス性疾患

ウイルス性疾患にはヘルペス性口内炎，帯状疱疹，ヘルパンギーナなどがある。

2 　**口内炎**

主な口内炎の症状と特徴，原因を表2-2に示す。

● **アフタ性口内炎**（図2-12）　アフタは直径数mm大の円形の浅い潰瘍で，潰瘍の表面は灰白色〜黄白色の偽膜で覆われ，潰瘍には紅い縁取りが認められる。強い痛みや灼熱感を訴える。特に慢性再発性アフタはベーチェット病の一症状として知られ

表2-2 ● **主な口内炎の症状と特徴，原因**

口内炎	症状と特徴	原因
アフタ性口内炎	周囲粘膜と境界を有する潰瘍を形成。潰瘍面には白色の偽膜を形成し，時に出血。強い接触時痛や熱感を呈する。繰り返し発症するものは「再発性アフタ性口内炎」とよばれる。	外傷，免疫力の低下，全身性の疾患に併発する（ベーチェット病，潰瘍性大腸炎など）。
急性壊死性潰瘍性口内炎（ANUG）	ワンサン口内炎，塹壕口内炎。歯肉辺縁の壊死と潰瘍形成を特徴とする歯肉炎で，強い痛みや出血，時に悪口臭などを伴う。発熱，リンパ節の腫れ，倦怠感などの全身の症状を示すことがある。	口腔清掃不良，栄養不良，ストレス。スピロヘーターや通常の口腔内細菌が引き金となる場合もある。
カタル性口内炎	境界が不明瞭な粘膜の腫脹や発赤。熱感や小水疱が形成されることもある。食物に沁みる，時に味覚異常を訴える。	入れ歯の鉤，う蝕歯の鋭縁，外傷，矯正装置の鋭縁。免疫力の低下。
カンジダ性口内炎	口腔粘膜に白色の偽膜形成や白苔の形成。広角部の亀裂。灼熱感や味覚障害が生じることがある。	口腔内清掃不良。免疫力の低下。カンジダ（真菌）の感染。
ニコチン性口内炎	発赤，粘膜の角化。自覚症状はほとんどない。がん化する可能性も指摘されている。	常習的な喫煙習慣による。

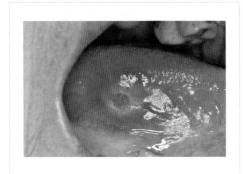

図2-12 ● **アフタ性口内炎**

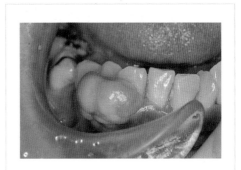

図2-13 ● **エプーリス**

ている。副腎皮質ステロイド軟膏薬の塗布やパッチ剤を応用する。痛みが強い場合，内服薬を用いるが特に処置を加えなくとも1週間程度で自然に治癒する。

3 **エプーリス**（図2-13）

　歯肉に生じる有茎性，非腫瘍性の腫瘤性病性歯頸部や歯間部に生じることが多い。20〜30歳代の女性に多くみられるとされる。

4 **その他**

　そのほかには手足口病，白板症，紅板症，扁平苔癬，口腔乾燥症などの口腔粘膜疾患がある。

C　歯および口腔粘膜疾患の継発症

1 **顎骨骨炎**

　急性歯槽膿瘍や，智歯周囲炎などの際に，歯肉内あるいは骨膜下にたまった膿汁が骨膜に沿って広く蔓延すると，急性の骨膜炎を起こす。また，顎骨内に浸潤すると骨髄炎を併発し，重い症状を現す。骨髄炎では，その症状が原因歯だけにとどまらず周囲の歯も動揺し，激しい自発痛，打診痛，歯肉の腫脹を伴い，高度の発熱に苦しむ。そして経過が長期に及べば，急性症状は慢性に移行し，腐骨を形成する。一方，この時期には種々の型の膿瘍（皮下膿瘍，流注膿瘍）を形成し，特に重症の場合には敗血症を継発して，致死的転帰をとることもある。

2 **蜂巣炎**

　本症は患歯の周囲に形成された膿瘍が歯肉部に進行せず，組織間隙にび漫性に浸潤蔓延した結果，発現するものである。一般に上顎歯の歯槽膿漏や歯肉膿瘍から起こった場合には，外頬部が高度に腫脹し，皮膚は発赤し光沢を放ち，激痛を伴い発熱をきたす（頬部蜂巣炎）。これに対して患歯が下顎の場合には，膿汁は口腔底の方向に流注し，顎下の外皮が前者と同様の症状を呈する（口腔底蜂巣炎＝ルートヴィッヒ・アンギーナ）。そして放置すれば，顎骨骨炎の場合と同様に敗血症を起こす危険性がある。

3 **顎下・頤下リンパ節炎**

　一般に歯および歯周組織の急性炎症の際，これら所属のリンパ節は腫大，硬結して痛みを訴えるが，高度のときは急性あるいは慢性の化膿性炎症を起こす。通常は冷湿布法を施し，原因疾患の治療に重点を置くが，すでに膿瘍を形成し，波動を触れるものは直ちに切開して排膿を図る。

D　顎骨の損傷（骨折）

　上・下顎の骨は，いずれも打撲，衝突，墜落などの外力により，しばしば損傷を受けやすい。そして歯槽骨の損傷は，歯に加わった外力が原因となり，通常，歯の損傷や脱落，脱臼をも伴う。

　顎骨骨折は離断の状態により，完全骨折と不完全骨折とに大別される。完全骨折では，その破折面が完全に離断し，両骨片は移動性となるため，上下の咬合状態が著しく不正となり，咀嚼困難または不能をきたす。不完全骨折は亀裂（ひび）を生じ，骨折線に沿って強い痛みを訴えるが，咬合状態の変化はみられない。

E　神経性疾患

　口腔ならびにその付近に現れる神経性疾患としては，三叉神経および顔面神経の神経痛，神経炎，神経痙攣，神経麻痺などがある。このなかでも三叉神経痛と顔面神経麻痺が，歯科臨床上最も関連が深い。

F　唾液腺疾患

　唾液腺の主なものには耳下腺，顎下腺，舌下腺があり，これらに種々な疾患がみられる。

1 唾液腺の炎症

　歯性急性耳下腺炎：本症には下顎枝の骨膜炎，骨髄炎，あるいは上顎大臼歯による顎骨周囲蜂巣炎に継発するものである。耳下腺は腫脹し，疼痛が顕著で，耳鳴り，難聴を訴える。この部の炎症からは，脳膜炎，敗血症などを起こしやすいとされている。

　流行性耳下腺炎：本症は俗におたふくかぜとよばれ，主として小児に現れる感染症の一種で，原因病原体はムンプスウイルスである。

　一般的には39℃前後の発熱と著しい耳下腺部の腫脹を発現するが，特に重篤となるものではなく，予後は良好である。

　舌下腺炎，顎下腺炎：これらの疾患は，歯の疾患に関連する化膿性炎症，唾石あるいは口内炎などに継発して起こることが多く，特に舌下腺炎はその頻度が高い。両疾患ともに口腔底蜂巣炎と似た症状を示す。治療法はほかの化膿性炎の場合と同様である。

2 唾石症

　唾液腺または唾液腺排泄管内に生じた結石を唾石とよび，これを原因として起こる症候群を唾石症という。

3 ガマ腫

　本症は，舌下あるいは顎下唾液腺排泄管の閉鎖によって発生する貯留嚢胞の一型である。

4 粘液嚢胞 （図2-14）

　粘液腺排泄管の癒着，閉鎖などにより起こる貯留嚢胞の一型で，下唇，頬粘膜，舌下面に多発する。多少の不快感を示すが無痛的であり，嚢胞の摘出により治癒する。

1 歯・口腔疾患の基本的知識

2 主な疾患とその治療

3 歯・口腔疾患看護の基本

4 歯・口腔疾患患者の看護

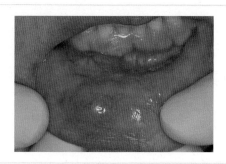

図2-14 ● 粘液嚢胞

G　口腔の腫瘍

1．良性腫瘍

　　口腔内に発生する良性腫瘍は，その成因により歯原性腫瘍と非歯原性腫瘍とに区別される。

1　歯原性腫瘍

　　歯牙腫（オドントーマ）：歯冠や歯根など，歯の硬組織の全部あるいは一部よりなる実質性の塊で，顎骨内に徐々に発育し，強靱な結合組織に被覆されている。

　　エナメル上皮腫（アメロブラストーマ）：胎生時のエナメル上皮の異常発育によるもので，歯牙腫と異なり石灰化することなく，長く胎生時の構造を示す。顎骨を広範囲にわたり破壊するため，歯は動揺をきたし，歯列不正を起こす。本症は主として下顎骨に発生し，顎骨が羊皮紙様感を呈し，膨隆する。

2　非歯原性腫瘍

　　直接，歯の組織に関係なく，顎骨や口腔粘膜に発生する腫瘍である。発育が緩慢で，その予後が良好なものをいう。

　　①線維腫，②乳頭腫，③脂肪腫，④骨腫，⑤リンパ管腫，⑥内皮細胞腫，⑦血管腫，⑧唾液腺腫，⑨皮膚様嚢腫，⑩線維筋腫などがある。

2．悪性腫瘍

　　悪性腫瘍は発生母地の組織により，上皮性のがん腫と非上皮性の肉腫に分類される。口腔領域の悪性腫瘍はほとんどががん腫であり，なかでも扁平上皮がんが多数を占める。がん腫はその発生部位によって歯肉がん，舌がん，口唇がん，口腔底がん，頬粘膜がんなどに分類されるが，舌がんの発生頻度が高いといわれる。進行が早く，周囲との境界が不明瞭で硬結を伴う潰瘍には注意が必要である。

　　そのほかには，悪性黒色腫，悪性リンパ腫，唾液腺腫瘍（悪性）などがある。

　　処置には，外科手術，放射線療法，抗がん剤による化学療法が行われるが，進行

型のものではリンパ節転移を経て肺，骨，肝臓などの遠隔臓器に転移し重篤な症状を呈する。

H　囊胞形成疾患

顎骨内に囊胞を形成する疾患には，炎症性のものと非炎症性のものとがある。

1　濾胞性歯（牙）囊胞

正常または過剰な歯が，発育の途上または完成したのちに萌出することなく，顎骨内に埋伏している場合に発生する。本症は貯留性囊胞の一型で，母指頭大～鶏卵大に歯槽骨の膨隆をきたす。

2　歯根囊胞

この囊胞は根尖性歯周炎に継発するもので，内壁は炎症性肉芽組織で上皮により裏層され，内部に液体を貯留する。歯の歯頸部または歯根の一側に囊胞の形成をみる場合には，歯周囊胞または根側囊胞という。

なお，これらのほかに球状上顎囊胞，正中囊胞，切歯管囊胞などがある。

学習の手引き
1. 主な歯・口腔疾患と，その治療法を結びつけて覚えておこう。
2. 歯・口腔疾患の主な症状と病態生理について復習しておこう。
3. 歯科の診査・診療で用いられる主な器械・器具には，どのような種類があるか整理しておこう。
4. 歯科診療の前準備，消毒法，防湿法，麻酔法の基本を復習しておこう。
5. 保存科診療の処置と治療法を理解しておこう。

第2章のふりかえりチェック

次の文章の空欄を埋めてみよう。

1　う蝕症

う蝕症は細菌性の疾患で，原因菌は [1]，[2]，[3] などがあげられる。

2　歯周病

歯周病のほとんどは，[4]（[5]）中の細菌が原因となった炎症性疾患で，これらは [6] と [7] に大別される。

3　アフタ性口内炎

アフタは直径数mm大の浅い [8] である。慢性再発性アフタは [9] の一症状として知られている。

■歯・口腔疾患患者の看護

第**3**章 歯・口腔疾患看護の基本

▶学習の目標　●歯・口腔疾患患者の特性と看護の役割を理解する。

1．口腔の特徴

　口腔は歯，舌，頬粘膜，口腔底，口蓋に囲まれた粘膜組織および上顎・下顎，顎関節，唾液腺などからなる。口腔内は一定の温度（体温）と湿度が保たれ，常在菌が存在し，健康状態や保清状態の影響を受けながらそのバランスを保っている。また，知覚鋭敏な粘膜に囲まれており，口腔疾患のみならず，全身疾患，他領域疾患の影響が早期に出現しやすい。そのため，日頃からの注意深い観察やケアにより，異常の早期発見や予防が可能な部位である。

2．口腔機能

　口腔には大きく分けると，生命維持と生活の質（quality of life；QOL）保持の2つの機能がある（図3-1）。生命維持を担う機能には，気道の入口として空気の通り道となる呼吸機能，そして食物摂取による栄養補給や唾液，気道分泌物の嚥下にかかわる摂食嚥下機能がある。QOL保持を担う機能には，コミュニケーション手段としての言語機能，容姿などのボディイメージにかかわる審美的機能，味覚・触覚・痛覚を感じる感覚機能がある。

3．患者の特徴

　歯・口腔疾患は単純な歯科治療から悪性疾患の集学的治療，生活支援など，乳幼児から高齢者まであらゆる年齢層の患者が対象となる。

4．看護の役割

　歯・口腔疾患患者の場合，疾患や治療に伴う機能障害（摂食嚥下障害，言語障害，呼吸障害など）のリスク，顔貌の変化，治療の長期化による経済面や生活への影響など，身体面だけでなく精神面や社会面も含めて，全人的に患者理解を深めることが大切である。以下，歯・口腔疾患に特有の看護の役割をあげる。

- 患者層は幅広いが，特に高齢者や低年齢児，心身に障害がある患者の場合は，治療の前・中・後と継続的な視点をもち，安楽な姿勢や身の回りの世話，生活

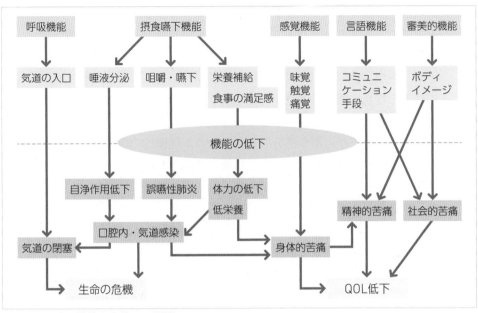

図3-1 ● 口腔の機能と身体への影響

指導など，より個別性を考慮した看護が必要となる。

- 歯科治療用ユニット（図3-2）をはじめ，特殊な機器や器具が用いられるため，診療内容に応じた物品の準備や熟練した介助技術は，患者の不安や苦痛軽減，安全管理に不可欠であり，診療時間の短縮にもつながる。
- 口腔内の診察や治療では言葉で苦痛を伝えられないため，顔色や表情，末梢循環や腕や肩の緊張など，全身に目を向けて観察に努める。また，苦痛時は手を上げるなどの合図を事前に共有して，異常の早期発見に努める。
- 処置中の急変，救急時には冷静な判断と速やかな行動が重要となるため，日頃から知識の習得と訓練に取り組むことが大切である。

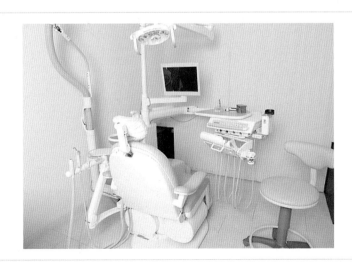

図3-2 ● 歯科治療用ユニット

- 口腔内の診療や処置では唾液や血液に接触する機会があるため，常に感染予防を意識して，スタンダードプリコーションの知識をもって行動する。
- 疾患や治療により口腔機能に障害が生じる場合，患者は身体的苦痛だけでなく，不安，焦燥，落胆などの複雑な精神的苦痛を抱えることを理解する。
- 口腔内の症状は軽視されやすく増悪するまで受診しなかったり，治療開始後も症状の軽減により中断し，増悪を繰り返すこともある。口腔内は，意識することでセルフケアが可能な部分でもあるため，健康への意識が高まりやすい診断時は動機付けに良い機会である。口腔疾患は全身的な健康に影響があることを理解してもらい，具体的なケアの方法を説明していく。
- ケースに応じて言語聴覚士，栄養士，医療ソーシャルワーカーなど多職種と連携して患者の苦痛緩和に努める。長期化する治療による経済的負担に対しては，社会資源や制度に関する情報提供が必要となる。

学習の手引き

1. 歯・口腔疾患患者の特徴を理解して，看護の基本事項をまとめてみよう。

第3章のふりかえりチェック

次の文章の空欄を埋めてみよう。

1 診察・治療中の観察

　口腔内の診察や治療では言葉で苦痛を伝えられないため，　1　や　2　，　3　や　4　など，　5　に目を向けて観察に努める。

2 多職種連携

　ケースに応じて　6　，　7　，　8　など多職種と連携して患者の苦痛緩和に努める。

■ 歯・口腔疾患患者の看護

第 **4** 章　歯・口腔疾患患者の看護

▶**学習の目標**　　●歯・口腔疾患患者の急性期・慢性期の看護を学ぶ。
　　　　　　　　　●歯・口腔疾患の主な症状とその看護を学ぶ。
　　　　　　　　　●歯・口腔疾患の治療・処置に伴う看護について学ぶ。
　　　　　　　　　●主な歯・口腔疾患患者の看護の実際を学ぶ。

Ⅰ 経過別看護

1．急性期の看護

　歯・口腔疾患の手術は主に顎口腔領域で行われ，保存的歯科診療が過半数を占める。口腔外科診療・処置においては創部の安静保持が困難な状況もあるため，全身状態および呼吸障害，出血・感染などの異常の早期発見・対応が重要となる。

●**外傷**　外傷は交通事故，転倒，打撲などによるものが多い。急な状況での発生となるため口腔領域の外傷部および全身状態の観察，苦痛や不安の緩和に努める。また，交通事故や重度の打撲の場合は顎骨以外の部位の受傷も多く，頭部外傷など他領域の損傷の状況に応じて治療や処置が変わることを理解しておく。

●**急性化膿性炎症**　免疫力が低下しているときに発症しやすく，顎部の急激な腫脹，激痛，発熱，開口制限，摂食障害を主訴に受診することが多い。検査や処置の補助，服薬指導や食事，入浴，口腔内保清など，個別の具体的な生活指導を行う。

●**出血**　緊急受診が多く，速やかに出血部位・程度の確認，圧迫止血や吸収性止血薬の挿入，縫合介助を行う。処置後は，再出血への対処，食事などの生活指導を行う。

●**誤飲，熱傷**　誤飲，熱傷では状況に応じた救急処置が必要となるため，誤飲物の確認，熱傷の原因や程度を把握し，医師の指示のもと迅速に対応する。

2．慢性期の看護

　歯・口腔疾患は歯科治療のみならず，手術療法，放射線療法，化学療法などを経て慢性的経過をたどるものが多い。摂食嚥下障害，呼吸障害，言語障害などの機能障害が予測される場合は，機能維持と回復を目的としたリハビリテーションが早期

から導入されるため，病状に応じたセルフケア行動が継続できるよう支援する。

● **歯周疾患**　歯周疾患は，病巣が歯肉に限局した歯肉炎と，歯根膜や歯槽骨の破壊が生じた歯周炎に分類される。「平成28年歯科疾患実態調査」によると，歯周疾患は35歳以上の3人に2人が罹患する身近な疾患である。口腔内の清掃不足が主な要因であるため，プラークコントロールと口腔清掃の指導が必要となる。

● **歯髄疾患**　歯髄疾患は，急性・慢性歯髄炎，歯髄壊死，歯髄壊疽に分類される。歯髄の感染は重篤化して歯髄壊死，歯髄壊疽などに至る場合があり，症状が軽減しても自己判断で治療を中断しないよう，治療継続の重要性が理解できるよう支援する。

● **口腔粘膜疾患**　口腔粘膜疾患には，真菌性疾患である口腔カンジダ症やウイルス性疾患であるヘルペス性口内炎などの感染症によるもの，直径数mm大の浅い潰瘍が繰り返し出現する再発性アフタなどがある。いずれも免疫力の低下や喫煙，補綴物などによる粘膜への刺激や口腔清掃が不十分な状況で出現するため，日常生活の見直しと，処方薬剤（口腔用軟膏など）を正しく使用して早期の症状改善を目指す。

● **唾液腺疾患**　唾液腺疾患は，唾液腺の腫脹・炎症，唾液の排泄障害を生じる疾患である。口腔内の乾燥による自浄作用低下，灼熱感，粘膜の裂溝形成などから，疼痛や違和感などの症状が出現するため，口腔内の保湿や食事の工夫などの生活指導を行う。

● **神経疾患**　主に三叉神経および顔面神経に関連し，三叉神経痛，三叉神経麻痺，顔面神経麻痺などが生じる。薬物投与や神経ブロックなどの対症療法が主となるが，麻痺による審美機能障害，摂食嚥下機能障害などが生じるため，患者の苦悩に寄り添う態度で闘病意欲を支える。麻痺側の口腔内には食物残渣が貯留しやすいことを念頭に置き，口腔清掃や誤嚥についての留意点を指導する。

● **悪性疾患**　口腔領域の悪性疾患に対しては，がんの種類や進行度により手術療法，化学療法，放射線療法などの集学的治療が行われる。看護師は患者の希望や主治医の治療計画を正確に把握し，治療前後の経過を観察するとともに，機能障害や機能回復訓練についての専門的知識を十分にもって看護にあたる必要がある。

Ⅱ 主な症状と看護

1. 疼痛

歯・口腔領域は，痛みに対する感覚が鋭敏であり，疼痛は患者が最も多く訴える症状である。患者の主観的症状と客観的情報から身体的苦痛と精神的・社会的苦痛を含めて全人的な視点から疼痛を観察し，支援する必要がある。

1）観察のポイント

- 疼痛の部位・程度（疼痛評価ツール：[numerical rating scale；NRS]，[faces

numerical rating scale (NRS)

0　1　2　3　4　5　6　7　8　9　10

0が痛みなし，10が想像できる最大の痛みとして痛みの点数を問い，0～10の11段階で痛みを評価する。

faces pain scale (FPS)

現在の痛みに一番合う顔の表情を選んでもらい，痛みを評価する。

出典／Whaley, L., et al.: Nursing Care of Infants and Children, 3rd ed, St. Louls Mosby, 1987.

図4-1 ● 疼痛評価ツール

pain scale；FPS]。図4-1)，疼痛のパターン（持続痛，突出痛）・性質。
- 検査所見：CT検査，Ｘ線検査，血液データ（白血球，CRPなど）。
- 日常生活への影響（開口制限，腫脹や出血の有無，食事摂取状況など）。
- 疼痛の増悪要因・緩和要因。
- 鎮痛薬の使用状況・効果。
- 患者の表情や痛みに関する言動。

2)　看護のポイント

●**疼痛の理解**　疼痛は患者にしかわかり得ない主観的な体験であるため，訴えに関心を寄せて，適切に表現できるよう支援に努める。また，単に「痛い」という表現だけではなく，「沁みる」「頭に響く」「うずく」「灼熱感がある」などを疼痛として訴えることもある。

●**疼痛の緩和**　疼痛の緩和には以下のものがあげられる。
- 鎮痛薬の効果的な活用：疼痛のパターン（持続痛，突出痛），性質，程度について情報収集を行い医師へ報告する。鎮痛薬の使用状況や効果は，評価ツールを用いて同じ指標で評価することも効果的である。
- 増悪要因の回避と緩和要因の活用：食事の形態や温度，口腔の安静や開口度など，生活のなかで疼痛の増悪要因は回避し，緩和要因を取り入れる。
- 精神的・社会的苦痛の影響：疼痛は，精神的・社会的苦痛と相互に関連して出現する。たとえば，痛みが増強すると不安が助長されたり，就労や経済面への不安で休息が不十分となり疼痛が増強される場合もある。身体面のみならず，精神・社会面も含めて全人的視点からの介入を心がける。

●**日常生活のセルフケア支援**　食事，服薬，罨法，湿布法などの支援を行う。
- 食事：硬さ・温度・食塩濃度に気を付け，辛い物など刺激物は避ける。
- 服薬：自己判断で調整をせずに，用法を守るよう指導する。口腔用軟膏や貼付薬は，口腔内の清掃後に清潔な指や綿棒で付けること，表面麻酔薬は食前や口

腔ケア前に使用するなど具体的な方法や留意点を指導する。
- 罨法，湿布法：プリースニッツ罨法^{あんぽう}*や湿布薬を必要に応じて指導する。

2．腫脹

　歯・口腔領域の腫脹では，主に炎症と腫瘍によるものがある。炎症の原因は細菌感染や手術侵襲があり，急性炎症の場合は腫脹が急激に増大して呼吸障害や開口障害，摂食嚥下障害が生じるため留意する。腫瘍による腫脹の場合は，良性腫瘍では無痛性で緩徐に増大するが，悪性腫瘍では短期間で増大することが多い。

1）　観察のポイント
- 腫脹の部位，大きさ，性状（硬さ，色，硬結の有無）。
- 手術創部の状態，炎症所見（徴候：発赤，腫脹，熱感，疼痛）。
- 検査所見：CT検査，X線検査，血液データ（白血球，CRPなど）。
- 機能障害の有無・程度（開口障害，摂食嚥下障害，呼吸機能障害など）。

2）　看護のポイント
●**症状の緩和**　口腔領域の場合，腫脹部位の急激な冷罨法は，軟組織の硬結や血管の収縮による治癒遅延が生じることがあるため避ける。また，血行が促進される入浴や飲酒は避け，医師の指示に従い安静を保つ。

●**呼吸障害への援助**　急激に増大する腫脹により，呼吸障害が生じる場合がある。呼吸障害を有する患者は死を意識するほどの不安や苦痛を体験するため，医師の指示のもとに気道を確保し，症状緩和と不安軽減に努める。

●**日常生活のセルフケア支援**　食事，口腔ケアなどの支援を行う。
- 食事：障害の程度に応じた食事形態や摂取方法の工夫を指導する。
- 口腔ケア：腫脹の状態に応じて歯ブラシや含嗽薬を選択する。腫脹部位の粘膜は脆弱であるため，傷つけないよう留意する。

3．出血

　口腔領域は患部の安静保持が困難であり，止血に時間を要することが多い。迅速に出血箇所と出血の程度を確認し，医師の指示に従い対応する。

1）　観察のポイント
- 出血原因（手術，外傷，炎症，悪性腫瘍，抗凝固薬の使用状況など）。
- 出血部位・程度・性質（静脈性，動脈性）。
- バイタルサイン，意識レベル，ショック徴候。
- 付随症状（顔色，四肢冷感，チアノーゼなど）。
- 血液検査（出血傾向，貧血，電解質），既往歴（血液疾患など）。
- 日常生活への影響（疼痛，食事摂取状況，睡眠状況など）。

---

*プリースニッツ罨法：冷湿布を貼付し続けることで体温により湿布が温まり，冷・温罨法の両方の効果を期待する方法。

2)　看護のポイント

●**止血**　出血箇所を確認し速やかに止血する。進行がんの動脈性出血などで大量出血した場合は，窒息や出血性ショックに留意し，医師の指示のもと迅速に対応する。

●**出血誘因の除去**　口腔領域の出血は，舌による刺激，食物や唾液による汚染を受けやすく，安静保持が困難であり，止血しにくい。舌や指で刺激しないよう説明するとともに，血行が促進される飲酒，入浴，運動などは制限するよう伝える。患部の状況に応じて食事形態や投与経路の変更が検討される。

●**不安の軽減**　口腔領域の出血は唾液の混入により実際よりも多量に感じ，止血に時間を要するため不安が生じやすい。行われている治療や見通しを伝え，不安軽減に努める。

●**口腔ケア**　口腔内の清潔保持は出血の緩和に有効だが，刺激で出血を助長しないよう，毛の柔らかい歯ブラシの使用やブラッシング時の留意点を説明する。

4．歯の欠損

　歯の欠損の原因は，外傷による脱臼・脱落，抜歯などがある。欠損箇所は義歯やインプラントなどの補綴物により補う。咀嚼障害，構音障害，審美障害を伴う場合は精神面にも留意して支援する。

5．口臭

　口臭はコミュニケーションの妨げとなり，精神面への影響も大きい。原因には，口腔領域の疾患，気道・消化器疾患，口腔乾燥や口腔衛生の不良，食習慣，嗜好品などがある。原因に応じた治療とセルフケア支援が大切となる。

1)　観察のポイント

• 口腔衛生状態（食物残渣，歯石，歯垢，舌苔，義歯の有無など）。

• 口臭の程度・分類（自覚・他覚的口臭，口臭症）。

• 口臭の要因（口腔状態，関連疾患の有無など），食習慣，嗜好品。

2)　看護のポイント

●**食事・生活指導**　原因が食習慣である場合は，患者自身が食習慣を振り返る機会をつくり，改善方法を一緒に見いだせるよう具体的な方法を提案する。特に，においの強い食べ物や嗜好品を控え，栄養バランスのとれた食生活を説明する。

●**口腔ケア**　患者が必要性を理解してセルフケアできるよう，生活に即した支援を目指す。舌苔がある場合は，舌ブラシを用いた口腔ケアを説明する。

6．開口障害

　開口障害は顎関節および関連筋，神経，周囲の軟組織に異常をきたした運動障害である。原因は炎症，腫瘍，外傷，瘢痕，関節・神経・筋障害，顎関節症，術後の開口制限など多様である。開口障害により，疼痛，違和感，関節雑音などの苦痛のほか，摂食障害，口腔内汚染などの2次的障害が生じる。

1)　**観察のポイント**

- 開口障害の原因・程度（開口度＊，開口に伴う顎関節部痛など）。
- 口腔内の状態（残存歯の状態，咬合状態，衛生状態など）。
- 日常生活への影響（食事摂取状況，会話など），精神的ストレス。

2)　**看護のポイント**

●**食事・生活指導**　開口度に合わせて経口摂取が継続できるよう，食事形態や摂取方法を工夫する。顎間固定により開口制限がある場合は，口呼吸が妨げられて分泌物の排出が困難なことがあるため，舌で押し出す方法や，歯間から呼吸する方法を指導する。

●**口腔ケア**　咀嚼機能の低下により唾液の分泌量が減少するため，口腔内の自浄作用が低下して口腔内の衛生が保ちにくい。開口度に応じた口腔ケアの物品（ヘッドの小さな歯ブラシなど）の選択，含嗽・ブラッシング方法を指導する。

●**コミュニケーション**　開口が不十分なことにより発音が不明瞭となる場合は，コミュニケーション方法を工夫し，筆談やジェスチャーなどを併用する。

7．味覚障害

　味覚障害の原因には，化学療法や放射線療法の副作用，亜鉛不足，脳梗塞や外傷などの神経障害，加齢や喫煙，心因性などがある。味覚障害では「食」の楽しみが奪われ生活の質（quality of life；QOL）の低下を導くため，患者自身が症状と付き合っていくための工夫ができるようかかわることが大切である。

1)　**観察のポイント**

- 味覚障害の原因：原疾患，神経障害（顔面神経麻痺，聴神経麻痺，脳梗塞，脳出血，頭部外傷など），治療の副作用，加齢，精神状態，嗜好品など。
- 味覚障害の程度：味覚検査（濾紙ディスク法，電気味覚検査），食事摂取状況，栄養状態（血液データ：TP，Albなど）。
- 口腔内の状態（口腔内乾燥，唾液分泌，舌苔の程度など）。

2)　**看護のポイント**

●**食事・生活指導**　味覚障害では，甘味・塩味・辛味・苦味の感じ方が崩れるため，食事が苦痛となり得る。味覚障害の原因と程度に応じた工夫と指導が必要である。たとえば，唾液分泌の低下は味覚障害を助長するため酸味（レモン，梅干し，果汁など）を活用したり，濃い味付けを好む場合は香辛料や薬味の活用を提案する。

●**口腔ケア**　口腔内の乾燥・汚染，舌苔の付着は味覚障害を助長させる。乾燥が強い場合は，低刺激性の含嗽薬や湿潤剤配合の洗口剤などを使用する。また舌苔に対しては，味蕾を損傷しないよう舌ブラシなどを活用した口腔ケアを指導する。

＊**開口度**：正常人の開口度は，最大開口時の上下顎中切歯間距離で4～6cm（3横指程度）。

8．摂食嚥下障害

　摂食・嚥下には，目前の食べ物を認識する先行期（認知期），食べようと決めて口腔内に取り込み咀嚼する準備期（咀嚼期）と口腔期，食べ物を飲み込む咽頭期と食道期があり，いずれかの過程で障害が生じることを摂食嚥下障害という。原因として，器質的原因（炎症，腫瘍，手術による切除・欠損など），機能的原因（脳血管障害，神経・筋疾患，加齢など），心理的原因（精神疾患，向精神薬の服用など）がある。摂食嚥下障害による誤嚥性肺炎のリスクがあるため，食事形態の変更や制限が必要となる。

1）　観察のポイント

●**摂食嚥下障害の原因・程度**　以下の点を観察する。

- 検査所見（嚥下内視鏡検査，嚥下造影検査，改訂水飲みテスト*など）。
- 口腔・咽頭の麻痺の有無，頸部可動域，咽頭反射，咀嚼機能，構音機能。
- 意識レベル，認知機能。
- 誤嚥性肺炎の所見（胸部X線・CT検査）。

●**食事の状況**　食事形態・摂取状況，むせこみの有無。

●**口腔内の状態**　口腔衛生状態，痰・食物残渣の貯留など。

2）　看護のポイント

●**食事形態の工夫**　嚥下機能に準じた食事形態に変更（ペースト食，きざみ食，とろみ食）する。また，食器や盛り付けなどの見た目や環境を調整し，食べることの楽しみが損なわれないようにする。

●**経管栄養法**　口腔領域の手術後は，創が治癒するまで経腸栄養法が行われることが多い。

●**嚥下訓練**　間接訓練，直接訓練が行われる。

- 間接訓練：食物を使用しない訓練のこと。口唇・舌・頬の運動，嚥下反射を促進するアイスマッサージ*や食道入口部を開大する頭部挙上訓練*がある。
- 直接訓練：嚥下造影検査や嚥下内視鏡検査結果に基づき実施される，食物を使用する訓練のこと。

●**補助具**　舌と口蓋の接触は摂食・嚥下，構音機能を果たすため，広範囲の切除を要する術後は補助具に舌接触補助床（PAP）を使用することがある。

●**口腔ケア**　口腔内細菌は誤嚥性肺炎の原因となるため，口腔ケアは非常に重要である。不顕性誤嚥のように，明らかに誤嚥しているにもかかわらず咳反射が起こらない場合もあるため，食事前後に口腔ケアと口腔内の観察を行うよう指導する。

＊**改訂水飲みテスト**：冷水3mLの嚥下後に反復嚥下を2回実施，呼吸状態とむせを評価する。

＊**アイスマッサージ**：氷水に浸した綿棒で，奥舌や咽頭後壁を数回，左右に刺激する。

＊**頭部挙上訓練**：仰臥位で両肩を床に着けたまま，つま先を見るように頭部のみ挙上する訓練。

9．言語障害

　　歯・口腔疾患患者の言語障害は，先天性形態異常や術後欠損による構音器官（口唇，舌，軟口蓋など）の器質性構音障害である。

1）　観察のポイント

●**言語障害の原因・程度**　以下の点を観察する。

- 手術による歯・口腔組織・器官の欠損，術後安静のための会話制限。
- 口唇の形態異常，歯の欠損（特に前歯），咬合状態，舌運動，義歯不適合。
- 構音に関する検査所見（発語明瞭度検査，会話明瞭度検査など）。

●**生活への影響**　コミュニケーション手段である会話や発語に支障をきたすことで，精神的・社会的苦痛を生じることがある。

2）　看護のポイント

●**コミュニケーションの工夫**　症状の特徴を理解し，コミュニケーション手段の工夫が大切である。口蓋部の欠損により口腔と鼻腔が開通している場合は開鼻声となり，破裂音（パ・タ・カ行）や通鼻音（マ・ナ行）が不明瞭となる。また，発語や会話が困難な状態にある場合は，閉鎖型質問すなわち「はい」「いいえ」で答えられるよう質問を工夫したり，筆談ボードや文字盤（図4-2）の活用を検討する。

●**リハビリテーション**　リハビリテーションは，言語聴覚士と協働して障害に応じた構音訓練が導入される。構音機能と摂食嚥下機能は関連しているため，連動させてリハビリテーションと機能評価を行う。主なリハビリテーションとして，口唇，舌，頬の訓練，ブローイング訓練，破裂音のパ・タ・カ行を多く含んだ言葉の練習（「パ」口唇閉鎖運動，「タ」舌先運動，「カ」舌後方運動）がある。

●**補助装置**　構音障害の改善が困難な場合は，舌と口蓋の接触を補うPAPや鼻咽腔閉鎖機能を補う軟口蓋挙上装置（PLP）を上顎に装着する。

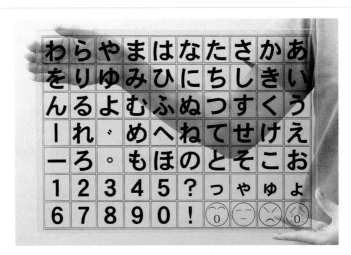

DLMコミュニケーションボード（プラス株式会社ジョインテックスカンパニー）

図4-2 ●文字盤

口蓋裂で鼻咽腔閉鎖機能が不十分な場合は，発音補助装置（スピーチエイド）を用いた構音訓練が行われることもある。

Ⅲ 治療・処置に伴う看護

1．診察時の看護

①問診票で主訴やほかの全身的な問題についての情報収集を行う。不明な箇所は追加で問診を行い，早急な対応が必要な場合は速やかに医師へ報告する。

②医師からの説明の理解度や受け止めに応じて，再度説明の場を設けたり，不安な思いに寄り添ったりすることで，治療を前向きに継続できるよう努める。

③診察の介助では医師と逆側に立ち，ライトの調整や吸引，器具の介助を行うが，患者の様子にも気を配り苦痛の出現および異常の早期発見に努める。

④診察終了後は治療内容，疾病ごとの具体的な生活指導を行う。外来通院が可能な場合は，治療間隔と患者の希望を鑑みて次回の受診を調整する。

2．保存治療時の看護

保存的歯科治療とは，抜歯せずに機能回復を目的とする治療である。

1）看護のポイント

- 治療内容や所要時間の目安を事前に説明し，不安や緊張の軽減に努める。

- 口腔領域では，患者には見えない状況で治療が進むため，不安や緊張を抱きやすい。表情，顔色，呼吸状態，全身の筋緊張などから痛みや苦痛が生じていないかを観察し，苦痛時は手を上げるなどの合図を事前に共有する。

- 診療介助に用いる治療器具や歯科用材料の用途，取り扱いについて熟知し，円滑に安全・安楽に診療が進むよう介助する。

- 治療後は，生活上の注意点などを指導する。自己判断で通院を中断することのないよう，必要性の理解を促す。

- 口腔内の清潔保持の必要性や手技について指導し，日頃から口腔内に関心をもつことが疾患の早期発見・早期受診につながることを説明する。

3．外科治療時の看護

1 外来手術

外来手術には，抜歯，歯根尖切除術，囊胞摘出術・開窓術，歯槽骨形成術，唾石摘出術，膿瘍切開，小帯切除伸展術などがある。局所麻酔の使用に伴う全身状態の変化に留意し，異常の早期発見に努める。また，手術当日に帰宅することが多いため，生活上の注意点や異常時の対処について指導する。

1 歯・口腔疾患の基本的知識

2 主な疾患とその治療

3 歯・口腔疾患看護の基本

4 歯・口腔疾患患者の看護

1) 看護のポイント

●**手術前オリエンテーション**　手術に対する不安や緊張を助長しないよう，事前に手術の目的や内容，所要時間，生活上の留意点（食事や休息など）について説明する。

●**手術当日**　以下の点に留意する。

- 患者の全身状態，不安や緊張の程度を確認し，医師に報告する。
- 痛みや苦痛の出現時は，急に動くと危険であるため事前に合図を共有する。
- 衣類の締めつけがなく，リラックスした状態となるよう声かけをする。眼鏡，義歯などもはずしてもらい，女性は口紅や化粧を拭き取ってもらう。
- 緊張が強い場合は，ゆっくりと深呼吸をするように促し，落ち着いてから処置へ移行する。
- 治療椅子の角度を調整し，手術野に穴あきドレープをかけ準備を整える。

●**手術中**　麻酔を使用するため，既往やハイリスク要因（心疾患，高血圧，小児，高齢者など）を確認し，全身状態の変化に留意する。

- 穴あきドレープのために患者の表情が見えないため，全身の様子（バイタルサイン，口唇色・爪床色，舌・手指の動き，四肢冷感など）を慎重に観察する。
- 患者は穴あきドレープにより視界が閉ざされるため，不安が増強しやすい。治療の進行状況を伝えたり，いたわりの声かけをして不安軽減に努める。
- 麻酔の薬液が咽頭に流れ込まないよう，適宜吸引を行う。

●**手術後**　以下の点に留意するよう指導する。

- 患者の全身状態および疼痛や止血状態を確認する。気分不快や出血が持続する場合は，十分な経過観察を行ってから帰宅となる。
- 局所麻酔を使用しているため，感覚が戻るまでは飲食禁止とする。術後創部の状況に応じて，食事形態や留意点を伝える。
- 当日は，創部の再出血を避けるため強く含嗽をせずに水を軽く含む程度とする。また，飲酒・運動・入浴は血行促進の原因となるため避ける。
- 翌日以降，創部以外であれば通常のブラッシングが可能となる。義歯は傷が治るまでは極力はずして創部安静を保つ。
- 手術後2～3日は腫脹が増強することがある。その際は氷水や冷却枕での極端な冷罨法は避け，水道水で絞ったタオルを当てる程度とする。
- 帰宅後に再出血した場合は，乾燥した清潔なガーゼで創部を圧迫固定し，安静にする。数時間出血が続く場合は，施術病院へ連絡する。

2 入院時の看護

　歯・口腔疾患における入院加療の対象は，侵襲の大きい手術療法や全身管理が必要となる疾患，たとえば，囊胞摘出術や上顎洞炎，顎骨骨折の観血的整復術，奇形や変形症の形成術，急性顎骨炎に続発する蜂巣炎，敗血症に対する消炎療法，悪性腫瘍に対する治療などがある。入院時の看護は一般外科における手術時の看護に準じるが，口腔領域では特に手術直後の呼吸管理が重要となる。また，術前より退院に向けた食事，口腔清掃，機能回復訓練の指導を行う。

4．救急時の看護

　治療や処置で偶然に起こった症候あるいは事象，因果関係があるか不明なものを偶発症という。歯・口腔疾患の治療や処置でも偶発症発生のリスクは常にあるため，起こり得る全身的偶発症および局所的偶発症について理解する必要がある。

1 全身的偶発症

　全身的偶発症の要因には，ショックや他疾患の増悪などがある。発症の早期発見と迅速な対処が必要であるため，異常の早期発見に努める。

- ショック：アナフィラキシーショック，神経性ショックが代表的である。早急な判断や対処が必要な生命にかかわる重篤な症状へと進展する。
- 他疾患の増悪：過呼吸症候群，高血圧，心疾患，内分泌疾患，喘息，てんかん発作などの疾患は，歯・口腔疾患の治療・処置が誘因となり症状の急性増悪をきたすことがあるため，現疾患や症状に応じた対処が必要となる。

2 局所的偶発症

　局所的偶発症の要因には，異物の迷入や組織損傷などがある。

- 異物の迷入：口腔領域では治療用小器具，充塡物，補綴物などの誤飲や誤嚥が考えられ，嘔吐反射，嚥下痛，咽頭違和感，咳嗽反射，呼吸苦，嗄声などの症状が現れる。消化管に迷入した場合は，嚥下痛や異物感の有無を確認し，数日内に便に排出される可能性が高いため，繊維性食品を多く摂ることを伝える。気管内に迷入した場合は，呼吸困難に対する救急処置が必要な場合もあり，咳嗽反射を助長させることにより異物を排出することもある。
- 組織損傷：舌，頰粘膜の損傷では，回転切削器具による切傷，加熱治療器具による熱傷，薬液の漏洩による化学的損傷がある。また，エア・シリンジやエア・タービンによる皮下気腫もある。重篤な症状に発展することはまれであるが，患者の心理的反応に留意し，慌てずに対応することが大切となる。

3 救急時の対応の基本

- 治療を中止して口腔内を確認し，治療器具や異物を除去する。
- 意識レベル，バイタルサインを確認し，衣服による圧迫を緩める。
- 治療椅子の背板を倒し水平にし，下肢を挙上する（ショック体位）。
- 気道および血管を確保し，状況に応じて酸素投与を開始する。
- 医師の指示により，挿管の介助，救急薬品の使用を行う。

5．補綴治療時の看護

　補綴治療は，欠損した歯，口蓋，顎骨などを人工的な補綴物（ブリッジ，有床義歯，インプラントなど）で補い，失われた機能や顔貌などの形態を改善することである。補綴物による機能回復には限界があることを理解してもらい，個々の健康や生活を考慮した援助と指導に努める。

1) 看護のポイント

●**治療前** 補綴物の作製には繰り返し通院が必要となることや，治療内容，費用の見込みなどを説明し，患者が納得したうえで治療を受けてもらう。

●**治療中** 以下の点に留意する。
- 補綴物作製時に行う印象採得*は，その臭気や苦痛から悪心・嘔吐を誘発することもあるため，起座位にて行う。
- 事前に印象材の味やにおい，所要時間を説明し，力を抜くよう誘導する。

●**治療後** 以下の点に留意するよう指導する。
- 印象採得の終了後は含嗽を促して，口周囲に付着している印象材を除去する。
- 補綴物の完成までは歯が欠損した状態や仮歯での生活を余儀なくされるため，口腔内の状態に応じて口腔ケア指導および食事指導を行う。
- 初回使用時は，構造や使用方法，食事，異常時の対処方法を指導する。

●**生活指導（義歯）** 以下の点を支援・指導する。
- 義歯を使用する生活がイメージできるよう支援する。
- 着脱：通常，上の義歯から装着する。はずす際は，下の義歯からとなる。
- 清掃方法：毎食後口からはずして，義歯用ブラシおよび歯ブラシで清掃する。熱い湯は義歯の合成樹脂部分が変形するため使用しない。義歯の乾燥は変形の原因となるため，保管容器の水の中に浸しておく。
- 食事：食べにくい食物（粘稠性のある物，硬い物，小さな種子類，弾力性の強い物など）について指導し，慣れるまでは軟らかい物から開始する。
- 異常時の対処：義歯が合わなくなった場合，粘膜が傷つき痛みが持続する場合などは放置せず，歯科医へ連絡するよう説明する。

6．矯正時の看護

　　矯正は，歯列に矯正装置を装着し機械的な外力をくわえることで，歯列や咬合の改善，咀嚼障害・発音障害・審美障害の改善を目的とした治療である。対象は顎骨の発育時期にある学童期や青年期に多いが，成人期で矯正を希望する者も増えてきている。矯正装置の装着後は歯や歯周組織への影響を考慮して月1回程度の通院が2～3年以上と治療が長期に及ぶため，治療に対する理解と協力が非常に大切となる。また，セルフケアが治療効果へ大きな影響を及ぼすため，治療開始前から継続的に生活指導（食事，口腔ケアなど）を行う。

7．口腔ケア

1 口腔ケアとは

　　口腔ケアは口腔清掃や口腔機能訓練，口腔保健指導を中心とするケアのことをいう。特に歯・口腔疾患では，効果的な口腔ケアを継続することが疾患の発症予防と

---

*印象採得：印象トレイと印象材を用いて口腔内の形態（歯と歯周組織）の型を取る。

症状改善への重要な役割を担う。

2 **口腔ケアの内容**

　口腔ケアには口腔清掃が中心の器質的口腔ケアと口腔機能訓練が中心の機能的口腔ケアがある。その内容は多岐に及び（表4-1），患者は疾患や治療経過に関連した摂食嚥下障害や口腔機能低下が生じることも多いため，器質的および機能的口腔ケアの双方を患者自身ができるよう支援することが大切である。

3 **口腔ケアの実際**

1)　観察と情報収集

　歯・口腔疾患患者の口腔内は状態の変化が著しいため，ていねいな観察が重要となる。看護師により観察の視点が異なることのないよう，共通のツールなどを活用して個別に口腔ケアを検討することが大切である（図4-3）。

(1)　一般状態の把握

- 現病歴・既往歴，使用薬剤。
- 意識レベル，理解力，日常生活動作（ADL）。

表4-1 ● 口腔ケアの内容

①口腔内（歯，歯肉，口腔粘膜）
②口唇，口角の保湿と清掃
③摂食嚥下訓練，咀嚼筋・舌の運動訓練
④義歯使用患者のケア（義歯の清掃・管理，口腔内管理）
⑤口腔のセルフケア支援　など

項目	アセスメントの手段	診査方法	状態とスコア 1	状態とスコア 2	状態とスコア 3
声	・聴く	・患者と会話する	正常	低い／かすれている	会話が困難／痛みを伴う
嚥下	・観察	・嚥下をしてもらう 嘔吐反射テストのために舌圧子を舌の奥の方にやさしく当て押し下げる	正常な嚥下	嚥下時に痛みがある／嚥下が困難	嚥下ができない
口唇	・視診 ・触診	・組織を観察し，触ってみる	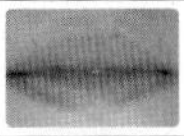 滑らかで，ピンク色で，潤いがある	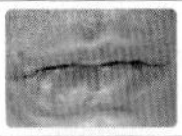 乾燥している／ひび割れている	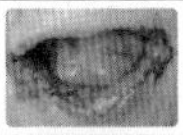 潰瘍がある／出血している
舌	・視診 ・触診	・組織に触り，状態を観察する	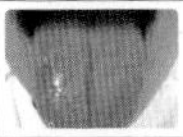 ピンク色で，潤いがあり，乳頭が明瞭	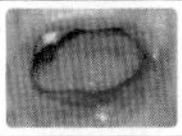 舌苔がある／乳頭が消失しテカリがある，発赤を伴うこともある	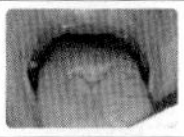 水疱がある／ひび割れている
唾液	・舌圧子	・舌圧子を口腔内に入れ，舌の中心部分と口腔底に触れる	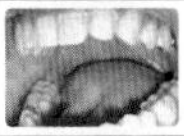 水っぽくサラサラしている	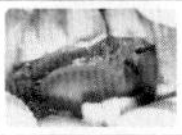 粘性がある／ネバネバしている	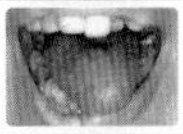 唾液が見られない（乾燥している）
粘膜	・視診	・組織の状態を観察する	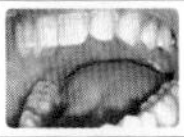 ピンク色で，潤いがある	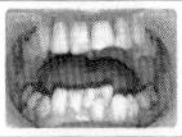 発赤がある／被膜に覆われている（白みがかっている），潰瘍はない	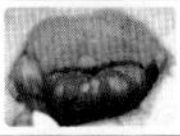 潰瘍があり，出血を伴うこともある
歯肉	・視診 ・舌圧子	・舌圧子や綿棒の先端でやさしく組織を押す	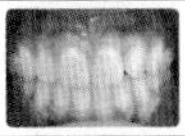 ピンク色で，スティップリングがある（ひきしまっている）	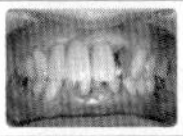 浮腫があり，発赤を伴うこともある	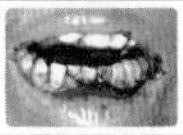 自然出血がある／押すと出血する
歯と義歯	・視診	・歯の状態，または義歯の接触部分を観察する	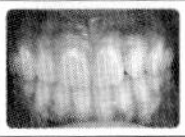 清潔で，残渣がない	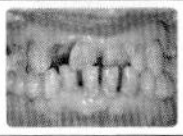 部分的に歯垢や残渣がある（歯がある場合，歯間など）	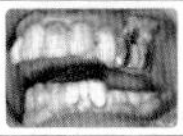 歯肉辺縁や義歯接触部全体に歯垢や残渣がある

＊「or」は，「／」で表現しています。

出典／Eilers J, Berger A, Petersen M.: Development, testing, and application of the oral assessment guide. Oncology Nursing Forum, 15(3)：325-330, 1988. 村松真澄：Eilers口腔アセスメントガイドと口腔ケアプロトコール，看護技術，58(1)：12-16, 2012.

図4-3 ● 口腔アセスメントガイド（oral assessment guide；OAG）

1 歯・口腔疾患の基本的知識

2 主な疾患とその治療

3 歯・口腔疾患看護の基本

4 歯・口腔疾患患者の看護

- バイタルサイン，出血傾向（血小板値）。
- 食事（摂取状況，形態），摂取方法（自立，介助，経管栄養）。
- 家族，キーパーソンの協力体制。

(2)　口腔の状態の把握

- 口唇・粘膜・歯肉（色，腫脹，乾燥，出血），舌（色，舌苔，炎症，出血），唾液（量，性状），歯・義歯の状態，汚染状況，口臭。
- 疼痛（歯，歯肉，舌，粘膜）。
- 機能障害（嚥下機能，咀嚼機能），開口障害，味覚障害。

2)　実践

(1)　口腔清掃道具（図4-4）

- 歯ブラシ，舌ブラシ，歯間ブラシ，デンタルフロス，スポンジブラシ。
- 歯磨き剤，含嗽剤（口腔内の状況により医師の指示に従う）。
- 口腔用保湿剤：人工唾液，保湿剤（ワセリン），マウスジェル。
- その他：全介助を要する場合は，上記のほかに洗浄用シリンジや吸引器を準備し，介助者はマスク，手袋，エプロンを装着する。

(2)　口腔清掃方法

　口腔清掃の主な方法には，含嗽法，洗浄法，清拭法，歯磨き法（ブラッシング［図4-5］）がある。患者の全身状態および口腔内の状態を考慮し，個別に口腔清掃方法を検討し，使用物品を選択することが大切である。

(3)　手順とポイント

- 物品および患者の体位や周囲環境を整える（介助を要する場合）。
- 口唇・口角：清掃中は開口により皮膚の伸展を強いられる。乾燥しやすく裂傷予防のためにも保湿剤を使用しつつ清拭する。
- 歯・歯間：口腔内乾燥が強い場合は，人工唾液などを用いて湿潤させて清掃す

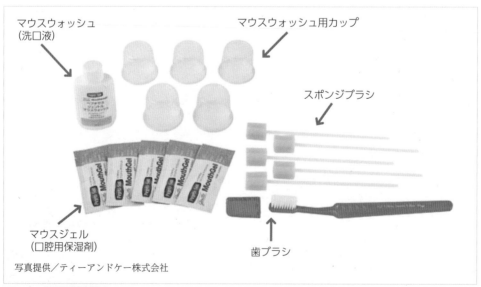

図4-4 ● **口腔清掃道具**

歯ブラシを用いたブラッシング

スクラッビング法　　　　フォーンズ法　　　　　　　バス法　　　　　　　ローリング法

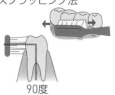 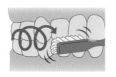 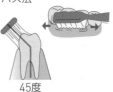 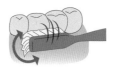

90度

奥歯に90度(直角)に毛先を当て，5mmくらい左右に動かす。

毛先で円を描くように磨く。歯間や歯肉との境などに磨き残しが出やすい。

45度

歯ブラシを鉛筆のように持ち，歯と歯肉の境目に45度に毛先を当て，2mmくらい動かす。歯周ポケット部分の清掃となる。

毛先を歯に沿わせて当て，圧をかけてゆっくり回転させる。歯肉のマッサージにもなる。

スポンジブラシを用いた清拭

頬　　　　　　　舌　　　　　　　口蓋　　　　　　口唇の内側

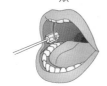 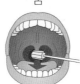 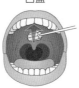

ブラシを上から下に向けて動かす。

ブラシを奥から手前に向けて動かす。

ブラシを咽頭に突き当てないように，奥から手前に動かす。

左上，右上，左下，右下と，部分ごとに清掃する。

図4-5 ● 様々なブラッシング

る。含嗽が困難な場合はスポンジブラシや吸引器を併用する。

- 舌：舌ブラシ，毛の柔らかい歯ブラシで舌の奥から手前へ汚れを掻き出す。嘔吐反射を誘発する場合があるため力加減に留意する。
- 頬粘膜・歯肉：粘稠度の高い唾液や痰は粘膜にこびりつき，除去が困難な場合がある。保湿剤を塗布して保湿させてから除去する。

3) セルフケア支援

　これまでの生活習慣や疾患，治療に伴う留意点を共に振り返り，生活のなかに口腔ケアが取り入れられるような動機付けや，セルフケア支援が大切となる。

4 誤嚥性肺炎の予防

　誤嚥性肺炎は，口腔内細菌が気管から肺に入り感染して発症する肺炎である。抵抗力が低下した有病者や高齢者に発症しやすく，嚥下機能低下のみならず，口腔内の衛生状態の悪化が原因となるため，口腔ケアが重要な予防法となる。

5 気管挿管中の口腔ケア

　気管挿管が必要な患者は，全身状態悪化による免疫力低下や出血傾向，低栄養の状態に陥りやすく，口腔内細菌による人工呼吸器関連肺炎（VAP）発症のリスクも高い。口腔内環境の維持・改善は必須であり，口腔ケアが重要となる。ポイント・留意点は以下の通りである。

- 口腔ケアは複数名で行い，体位はセミファーラー位および側臥位とする。
- 口腔ケア中は常に粘膜を伸展させるため，事前に十分な保湿をする。

- バイトブロックを使用し，微温湯入りシリンジで洗浄・吸引をしながらスポンジブラシなどを使用して，口腔内の清拭を実施する。
- 口腔ケアの終了後は，気管チューブの挿入位置を確認して再固定する。
- ケア中は心電図モニターや呼吸器アラームにより，状態変化を観察する。

Ⅳ　主な疾患患者の看護

1．う蝕症患者の看護

1)　看護の視点
　う蝕症は歯の疾患で最も頻度が高い。進行度は第1度（C₁）～第4度（C₄）に分類され，C₁，C₂では修復処置，C₃，C₄では歯内治療が適応となり，歯冠修復処置が困難な場合は抜歯の対象となる。進行してからの受診が多いため，予防的視点から生活習慣の見直しと口腔ケアの習慣化が重要となる。

2)　観察のポイント
- う蝕の部位・進行度。
- 疼痛の部位・程度，生活への影響（食事摂取状況，疼痛による不眠など）。
- 食事や生活習慣，口腔ケア状況（回数，タイミング，方法，知識など）。

3)　看護目標
- 治療を中断せずに受けることができる。
- 口腔ケアの正しい手技を習得して，生活のなかに組み込んで継続できる。

4)　看護の実際
- 治療前の患者の状態，主訴，受診行動を把握する。
- 安全・安楽に治療や処置が行われるよう介助する。
- 患者の不安や苦痛が増強しないよう，全身状態の観察と早期対応に努める。
- 帰宅後の留意点（食事，鎮痛薬の使用法，口腔ケアなど）について説明する。
- 症状が改善しても全治療が終了するまで，受診を中断しないよう説明する。

2．歯周疾患患者の看護

1)　看護の視点
　歯周疾患は，歯肉炎と慢性辺縁性歯周炎（歯槽膿漏）の総称であり，口腔清掃不足による口腔内細菌の増殖が要因となる。歯頸部に生じやすい歯垢（プラーク）に含まれる細菌が歯肉炎を誘発し，進行すると歯槽膿漏が発症する。主な治療はプラークコントロールだが，生活習慣の見直しと口腔ケアが重要である。

2)　観察のポイント
- 部位・重症度，生活への影響（食事摂取状況，疼痛による不眠など）。

1
歯・口腔疾患の
基本的知識

2
主な疾患と
その治療

3
歯・口腔疾患看護の
基本

4
歯・口腔疾患患者の
看護

- 食事や生活習慣，口腔ケア状況（回数，タイミング，方法，知識など）。

3)　**看護目標**

　生活習慣を見直し，口腔ケアの正しい手技を習得し継続できる。

4)　**看護の実際**

- 治療および予防にはプラークコントロールが重要であることを説明する。
- 口腔ケアの指導では，歯垢着色液を使用して留意する箇所に焦点を当てる。
- 歯垢の多くは歯ブラシで除去可能だが，歯の隣接面や複雑な修復物が装着されている場合は，デンタルフロスや歯間ブラシを使用することも説明する。

3. 口腔粘膜疾患患者の看護

1)　**看護の視点**

　口腔粘膜疾患は口腔特有のものに限らず，皮膚疾患や全身疾患の一症状として発症する場合があることを念頭に置いて観察を行う。

2)　**観察のポイント**

- 口腔粘膜の状態，疼痛の部位・程度。
- 薬物療法の状況・効果。
- 生活への影響，疾患の受け止め。

3)　**看護目標**

- 症状に応じた口腔ケアの方法について理解し継続できる。
- 薬物療法や食事形態の工夫により疼痛をコントロールできる。

4)　**看護の実際**

- 症状に応じた口腔ケアの方法について説明する。
- 疼痛がある場合の食事摂取方法の工夫について説明する。
- 伝染性疾患や悪性腫瘍の症状の場合もあるため，患者および家族の受け止め方や精神的苦痛にも関心を寄せる。

4. 顎骨骨炎患者の看護

1)　**看護の視点**

　顎骨骨炎の多くはう蝕が進行して歯根周囲に炎症が普及した歯根膜炎，歯周病，あるいは智歯周囲炎からの炎症が顎骨へ広がったものである。顎部に急激な腫脹と疼痛が生じることが多く，炎症が下顎大臼歯部に発現した場合は嚥下痛や開口障害などを伴い，身体的のみならず精神的苦痛も伴う。また，炎症症状が軽快しても治療を中断することで再燃する可能性があるため，根本的な治療（歯内療法，歯周療法，抜歯）が終了するまでは治療を継続するよう支援する。

2)　**観察のポイント**

- 炎症所見（徴候：発赤，腫脹，熱感，疼痛）。
- 生活への影響（開口障害，食事摂取状況，疼痛による不眠など）。

3）　看護目標

- 治療を中断せずに受けることができる。
- 症状が緩和し，身体的・精神的苦痛が軽減する。

4）　看護の実際

- 薬の使用法・副作用，食事，入浴，口腔保清（こうくう）などの生活指導を行う。
- 治療の中断が再燃の原因となるため受診行動を継続できるようにかかわる。

5. 顎骨骨折患者の看護

1）　看護の視点

　　顎骨骨折（がっこつ）は下顎骨骨折と上顎骨骨折があり，前者のほうが頻度は高い。下顎骨骨折の原因は転倒・転落，交通事故，殴打（おうだ），スポーツが多く，骨折部の腫脹（しゅちょう），自発痛・圧痛，あつれき音（骨がきしむ感触）などの症状がみられる。一方，上顎骨骨折の原因は直達外力が多く，外力方向に骨片の偏位を生じて隣接する骨の骨折を合併する場合もある。意識消失，脳震盪症（のうしんとう），ショック，出血による気道閉塞（へいそく）などの全身的症状から，鼻・口腔出血，骨折部の腫脹・疼痛（とうつう），眼球・結膜出血，視力障害，咬合（こうごう）障害などの局所的症状がみられる。救急で受診することが多く，骨折の程度により観血的整復術や顎間固定が行われる。また，事故により他領域の損傷を有する場合は，他科での治療を優先することもある。顎骨骨折の整復固定は，通常，受傷の約1週間後に炎症が消退してから行われる。それまでは，外傷時の炎症を軽減させるためにプリースニッツ罨法（あんぽう）などを行う。

2）　観察のポイント

- 骨折部の状態（出血，腫脹，疼痛，付随症状など）。
- 全身状態（意識レベル，バイタルサインなど）。

3）　看護目標

- 指示された口腔領域の安静および清潔の保持ができる。
- 指示された食事形態を順守し，摂取時の留意点が理解できる。
- 筆談ボードや文字盤を活用し意思を伝えることができる。

4）　看護の実際

（1）　受傷直後

①患部の安静を守り，状況に応じて指示された抗菌薬，消炎薬，鎮痛薬を用いる。
②感染防止のための口腔内洗浄や顔面創部の消毒を行う。
③動揺や不安が強いため，現状や見通しについて医師の説明の機会を設ける。

（2）　顎間固定中

①咀嚼（そしゃく）ができないため，食事形態は流動食かミキサー加工食となる。
②食品の選択・調理法，摂取時の留意点や口腔清掃の方法を説明する。
③患部の安静保持の必要性と留意点を指導する。

- 患部に不用意な力（頬づえ，くしゃみ，あくびなど）を加えない。
- 必要以上の会話や，運動などの過労を避ける。

④ワイヤーなどによる口腔粘膜の損傷，ワイヤーの緩みの有無を確認する。

⑤顎間固定の除去後は徐々に開口訓練を進める。

6．口腔腫瘍（口腔がん）患者の看護

1）　看護の視点

　口腔領域の悪性腫瘍は，扁平上皮がん約80％，唾液腺がん約20％である。扁平上皮がんは舌，上下顎の歯肉，口底，頬粘膜に発症する。唾液腺がんは唾液腺に生じ，頻度は低いが肉腫や悪性黒色腫が口腔内に生じることもある。主な治療法は手術療法，放射線療法，化学療法だが，発生部位・進行度・悪性度によりその効果は異なる。口腔領域は咀嚼・嚥下，構音，呼吸などの機能を担っているため，機能障害や審美障害が生じる場合もあり，身体的苦痛だけでなく精神的苦痛は大きい。患者の抱く様々な感情（不安，恐怖，後悔，焦りなど）に関心を寄せ，その時々で最善の意思決定ができるよう支え続けることが大切である。また，機能障害は腫瘍の大きさや部位により，再建手術，顎義歯などによる補綴，リハビリテーションなどを実施することで回復・改善を目指していくことを説明する。看護は診断時より継続的視点で他職種と連携しながらかかわっていく。

2）　観察のポイント

- 腫瘍の部位・進行度，検査結果（CT検査，MRI検査，超音波検査，生検など）。
- 治療（手術療法，放射線療法，化学療法）効果と合併症・副作用の程度。
- 病気や検査，治療についての理解度，受け止め方，不安の程度。
- 機能障害，審美障害の程度。

3）　看護目標

- 最善の意思決定ができる。
- 合併症や副作用が最小限となる。
- 苦痛緩和のためのセルフケア行動について知識を習得し，行動できる。
- 苦痛や不安を表出できる。

4）　看護の実際

●**情報提供**　検査や治療を納得して受けられるよう，説明や情報提供の場を設ける。

●**異常への対応**　以下の点に留意し，対応する。

- 治療に特有の合併症や副作用を理解し，異常の早期発見と対応に努める。
- 手術療法：出血，疼痛，感染，呼吸障害，摂食嚥下障害，構音障害，審美障害。
- 放射線療法：照射部位の口内炎・皮膚炎，唾液分泌低下，味覚障害，放射線宿酔（治療初期に出現する悪心・頭重感・倦怠感など），骨髄抑制。
- 化学療法：悪心，皮膚粘膜障害，感染リスク，骨髄抑制。

●**食事**　病状や経過に応じた食事内容（形態，量など）を指導する。手術療法では創部の安静保持を目的に，一時的に経鼻経管栄養法を導入する場合がある。

●**コミュニケーション**　構音障害がある場合は，ストレスが増強しないよう，閉鎖型質問をしたり，筆談ボード，文字盤などを活用したりする。

学 習 の 手 引 き

1. 歯・口腔疾患患者の慢性期の看護のポイントをあげてみよう。
2. 歯・口腔疾患患者の疼痛への援助はどのように行えばよいかまとめてみよう。
3. 口腔ケアの方法と援助についてまとめておこう。
4. 救急時の看護のポイントをあげてみよう。
5. う蝕症患者の観察のポイントをあげてみよう。
6. 顎骨骨折患者の顎間固定中の注意事項についてあげてみよう。

第4章のふりかえりチェック

次の文章の空欄を埋めてみよう。

1 疼痛

痛みは患者にしかわかり得ない　①　な体験であるため，　②　に関心を寄せて，　③　支援に努める。

2 言語障害

発語や会話が困難な状態にある場合は，　④　にて「はい」「いいえ」で答えられるよう質問を工夫したり，　⑤　や　⑥　の活用を検討する。

3 歯周疾患

治療および予防には　⑦　が重要であることを説明する。口腔ケアの指導では，　⑧　を使用して留意する箇所に焦点を当てる。歯垢の多くは歯ブラシで除去可能だが，歯の隣接面や複雑な修復物が装着されている場合は，　⑨　や　⑩　を使用することも説明する。

4 口腔腫瘍

主な治療法には　⑪　，　⑫　，　⑬　があり，治療に特有の合併症や副作用を理解して，異常の早期発見に努める。

放射線療法の副作用では，照射部位の　⑭　・　⑮　，　⑯　，　⑰　，そして治療初期に出現する　⑱　や　⑲　がある。

巻末付録　准看護師試験問題・解答

学習の総仕上げに，実際の試験で出題された問題を解いてみよう。

問題　1　脊髄損傷患者にみられる麻痺はどれか。

1　片麻痺
2　対麻痺
3　単麻痺
4　顔面神経麻痺

問題　2　29歳の男性。交通事故によって左下肢に外傷を受け，左大腿部切断術の適応となった。看護について，適切でないのはどれか。

1　手術直後は，全身状態，手術創を観察する。
2　左股関節の屈曲位を保持する。
3　断端部の浮腫予防のため，弾性包帯を巻く。
4　手術後早期から，筋力増強訓練を行う。

問題　3　軟膏処置について，正しいのはどれか。

1　熱い湯のシャワー浴で，皮膚の汚れや古い薬剤を落とす。
2　乳剤性軟膏は刺激が少なく，びらんや湿潤面への使用に適している。
3　ステロイド外用薬は，強さによる区分はない。
4　密封療法は，ステロイド外用薬などを塗擦後，ラップなどで密封する。

問題　4　掻痒（かゆみ）のある患者への指導について，適切でないのはどれか。

1　掻痒を軽減するために，温めるとよい。
2　入浴後は，軟膏や保湿剤を塗布する。
3　衣類は，木綿のものを選択する。
4　爪は短く切り，掻破しないようにする。

解答1　2
　頸椎部での障害は四肢麻痺，胸椎以下での障害は対麻痺となる。

解答2　2
　2：屈曲位ではなく，良肢位を保持する。

解答3　4
　2：熱い湯のシャワー浴ではなく，石けんをよく泡立てて洗い落とす，2：乳剤性軟膏は湿潤したびらん面には適さない，3：強さの順に5段階に分けられている。

解答4　1
　1：冷却により掻痒を軽減できる。冷却しすぎても掻痒を引き起こすことがある。

問題　5　　流行性角結膜炎について，正しいのはどれか。

1　連鎖球菌による感染症である。
2　主症状は結膜の充血，眼瞼の腫脹，眼脂である。
3　感染力が弱く，流水による手洗いでよい。
4　完治までに，3〜4日を要する。

問題　6　　網膜剥離患者の看護について，適切でないのはどれか。

1　手術前は安静保持に努める。
2　手術後は点眼薬を確実に投与する。
3　手術後は眼痛，頭痛，嘔気などの症状に注意する。
4　手術後は仰臥位にする。

問題　7　　耳鼻咽喉科疾患について，正しいのはどれか。

1　突発性難聴では，めまいをおこすことはない。
2　急性副鼻腔炎の治療の第一選択は，手術療法である。
3　扁桃周囲膿瘍では，開口障害がおきる。
4　喉頭がんは，女性に多い。

問題　8　　口腔の外科的治療後の看護について，適切なのはどれか。

1　頻回なうがいや舌先で創部を確認するよう指導する。
2　飲酒は，差し支えないことを説明する。
3　唾液により，出血量が多く見えることを説明する。
4　腫脹がある場合は，急激に氷で冷やすよう指導する。

解答5　**2**
1：アデノウイルスの感染による，3：感染力が非常に強いため手洗いと消毒を十分に行う，4：2〜3週間で軽快する。

解答6　**4**
4：術式，剥離の程度・部位などにより体位と安静度が異なる。

解答7　**3**
1：めまいを伴うことがある，2：薬物療法である，4：男性に多い。

解答8　**3**
1：頻回なうがいや舌による刺激は出血の誘因となるため禁止する，2：血行が促進される飲酒，入浴，運動などは出血の誘因となるため制限する，4：急激な冷罨法は軟組織の硬結や血管の収縮による治癒遅延が生じることがあるため避ける。

索引

看護学入門　10巻　成人看護Ⅲ

2009年11月25日　第1版第1刷発行
2012年11月26日　第2版第1刷発行
2020年11月25日　第3版第1刷発行
2021年11月26日　第4版第1刷発行
2024年11月25日　第4版第4刷発行

定価（本体2,700円＋税）

監　修　　小林　寛伊 ⓒ

＜検印省略＞

発行者　　亀井　淳

発行所　　✖️株式会社
　　　　　　メヂカルフレンド社

https://www.medical-friend.jp
〒102-0073　東京都千代田区九段北3丁目2番4号　麹町郵便局私書箱48号　電話 (03) 3264-6611　振替00100-0-114708

Printed in Japan　落丁・乱丁本はお取り替えいたします
ISBN978-4-8392-2282-6　C3347

印刷／㈱加藤文明社　製本／㈲井上製本所
001010-066

看護学入門 シリーズ一覧